髋关节发育不良的认识与治疗

Hip Dysplasia:Understanding and Treating Instability of the Native Hip

主 编 （加）保罗·E. 博莱（Paul E. Beaulé）

主 审 陈晓东

主 译 孙永强 叶 晔

北方联合出版传媒（集团）股份有限公司

辽宁科学技术出版社

·沈 阳·

First published in English under the title

Hip Dysplasia: Understanding and Treating Instability of the Native Hip

edited by Paul E. Beaulé

Copyright © Springer Nature Switzerland AG, 2020

This edition has been translated and published under licence from

Springer Nature Switzerland AG.

©2021，辽宁科学技术出版社。

著作权合同登记号：第 06-2020-112 号。

图书在版编目（CIP）数据

髋关节发育不良的认识与治疗 /（加）保罗·E.博莱（Paul E. Beaulé）
主编；孙永强，叶晔主译. — 沈阳: 辽宁科学技术出版社，2021.3
    ISBN 978-7-5591-1717-5

    Ⅰ. ①髋… Ⅱ. ①保… ②孙… ③叶… Ⅲ. ①髋关节—关节疾病—诊
疗 Ⅳ. ①R684

    中国版本图书馆CIP数据核字（2020）第154910号

出版发行：辽宁科学技术出版社
            （地址：沈阳市和平区十一纬路25号　邮编：110003）
印 刷 者：辽宁新华印务有限公司
经 销 者：各地新华书店
幅面尺寸：210mm×285mm
印　　张：14
插　　页：4
字　　数：310千字
出版时间：2021年3月第1版
印刷时间：2021年3月第1次印刷
责任编辑：吴兰兰
封面设计：顾　娜
版式设计：袁　舒
责任校对：尹　昭　王春茹

书　　号：ISBN 978-7-5591-1717-5
定　　价：198.00 元

投稿热线：024-23284372
邮购热线：024-23284357
E-mail:2145249267@qq.com
http://www.lnkj.com.cn

译者名单

主　审：陈晓东　上海交通大学医学院附属新华医院

主　译：孙永强　河南省洛阳正骨医院（河南省骨科医院）郑州院区
　　　　叶　晔　河南省洛阳正骨医院（河南省骨科医院）郑州院区

译　者：刘国杰　李帅垒　蔡一强　陈晓波　刘　沛　翟　沛
　　　　理　阳　宋晓兰　刘爱斌　耿晓慧

献给我所爱的人：我的孩子们——Justine、Vincent和 Camille，因为他们使我始终保持头脑清醒并不断努力。还有我的妻子 Anna，是她无条件的爱，给了我源源不断的力量和鼓励。

中文版前言

我很高兴受邀作为本书主审并撰写《髋关节发育不良的认识与治疗》的中文版前言。人工髋关节置换已经成为 20 世纪最成功的外科手术之一。临床医生可以利用这项技术，很好地解决髋关节发育不良等髋关节疾病演变至晚期时出现的髋关节明显疼痛、关节畸形和严重功能障碍。但是，对于较年轻的患者，髋关节置换的远期随访效果并不如其在老年患者中那么理想。与此同时，面对症状轻微的青年髋关节发育不良患者，骨科学术界也在探索：除了等待置换，是否还有其他的治疗手段可以纠正畸形、改善症状并延缓髋关节的退变，从而推迟或者避免关节置换。尽管髋关节发育不良的保髋技术曾经逐渐沦为"遗失的技术"、但随着现代影像学技术的不断发展，骨科学术界开始逐渐认识到髋关节发育不良是全世界许多国家（特别是东南亚）髋关节骨关节炎的最常见的原因，特别是那些在幼儿时期未被诊断和发现的髋关节发育不良，逐渐将会发展并最终导致骨性关节炎的形成，从而需要进行人工髋关节置换。加上近年来对髋关节解剖的不断探索，特别是对髋关节血供的深入研究，各种各样的"保髋"（Hip Preservation）手术层出不穷。

表面上看，这本书的理论色彩很浓，但在事实上髋关节发育不良的病因和进展与不同时期的治疗方案有着很多关联。只有彻底理解了髋关节的解剖、生物力学以及病理变化的进展，才能依靠现代的影像学对更多的临界型的髋关节发育不良进行清晰的认识和早期的治疗。同时，影像学进展能够帮助我们更加明确髋关节发育不良的分型和阶段，使我们才有可能在发育不良的不同阶段采取从非手术到关节镜，从截骨到关节置换的阶梯化、个体化的治疗方案。

这本书的作者 Paul E. Beaulé 是加拿大渥太华大学骨科的资深教授、主任，在髋关节发育不良的理论和外科手术实践方面有着很深的造诣，同时他也是我的好朋友。他本人曾多次受邀来到中国进行学术交流。他和全球数十位髋关节发育不良方面的专家们经过长期的筹备和撰写，在 2020 年疫情前期出版了这本书的英文原版。本书出版时正值疫情水深火热，但是疫情不能阻挡骨科医生们对学术和学习的不断精进的追求。正是因为河南省洛阳正骨医院（河南省骨科医院）郑州院区的孙永强教授及叶晔医生敏锐地察觉到这本书的学术和现实价值，他们开始了本书的翻译工作，以便国内更多致力于髋关节发育不良治疗的同道们能够尽快得以阅读这本髋关节发育不良的最新专著，获得前沿和一手的学术资源。孙永强教授长期致力于我国人工髋膝关节置换和翻修事业的教育和一线工作，并以手术技巧及速度著称。孙永强教授领衔主译本书正说明了人工关节置换虽能在髋关节发育不良的终末期提供较好的解决方案，但是过早地进行置换仍然会给后期的多次翻修带来巨大的挑战。因此，如果能在早期正确诊断和认识本病，并进行针对性、个性化的治疗，才能造福我国广大患者，善莫大焉。

一个思想的进步最终会产生巨大的实际应用。这无疑将给我们的患者带来一个最大的益处。

陈晓东　　上海交通大学医学院附属新华医院骨科　主任

国际髋关节外科学会　　　　　　　　　　　　委员

中国医师协会骨科分会保髋学组　　　　　　　组长

中文版序言

2020 年注定是不平凡的一年。庚子年初，一场突如其来的新型冠状病毒疫情袭击了我国武汉，进而扩展到全国，打破了一片祥和的新年气氛。其时，全国人民和医护人员万众一心，抗击疫情。本书英文版出版时正值疫情初发，作为关节外科医生，虽然不能在疫情一线救治患者，但做好本职工作，亦是对疫情最大的支持。

阅读了本书英文原版后，我们深深感受到人工髋关节置换虽然经过数十年的发展，日臻成熟，效果确切，但我国大量的先天性髋关节发育不良的患者们却在患病早期错过了最佳的诊断和治疗时机，最后不得不在人生的早中期就进行了人工髋关节置换。2000 多年前，我国传统医学的巨著《黄帝内经》就提出了"上医治未病，中医至欲病，下医治已病"的经典理念。作为关节外科医生不应该只满足于关节疾患终末期的手术技术和关节置换技巧的精进，更应该能够在"未病"的疾病早期认识到其未来的进展可能，在"欲病"的疾病发展阶段找到最合适的治疗方案尽量挽救患者自身的关节，延缓关节置换的时间。这既是造福苍生、百姓的善举，也是减少国家医疗负担的良方。

本书的英文版主编 Paul E. Beaulé 来自加拿大著名的髋关节发育不良治疗中心——渥太华大学医学院，书中汇集了全球数十位近年来在髋关节发育不良方面颇有建树的中青年关节外科专家。本书的内容从髋关节发育不良的病因开始，涵盖了髋关节解剖和疾病的进展，分型和生理病理生物力学，影像学诊断进展和非手术疗法，最后直至髋关节周围截骨这项曾经"遗失"后又重新起步的经典手术技术和终极治疗方法——人工髋关节置换术。本书内容详实，资料丰富，包含了大量最新的观点和技术，对髋关节发育不良做了一个详尽的综述，阅读本书一定能加深读者对髋关节不稳定和发育不良的认识，从而对临床的诊断和治疗方案的选择起到重要的指导作用。

本书的主审，来自上海交通大学医学院附属新华医院的陈晓东教授是我国保髋和髋关节外科领域的大师级专家。他早年师从髋关节大师加拿大多伦多大学的 James P Waddell 教授和瑞士伯尔尼的保髋大师 Reinhold Ganz 教授，是最早将 PAO 技术引入国内的专家之一，对髋关节外科特别是保髋手术技术在我国的普及和发展做出了卓越的贡献。在本书的翻译过程中，陈晓东教授给予了全面的指导和认真的审校，在此表示深深的感谢和敬意。

河南省洛阳正骨医院是全国的中医骨伤治疗中心，本书的译者团队在关节外科领域积累了大量的病例和手术经验。但是由于我们的学识及英文水平所限，虽然本书经过译者和出版社的多次校对，仍然无法完全避免差错，恳请读者和同道包涵并多多指正。期望本书能够抛砖引玉，使得我国髋关节外科和保髋事业的发展能够与国外同步，直至反超一日的到来，使我国广大患者受益。

医者仁心仁术，保住关节，善莫大焉。

河南省洛阳正骨医院（河南省骨科医院）郑州院区

孙永强　　叶晔

前言

　　根据文献记载，髋关节发育不良在原始智人（Homo Sapiens）身上就发生过。这个疾病最糟糕的发展结局就是导致髋关节先天性脱位，Hippocrates 对此疾病早就已经熟知。尽管如此，直到 X 线影像出现后不伴有脱位的发育不良的概念才逐渐建立起来。又过了 50 年，Salter 的开创性工作才将儿童时期最常见的髋臼畸形都定性为髋关节发育不良（DDH），并倡导了髂骨重排截骨术作为矫形方式以获得骨性的稳定。20 世纪 70—80 年代，人们认识到发育不良是世界许多地区髋关节骨关节炎的唯一最常见的原因——其中最重要的是许多在青春期和年轻时期出现症状的髋关节疾患，但在儿童时期无发育不良的病史。

　　在 Salter 医生之前工作的基础上，通过髂骨重排截骨术来拯救发育不良的成年髋关节有了可能，这也吸引了来自世界各地的杰出的外科创新者。Tagawa 和 Wagner 医生各自独立创造了球形髋臼周围截骨术。Le Coeur 和 Tönnis 医生，以及之后的 Steel 医生，发明了三联骨盆截骨术。Ganz 和 Mast 医生创造了 Bernese 髋臼周围截骨术（PAO）。随着计算机科技的发展，静态和动态成像已经实现了极大的进步——不仅是对骨组织的成像，还包括软骨和其他非骨组织。由此不断演变而产生出来的对力学异常的髋关节损伤模式的解释，逐渐揭示了复杂的结构 – 功能关系，而这些关系可能导致髋关节周围不稳定性和 / 或撞击，从而产生相应的病变。

　　本书主编 Paul E. Beaulé 是一位在保髋领域广受尊敬的领军人物。他的工作以思路清晰著称。Beaulé 医生用他独到的见解，选择了相关的主题和优秀的作者，为本书的读者在髋关节宏观或微观不稳定方面提供了一个真正的大师课程。

　　尽管人工髋关节置换术一直不断地被创新，但对发育不良的原生髋关节的关注和保髋永远不应过时。正如 Maurice Mueller 医生在给 Bombelli 医生的书《髋关节骨关节炎》所撰写的前言中所写到的那样，"即使最好的髋关节置换术始终有一个虽然未知，但肯定是有限的使用寿命，而截骨愈合后的髋关节却往往将持续一生"。

　　这本令人印象深刻的书有望成为 Pauwels、Mueller、Tönnis 和 Bombelli 等在 21 世纪伟大的经典髋关节著作的继承。愿本书的读者享受这本书，并将它作为一个跳板，以更好地理解人体的髋关节及其功能。

迈克尔·B. 米利斯（Michael B. Millis）

波士顿，马萨诸塞州，美国

序言

  髋关节外科特别是年轻人髋关节手术，是骨科在基础和临床研究以及外科创新方面最令人兴奋的领域之一。一个很好的例子是髋关节发育不良，这是一个多世纪以来骨科知识的核心基础，现在得以重新审视，这要归功于先进的影像和新的外科手术技术。曾经 Wiberg 的中心边缘角（CE 角）被作为一个评估简单的盂唇 – 软骨复合体由内至外损伤的方法，已经扩展到关节囊力学、髋关节三维覆盖和联合保髋手术。这就是我为何要将在保髋领域里最有影响力的国际大咖们汇集在这本书里的原因。

  我很荣幸有机会与这些外科专家和科研人员一起工作，并为读者呈现他们的丰富经验、临床敏锐观察以及髋关节发育不良领域中的最新的思考。最后，我非常荣幸和感谢我的好朋友兼导师 Michael B.Millis 为这本书撰写了前言。对于任何一个曾经对保髋领域感兴趣的人来说，Michael B.Millis 教授真正是现代髋关节发育不良治疗领域的杰出代表，他总是希望能为患者做得更好，也从来不曾忘记科学。

  法国著名的生理学家 Claude Bernard 曾经说过"正是我们已经知道的东西经常阻碍我们学习。"在心里记住这句话，并开始享受阅读吧。我希望你能从这本书中得到启发。

保罗·E. 博莱（Paul E. Beaulé）

渥太华，安大略省，加拿大

编者名单

Andrew E. Anderson, PhD Department of Orthopaedics, Department of Biomedical Engineering, Department of Physical Therapy, and Scientific Computing and Imaging Institute, University of Utah, Salt Lake City, UT, USA

Kamal Bali, MBBS, MS, DNB University of Ottawa, The Ottawa Hospital, Division of Orthopaedic Surgery, Ottawa, ON, Canada

Marcus J. K. Bankes, FRCS (Orth) Department of Orthopaedics, Guy's and St Thomas' NHS Foundation Trust, London, UK

Fortius Clinic, London, UK

Etienne L. Belzile, MD, FRCS(C) Department of Surgery, Division of Orthopaedic Surgery, Faculty of Medicine, Université Laval, QC, Quebec City, Canada

Department of Surgery, Division of Orthopaedic Surgery, CHU de Québec- Université Laval; Hôpital de l'Enfant-Jésus, QC, Quebec City, Canada

Ryan D. Blackwell, BS University of Texas Health Science Center, Department of Orthopedic Surgery, Bellaire, TX, USA

Karen K. Briggs, MPH Steadman Philippon Research Institute, Vail, CO, USA

Antoine Bureau, MD Department of Surgery, Division of Orthopaedic Surgery, CHU de Québec-Université Laval; Hôpital de l'Enfant-Jésus, QC, Quebec City, Canada

Sasha Carsen, MD, MBA, FRCSC University of Ottawa, Children's Hospital of Eastern Ontario (CHEO), Division of Orthopaedic Surgery, Ottawa, ON, Canada

John C. Clohisy, MD Washington University School of Medicine/Barnes Jewish Hospital, Department of Orthopaedic Surgery, St. Louis, MO, USA

Justin P. Cobb, MBChb, MA, MD, FRCS MSk Lab, Department of Surgery and Cancer, Imperial College London, London, UK

Erika Daley, MD Beaumont Health, Department of Orthopedic Surgery, Royal Oak, MI, USA

Adam I. Edelstein, MD Medical College of Wisconsin, Department of Orthopaedic Surgery, Milwaukee, WI, USA

George Grammatopoulos, MBBS, BSc, DPhil, FRCS Orthopaedic Department, The Ottawa Hospital, Ottawa, ON, Canada

Markus Simon Hanke, MD Inselspital, University of Bern, Department of Orthopaedic and Trauma Surgery, Bern, Switzerland

Johnny Huard, PhD Steadman Philippon Research Institute, Center for Regenerative Sports Medicine, Vail, CO, USA

Mazen M. Ibrahim, MD, PhD Children's Hospital of Eastern Ontario (CHEO), Division of Orthopedic Surgery, Ottawa, ON, Canada

Faculty of Medicine, Helwan University, Cairo, Egypt

Jonathan R. T. Jeffers, PhD Department of Mechanical Engineering, Imperial College London, London, UK

Till Dominic Lerch, MD Inselspital, University of Bern, Department of Orthopaedic and Trauma Surgery, Bern, Switzerland

Gerd Melkus, PhD Department of Radiology and Division of Orthopaedic Surgery, University of Ottawa, Ottawa, ON, Canada

Department of Medical Imaging, The Ottawa Hospital, Ottawa, ON, Canada

Jeffrey J. Nepple, MD, MS St. Louis Children's Hospital, Department of Orthopaedic Surgery, St. Louis, MO, USA

K. C. Geoffrey Ng, PhD MSk Lab, Department of Surgery and Cancer, Imperial College London, London, UK

Philip C. Noble, PhD Institute of Orthopedic Research and Education, Bellaire, TX, USA

Brian S. Parsley, MD Memorial Hermann Orthopedic and Spine Hospital, Bellaire, TX, USA

Department of Orthopedic Surgery, McGovern Medical School, University of Texas Health Science Center in Houston, Houston, TX, USA

Christopher L. Peters, MD Department of Orthopaedics, University of Utah, Salt Lake City, UT, USA

Marc J. Philippon, MD Steadman Philippon Research Institute, Vail, CO, USA

The Steadman Clinic, Steadman Philippon Research Institute, Vail, CO, USA

Stéphane Poitras, PhD, BScPT, MSc University of Ottawa, School of Rehabilitation Sciences, Ottawa, ON, Canada

Yuri A. Pompeu, MD, PhD Hospital for Special Surgery, Department of Orthopaedic Surgery, New York, NY, USA

Kawan S. Rakhra, MD, FRCPC Department of Radiology and Division of Orthopaedic Surgery, University of Ottawa, Ottawa, ON, Canada

Department of Medical Imaging, The Ottawa Hospital, Ottawa, ON, Canada

David Rodriguez-Quintana, MD Memorial Hermann Orthopedic and Spine Hospital, Bellaire, TX, USA

Department of Orthopedic Surgery, McGovern Medical School, University of Texas Health Science Center in Houston, Houston, TX, USA

Florian Schmaranzer, MD Inselspital, University of Bern, Department of Orthopaedic and Trauma Surgery, Bern, Switzerland

Maged Shahin, MD Department of Surgery, Division of Orthopaedic Surgery, CHU de Québec-Université Laval; Hôpital de l'Enfant-Jésus, QC, Quebec City, Canada

Klaus Arno Siebenrock, MD Inselspital, University of Bern, Department of Orthopaedic and Trauma Surgery, Bern, Switzerland

Ernest Sink, MD Hospital for Special Surgery, Department of Orthopaedic Surgery, New York, NY, USA

Weill Cornell Medical College, New York, NY, USA

Kevin Smit, MD, FRCSC Children's Hospital of Eastern Ontario (CHEO), Division of Orthopedic Surgery, Ottawa, ON, Canada

Simon Damian Steppacher, MD Inselspital, University of Bern, Department of Orthopaedic and Trauma Surgery, Bern, Switzerland

Moritz Tannast, MD Inselspital, University of Bern, Department of Orthopaedic and Trauma Surgery, Bern, Switzerland

HFR, University of Fribourg, Department of Orthopaedic Surgery, Fribourg, Switzerland

Shankar Thiagarajah, MBChB, PhD, FRCS Orthopaedic Department, Doncaster & Bassetlaw Teaching Hospitals, Doncaster, UK

Jocelyn N. Todd, BSE Department of Biomedical Engineering and Scientific Computing and Imaging Institute, University of Utah, Salt Lake City, UT, USA

Hajime Utsunomiya, MD, PhD Steadman Philippon Research Institute, Center for Regenerative Sports Medicine, Vail, CO, USA

Jeffrey A. Weiss, PhD Department of Biomedical Engineering, Scientific Computing and Imaging Institute, and Department of Orthopaedics, University of Utah, Salt Lake City, UT, USA

Geoffrey P. Wilkin, MD, FRCSC University of Ottawa/The Ottawa Hospital, Division of Orthopaedic Surgery, Ottawa, ON, Canada

J. Mark Wilkinson, PhD, FRCS Department of Oncology and Metabolism, Metabolic Bone Unit, Northern General Hospital, University of Sheffield, Sheffield, UK

Ira Zaltz, MD Oakland University William Beaumont School of Medicine, Department of Orthopedic Surgery, Royal Oak, MI, USA

目录

第一章　髋关节发育不良的病因学：遗传和环境因素

Shankar Thiagarajah, George Grammatopoulos, J. Mark Wilkinson

关键学习要点

- 髋关节发育不良（DDH）包括广泛的疾病，包含从出生时完全的固定脱位到成人无症状髋臼发育不良。
- 外源性（或机械性）因素与内源性（或遗传性）因素之间的相互作用导致 DDH 易感性。
- DDH 的已知危险因素包括女性、臀位、阳性的家族病史和初产。
- DDH 的遗传率在 50% ~85% 之间。
- 到目前为止，只有编码生长分化因子 5（GDF5）的基因位点被证明与 DDH 密切相关，尽管许多其他基因的变异也显示出与 DDH 可能的关联性。

S. Thiagarajah
Orthopaedic Department, Doncaster & Bassetlaw
Teaching Hospitals, Doncaster, UK
e-mail: shankar.thiagarajah@nhs.net

G. Grammatopoulos
Orthopaedic Department, The Ottawa Hospital,
Ottawa, ON, Canada
e-mail: ggrammatopoulos@toh.ca

J. M. Wilkinson (✉)
Department of Oncology and Metabolism, Metabolic
Bone Unit, Northern General Hospital, University of
Sheffield, Sheffield, UK
e-mail: j.m.wilkinson@sheffield.ac.uk

© Springer Nature Switzerland AG 2020
P. E. Beaulé (ed.), *Hip Dysplasia*, https://doi.org/10.1007/978-3-030-33358-4_1

概述

病因学被定义为一种疾病的一个原因、一组原因或因果关系的方式。虽然已经提出了髋关节发育不良（DDH）的几个既定危险因素，但这种疾病的确切病因仍在争论中。许多关于髋关节发育不良病因的理解都是从大量的人口学和流行病学研究中得出的。基因作图方法的技术进步带来了与 DDH 相关的遗传位点的鉴定。

本章通过讨论各种遗传和环境的关联，简述了当前我们对 DDH 的观点。与许多其他复杂的疾病一样，DDH 的病因是多因素的，并且其复杂的基因型 – 表型关系尚未完全阐明。

疾病谱

定义

DDH 涵盖的范围较广，包括出生时完全固定的脱位（图 1.1）直至成人髋臼发育不良（图 1.2 和 1.3a）。该疾病的特征在于由于股骨头和髋臼的形状、大小和 / 或方向的畸变而丧失了一致性。这些骨性异常导致髋关节结构不稳定。导致髋关节结构不稳定的因素包括骨性髋臼包容不足、股骨扭转异常、股骨髋臼撞击引起的不稳定，以及软组织松弛。

股骨近端畸形通常与髋臼发育不良有关。其中包括髋内／外翻、股骨颈过度前倾和股骨头颈偏心距减少。结构不稳定导致股骨头在正常活动期间偏离其标准轨迹。相反则会导致髋臼周边的负荷过载。软骨－盂唇表面的接触应力增加，在极端情况下，可能会发生完全脱位。如果不加以治疗，DDH 的自然病史就是软骨－盂唇复合体增生然后破坏，并以"从外到内"的方式最终发展为早期退行性疾病。

虽然该疾病在 1964 年最初被称为"先天性髋

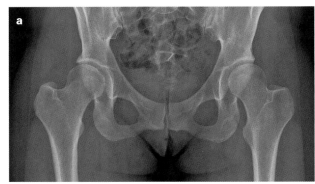
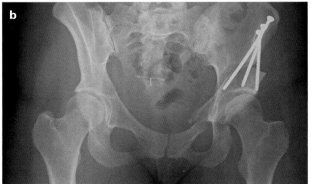

图 1.3 （a）骨骼成熟个体伴双侧髋臼发育不良。双侧股骨头均显示前外侧覆盖不足。（b）同一患者进行了左侧髋臼周围截骨术（PAO）。手术成功恢复了股骨头与髋臼的正常对应关系

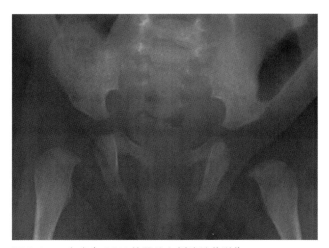

图 1.1 一名患有 DDH 的婴儿左侧髋关节脱位

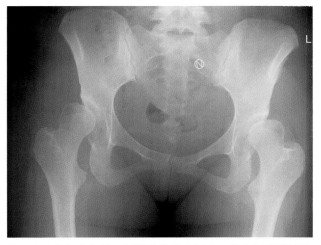

图 1.2 成年患者的双侧髋关节发育不良，髋臼通常浅而陡峭，股骨头外突，侧向覆盖减少

关节脱位"，但后来的观察表明，即使在出生时检查正常的臀部也可能受到这种疾病的影响，产生对髋关节发育不良的改变。该术语涵盖了整个发展过程中疾病严重程度的连续疾病谱，其目标是在连续时间序列的任一点进行治疗，以确保股骨头在髋臼内的同心复位，从而优化髋关节的稳定性和髋关节面的应力传导（图 1.3b）。

DDH 定义的异质性

DDH 的诊断是基于一些临床和影像学考虑，并根据年龄组而变化。因此，疾病的定义存在很大的异质性，发病率的估计差异很大。例如，儿童 DDH 的研究使用临床检查或超声检查，或两者兼而有之。筛查方法也存在普遍性或选择性的区别。在英国，超声波筛查政策是选择性的。对所有新生儿进行体格检查筛查，以确定是否存在阳性的 Ortalani/Barlow 征，并确定 DDH 的危险因

素，包括阳性的家族史或臀位。临床检查中出现的"咔嗒"声与DDH密切相关〔合并OR值为8.6（95% CI 4.5~16.6）〕。当出现检查正常但至少有一个危险因素存在的情况下，筛查指南建议在出生后5~6周的随访中对髋部进行超声检查。自这种方法出现以来，英国的发病率从每1000人1~2例增加到每1000人5~30例。一些研究中的DDH诊断包含所有超声检查不稳定髋关节，而另一些研究则只包括≥GrafⅡb型的DDH。这种方法的局限性在于，在确定超声检查髋关节稳定性时，观察者间变异（κ0.4~0.5）为差到中等。

在骨骼成熟的成人中，X线影像衍生的外侧中心边缘角（CEA）传统上被用作主要诊断参数。然而用于定义发育不良的CEA范围（< 20°、< 22°或< 25°）的差异也很大。CE角的局限性在于它只是量化了负重的横向覆盖范围，而忽略了前后方向的覆盖的范围，从而可能低估覆盖面积。

使用CT横断扫描影像和图像处理软件可以更准确地表示股骨头覆盖范围。目前DDH的定义，已经将其主要的结构不稳定的致病特征考虑进去。症状性髋臼发育不良Ottawa分型考虑了临床和X线检查结果，并提供髋臼覆盖不足更立体的评估模式。

流行病学

许多关于DDH病因的描述都是从流行病学研究中学到的。流行病学是医学的一个分支，主要研究疾病的发病率、分布和对疾病可行的控制方法。发病率是指在某一特定时期内，高危人群中的总新病例数。

每1000名成活新生儿在儿童和成年期的DDH发病率在非洲人中为0.06，而在美洲原住民中为76.1。美洲原住民的这种倾向被认为是由于遗传因素和襁褓束缚的共同作用。

非洲人DDH低发的原因可能是由于解剖因素、遗传因素和没有襁褓束缚的习惯。人们认为，非洲人习惯将婴儿的双髋部外展后骑跨于成年人的腰部，而此姿势有助于降低DDH在非洲的发病率。

在冬季，DDH的发病率似乎达到峰值。在不同种族群体的许多流行病学研究中，这一观察结果是一致的。例如，在高加索人种（白种人）秋/冬季出生婴儿的DDH百分比最高，例如斯堪的纳维亚半岛的9—12月；整个瑞典的9—11月；以色列的10月至次年1月；西班牙阿利坎特为11月；德国莱比锡为11月至次年3月；英国的12月至次年2月。在南半球也有类似的观察，在新西兰南地的7—8月和澳大利亚的阿德莱德和布里斯班的6—7月。

在单侧病例中，右侧髋部占36%，左侧髋部占64%。DDH的左右差异可能是由于在器官发生之前胚胎左右两侧形态发生的细微差别所致。DDH的左侧高发病率很可能反映了女性在该病中的高发，因为大多数右侧的外部先天缺陷在以男性主导的病症中可见。这可能与男性性激素延迟线粒体成熟有关。虽然DDH在大多数患者中被认为是一种孤立的疾病，但它可以与其他疾病"打包"存在，如先天性肌肉斜颈（CMT）和先天性足部畸形（马蹄内翻足和先天性跖骨内收畸形）、肾畸形和心脏异常。在CMT患者中，DDH的存在范围为2.4%~20.0%。DDH风险与CMT的严重程度相关。

成人DDH的流行病学研究肯定少于其新生儿的研究。这种较晚出现症状的表现（即骨骼成熟后）可能代表疾病谱系的较温和的发展结果。这些人有可能在新生儿筛查中逃过检测，而且在他们的童年时期可能基本上没有症状。在对此类型的最大规模研究中，使用< 20°的CE角作为明确发育不良的诊断，研究对象为来自第三次哥本哈根城市心脏研究的子研究项目——骨关节病研究4151名受试者，DDH在成人队列中的患病率为3.4%。其中2%的病例是单侧的，1.4%的病例是双侧的。新生儿DDH中，男性髋臼发育不良程度略高于女性。尽管如此，值得注意的是LCEA的两性平均差异在1°以内。

成人DDH的存在会持续增加OA风险。几

项研究报告了 OA 发病率，当 CEA < 20° 时未来 OA 风险增加，其 ORs（Odds Ratio 比值比）的范围为 1.1~10.1，这取决于 OA 的定义。Reijman 等研究了 835 名在入组时没有 OA 的鹿特丹队列患者，平均为 6.6 年。入组时 DDH 的存在与未来髋关节 OA 的风险增加有关［OR（95%CI）=2.4（1.2~4.7）］。

Agricola 及其同事研究了 720 名入组无 OA 的个体，在 5 年内发现 DDH 与 OA 的发生显著相关，比值比的范围在 2.62~5.45 之间，区别取决于所拍摄的影像的种类。McWilliams 等将单侧髋关节 OA 的非退行性的对侧髋关节与无髋关节 OA 的对照组的髋关节进行比较，数据来源于诺丁汉遗传性骨关节炎生活方式研究（Nottingham Genetics Osteoarthritis and Lifestyle，GOAL）。与对照组相比，单侧髋关节 OA 患者的未受影响的对侧髋关节的 CE 角和髋臼深度均降低。与左右侧无关。对侧髋关节中 CEA 最低的三分位数的 OA 风险约大 8 倍［OR（95%CI）=8.06（4.87~13.35）］，而髋臼深度最低的三分位数与 OA 相关风险约 2.5 倍（OR 2.53，95% CI 1.28~5.00）。在女性中，与轻度髋臼发育不良相关的畸形在 19 年随访中是影像学 OA 和 THR 的独立预测因素。轻度髋臼发育不良增加了 X 线影像学的 OA 发生和 THR 的风险，CEA 在 28° 以下的每一度降低分别与 14% 和 21% 的风险增加有关。

DDH 的已知风险因素

儿童期 DDH 的已知风险因素包括女性、臀位、阳性家族史和初产。目前的研究报道之间的关联提出了一个 DDH 病因的双重理论。首先，外源性（或机械性）因素比如子宫内胎儿位置不正 / 受压，或是婴儿期襁褓束缚的做法，可能导致 DDH 的结果。其次，内源性（或遗传性）因素导致韧带松弛或形成较浅 / 较直立的髋臼。大多数研究者认为 DDH 是外源性和内源性因素复杂相互作用的结果。

据推测，在几种机械因素的影响下，髋关节脱位可能在妊娠末期发生。出生后，髋部不受子宫内力量的影响，趋于自发改善。在这种情况下的临床表现为髋关节不稳定（可复位脱位或髋关节脱位）。如果不稳定持续存在，脱位就会持续发生并逐渐变得不可复位。在大约一半的情况下，髋关节会自发地稳定下来，结果可能是完全恢复，也可能是异常持续残留，即残留发育不良和半脱位。

外源性子宫内因素

臀位

正如在几个队列研究中所报告的，臀位出生与 DDH 的风险增加有关，7.1%~40.0% 的 DDH 儿童为臀位出生。这种研究结果在不同种族群体之间是一致的。臀位出生的婴儿其 DDH 的发生率是头位出生婴儿的 3.4~5.0 倍。同样，患有 DDH 的儿童出现臀位的概率是正常无 DDH 人群的 3.7~5.4 倍。De Hundt 系统的回顾研究总结了迄今为止的证据，在臀位出生的情况下，DDH 的风险大大增加（总比值比 5.7，95%CI 4.4~7.4）。臀位的类型（腿直臀位与非腿直臀位）的影响似乎也很重要，在腿直臀位的婴儿中，DDH 的发生率较高。选择性剖宫产的臀位分娩对 DDH 的发生率似乎有降低的作用。在挪威一项对 941 名臀位分娩婴儿的研究中，经阴道分娩的婴儿患 DDH 的风险是选择性剖宫产的婴儿的 2.2 倍。

初产

DDH 与初产之间存在的联系，不像前面提到的女性、家族史、臀位和髋部弹跳感等危险因素那样关系密切。来自以色列 Stein-Zamir 等的研究，比较了 DDH（n=51）儿童与对照组（n=154）的围生期特征。未经产妇出生的婴儿中 DDH 的比例明显更高（比值比 4.4）。在英国诺丁汉一家新的髋关节不稳定医院对婴儿进行的病例对照研究中，多次经产妇和类似的女性产出 DDH 婴儿的风险大大降低。相对风险分别为 0.55（95%CI 0.33~0.93） 和 0.53（95%CI 0.31~0.91）。Ortiz-Neira 等在对小于 6 个月的 DDH 的 31 项初步研究的 Meta 分析中，发现头胎婴儿的 DDH 相对风险比为 1.44（95%CI 1.12~1.86）。初产和 DDH 之间的联系归结于类似"打包过紧"，这一理论表明，紧绷的子宫可能导致髋关节的错位，并继发 DDH。

出生体重

出生体重 < 2500g 似乎对 DDH 有保护作用。最近对目前文献进行的 Meta 分析（4 项研究）报告说，低出生体重对 DDH 的发生有保护作用的汇总比值比为 0.28（95%CI 0.24~0.33）。

羊水过少

羊水过少是妊娠期一种以羊水不足为特征的疾病，在患有 DDH 的儿童中更常见。3 项前瞻性研究的 Meta 分析报告羊水过少和 DDH 的汇总比值比为 2.5（95%CI 0.75~8.20），但这并不具有统计学意义。

分娩方式

关于分娩方式（阴道分娩与剖宫产）与 DDH，De Hundt 等在对 4 项队列研究和 2 项病例对照研究进行 Meta 分析后，发现 OR 值为 1.02（95% CI 0.35~3.00），没有发现显著相关性。

多胎妊娠

多胎妊娠似乎不是 DDH 的危险因素。在美国报道的 261 例三胞胎中没有 DDH 病例，同样在日本东京报道的 18 例三胞胎中也不存在。Ruhmann 等在 2216 人的队列研究中发现，双胞胎婴儿中 DDH 的患病率（2.1%）比单胎婴儿的患病率（6.1%）低。

相关的"打包"疾病

在 2 项队列研究中检查了患有斜颈的儿童与

DDH 之间的关联，该研究在 Meta 分析后显示无显著关联（集合 OR 1.15，95% CI 0.14~9.24）。

外源性子宫外因素

襁褓束缚的影响

在许多研究中，襁褓的做法与 DDH 有关，并被认为是一个重要的因素。襁褓包裹是一种古老的习俗，是将婴儿紧紧地包裹在毯子或床单中，以帮助婴儿得到更加安定和安全的感觉，并被认为有助于婴儿睡眠。襁褓将婴儿的髋部保持在一个不自然的内收和伸直的体位。如前所述，与其他地区相比，有襁褓习俗的国家的 DDH 发生率更高。例如在中国南部、非洲班图、泰国、朝鲜和斯里兰卡等很少使用襁褓的地方，DDH 极少发生。相反，在加拿大安大略省的一群美洲原住民中，DDH 在使用摇篮板的人中的发病率约高 10 倍。摇篮板是传统的美洲原住民婴儿提篮，是一块扁平的木板，上面束缚着一个被包裹的婴儿。在土耳其一项超声诊断 DDH 的研究中，与臀位表现、阳性家族史和女性相比，襁褓包裹是更大的危险因素。

这在日本京都尤为明显，在日本的公共卫生运动中，他们试图教育父母避免在婴儿髋部伸直位换尿布、穿衣服和襁褓包裹的做法。在直接抽样的 200000 个样本人口中，3~7 个月大婴儿的 DDH 发病率从 1971—1973 年的每 1000 人 53 人下降到 1974—1976 年的每 1000 人 5.6 人。在卡塔尔也看到了类似的结果，在开展"社区觉醒计划"后，证明了襁褓的有害影响。在计划前（n=130）和之后至少 2 个月（n=130）对 260 名"高危"婴儿进行了超声扫描。发现 DDH 的发生率从 20% 下降到 6%。据文献报道，襁褓也与迟发性 DDH（年龄 > 3 个月）有关。一项针对 392 名 DDH 儿童的北美多中心研究发现，头位出生（OR 5.37，95% CI 2.44~11.78；P < 0.001）和襁褓史（OR 2.05，95% CI 1.22~3.45；P=0.0016）的儿童迟发 DDH 的发生率与早出现的 DDH 相比更

高。在其他传统的风险因素方面，早期和晚期群体之间没有差别。世界某些地区有冬季使用襁褓来保暖婴儿的传统。这可能解释了 DDH 的历史季节性变化的一部分，但不太可能解释由其他未定义的环境因素引起的当代持续的季节性变化。

内源性因素

女性

Loder 回顾了 9717 例病例后发现，女性占75%，且种族群体之间的性别差异很小。De Hundt 等最近对 13 项队列研究和 1 项病例对照研究进行了系统综述和随后的 Meta 分析，报道认为女性 DDH 的风险更大（集合 OR 3.8，95% CI 3.0~4.6）。

激素、内分泌失调或胎儿妊娠大小与性别有关的差异已被认为是可能的致病机制。

一项关于 DDH 患儿中雌激素和 17–B– 雌二醇水平的研究报告说，雌激素代谢可能是一种致病因素。该理论在其他研究中被驳斥，这些研究表明，髋关节不稳的新生儿和非髋关节不稳的新生儿，其雌激素和 17–B– 雌二醇的尿排泄水平没有差异。

家庭史

阳性家族史是基因型的代名词，在几项研究中与 DDH 的风险增加密切相关。这一风险在最近对 16 项队列研究（集合 OR 4.8，95%CI 2.8~8.2）的系统性回顾中得到了总结。在 589 名患有 DDH 的英国儿童中，Ⅰ度有 4% 的父母患有 DDH，Ⅱ度和Ⅲ度有 0.33% 的亲戚患有 DDH。在一项对 182 名患有 DDH 的英国儿童和 37051 名对照者的单独研究中，DDH 的家族史使患有 DDH 的风险增加了15.9。在同一项研究中，先证者（原发病患）中33% 的母亲和30% 的姐妹都患有 DDH。下一节将进一步描述了 DDH 的遗传结构。

新陈代谢

据研究报道髋关节局灶性骨密度降低（BMD）

与 DDH 之间存在关系。Obermayer Pietsch 等前瞻性评估 240 名绝经前妇女是否存在 DDH。测定髋部和脊柱的骨代谢血清标记物和 BMD。髋部骨密度降低的 DDH 的风险增加 6.3 倍。在 DDH 患者和对照组患者中，骨钙素水平也显著升高。

地域和种族

种族群体和地理位置之间以及自身内部的 DDH 发生率存在显著差异。每 1000 例活产儿的儿童期和成人期 DDH 合并的发生率从非洲人的 0.06 到美洲原住民的 76.1 不等。

美洲土著人和非洲人之间的这种对比被认为是由于遗传因素和襁褓实践的结合。欧洲高加索人的平均发病率最高的是西班牙和地中海群岛（每 1000 例出生 25.5 例）和东欧（每 1000 例出生 35.8 例）。相反，在斯堪的纳维亚半岛和英国分别为每 1000 名新生儿 3.8 例和 3.6 例。

韧带松弛和结缔组织构成

关节松弛在 DDH 患者中更为普遍。在 285 名没有 DDH（6~11 岁）和有 DDH（n=72，5~14 岁）的儿童中，关节松弛率（≥ 3 个关节）分别为 7% 和 47%。

DDH 患儿及其一级亲属的腹股沟疝发生率增加的事实可以通过类似的机制来解释。患有 DDH 的女孩和男孩患腹股沟疝的机会分别比非 DDH 对照组增加了 3~5 倍。疝气的发生时期也比正常预期的要早。激素松弛素（一种胶原酶的刺激剂）被认为与这两种致病机制有关。

胶原代谢异常见于 DDH。在对 10 名 DDH 婴儿的系列研究中，脐带和脐静脉胶原的数量比正常受试者减少了 25%。虽然 DDH 患者胶原的总含量降低，但Ⅰ型和Ⅲ型胶原的相对分布也可能是相关的。在一系列具有 DDH 的新生儿中，与健康对照组相比，脐带Ⅲ型 / Ⅰ型胶原的比例增加。然而，在对年龄较大的儿童（1~4 岁）DDH 的髋关节囊进行活检表明，仅在髋关节囊存在Ⅲ型 / Ⅰ型胶原组织比例的特异性降低。但在一组日本儿童的研究中，相反的情况出现：患有 DDH 的儿童的髋关节囊和圆韧带中 Ⅲ 型／Ⅰ 型胶原比例反而增加。

髋关节发育不良的遗传学病因

遗传流行病学是研究疾病发生过程中的遗传因素及其与环境因素的相互作用的学科。虽然遗传因素的影响早已为人所知，但迄今为止，DDH 的精确遗传结构仍未完全定义。

在 1970 年，Wynne-Davies 从她对新生儿和晚期诊断的先天性髋关节脱位（CDH）病例的家族研究中发现，在疾病中可能存在两个独立的基因系统。她假设，一个系统其遗传内表型是晚期诊断的 CDH，影响髋臼发育不良，很可能是多基因的。而另一种内表型为新生儿 CDH，致病性为髋关节周围关节囊松弛。这很可能遵循 Mendelian 式的显性遗传模式。Sollazo 等采用了这一理论，他们对受非综合性 CDH 影响的渊源者收集的 171 个谱系进行了复杂的分离分析。这些在 DDH 中的分离研究表明，常染色体显性遗传模式具有不完全的外显率。但是，这些历史研究受到小规模的限制，并且使用简单的方法在谱系内进行，可能仅解释了该疾病可遗传成分的一小部分，可能是特定家族或疾病表型所独有的。目前使用的先进分析方法表明，在种群水平上，疾病是复杂的，并遵循非 Mendelian 遗传模式。

DDH 的遗传率

遗传率是一个性状中整个表型变异的比例，可以证明其具有遗传效应。遗传率的证据可通过评估家庭中的表型聚集来推断。如果某种疾病是可遗传的，那么与背景人群相比，患有这种疾病的人的亲属更容易患上同一种疾病。

在二元性状中，家族聚集可以通过复发风险比来量化。复发风险比率是与一般人群的疾病患病率相比，其他家庭成员与受影响个体的疾病表

现比率。

使用连锁方法研究家庭中 DDH 流行病学的研究表明，遗传因素占疾病总风险的 50% ~85%。几项家庭研究报告表明，与普通人群相比，患有 DDH 这种疾病的风险在兄弟姐妹和其他一级亲属中的出现升高。在 2009 年，Stevenson 等对来自美国犹他州的 1649 个不同的个体进行了家族聚集研究，DDH 病例：对照比率为 1∶10。这项研究显示，与对照组相比，DDH 患者的一级亲属和兄弟姐妹的复现风险分别为 12.1 和 11.9。在 2013 年，Li 等在第一次病例对照家庭研究中对患有 DDH 的亚洲人的遗传力报告为 83.59% ± 4.90%。先证者的兄弟姐妹复现风险至少是对照组的 10 倍。

遗传力现在也可以使用先进的全基因组关联研究（GWAS）方法在种群水平上评估不相关的个体。在一项类似的研究中，Hatzikotoulas 等对 770 个 DDH 病例和 3364 个对照的遗传复合特征进行分析，发现了 GWAS 的 257000 个直接分型的遗传变异。发现同频单核苷酸多态性（SNPs）可以解释 55% DDH 的责任规模遗传力，并且其均匀分布在常染色体和 X 染色体上。虽然 DDH 通常表现出女性的性别偏好，但当使用性别作为协变量重复进行分析时，遗传估计值也几乎相同（54.7% ± 5.8%），这表明 DDH 的可遗传成分并不显著位于 X 染色体上。

遗传图谱方法

到目前为止，已经使用了 3 种通用的方法来定位可能诱发 DDH 的基因：连锁、关联研究和最近的外显子组测序。

连锁分析，通过对谱系世代相关个体的观察，被用来识别可能含有疾病基因的广泛基因组区域。通过对遗传标记进行基因分型并通过谱系研究它们的分离，可以推断它们在基因组上相对于彼此的位置。这一过程可以用于绘制遗传标记或绘制疾病或性状位点。但这种成功的方法在复杂疾病的研究中受到限制。这是由于表型定义不佳、样

本量不足（和后续功效）以及仅识别相对较大的目标区域的能力所致。

较常用的当代基因定位方法是通过关联研究，无论是在候选变异或基因或全基因组水平。基本前提是识别在有疾病（病例）的人群中更频繁发生的 SNPs，而不是那些没有患病（对照组）的人群。候选基因方法基于对基因生物学功能的先验知识来选择候选基因。变异往往是根据与疾病有关的基因机制的有限和有缺陷的理论来选择的。许多候选基因关联在随后的研究中没有复制。外显子组测序，也称为全外显子组测序（WES），是一种下一代测序技术，可对基因组中的所有蛋白质编码区（也称为外显子组）进行快速测序。

与 DDH 的遗传关联

全基因组连锁分析（GWLA）已经从大的DDH 谱系确定分离了几个染色体区域（表 1.1）。Feldman 等对一个 18 人的多代家族进行 GWLA，确定其先证者受到 DDH 的严重影响。

他的研究确定了 17q21 染色体上与 DDH 相关联的 4Mb 区域。在该区域编码的潜在候选基因是 HOXB 同源框基因簇、胶原 I - a 型（COL1A1）和 DLX3（同源盒蛋白 DLX-3）。一个日本的四代家庭 GWLA，其中包含 8 名家族性髋关节骨关节炎合并髋

表 1.1 已发表的与 DDH 的遗传相关联的基因汇总

参考资料	基因 / 位点	染色体位置	研究设计	SNP 变体	显型	研究人群
Feldman 等	17q21.31~17q22	17q21.31~17q22	GWLA	—	DDH	美国人和中国人
Mabuchi 等	13q22	13q22	GWLA	—	DDH	日本人
Watson 等	UFSP	4q35	GWLA 和外显子排序	c.868T > C	Beukes 髋关节发育不良	南非人
Feldman 等	CX3CR1	3p22.2	GWLA 和外显子排序	rs3732378	DDH	美国人
Basit 等	HSPG2	p. Ala1110Ser	GWLA 和外显子排序	c.3328G > T	DDH	阿拉伯人
Basit 等	ATP2B4	p. Arg755Gln	GWLA 和外显子排序	c.2264G > A	DDH	阿拉伯人
Dai 和 Hatzikotoulas 等	GDF5	20q11.22	CGAS GWAS 和后续复制	rs143383 rs143384	CDH DDH	中国女性 英国人
Wang 等	TBX4	17q23.2	CGAS	rs374448	CDH	中国人
Shi 等	ASPN	9q22.31	CGAS	ASPN 的 D- 重复多态性	DDH	中国人
Cengic 等	IL6	7p15.3	CGAS	rs1800796	DDH	克罗地亚人
Cengic 等	TGFB1	19q13.2	CGAS	rs1800470	DDH	克罗地亚人
Jia 等	PAPPA2	20q11.22	CGAS	rs726252	DDH	中国人
Hao 等	HOXB9	17q21.32	CGAS	rs2303486	DDH	中国人
Tian 等	HOXD9	2q31.1	CGAS	rs711819	DDH	中国女性
Liu 等	DKK1	10q21.1	CGAS	rs1569198	DDH	中国人
Zhao 等	COL1A1	17q21.33	CGAS	rs113647555	DDH	中国女性
Sun 等	UQCC	20q11.22	GWAS	rs6060373	DDH	中国人

GWLA，全基因组连锁分析；CGAS，候选基因关联研究；GWAS，全基因组关联研究

曰发育不良的患者，在 13q22 区显示了连锁反应。

一个来自欧洲的南非大家族，患有 Beukes 髋关节发育不良，其 GWLA 将该疾病定位于 4q35 染色体上的 3.34Mb 区域。Beukes 髋关节发育不良（BHD）是一种常染色体显性的可变外显疾病，其特征是股骨近端的双侧异型性，导致严重的骨关节炎。

许多候选基因研究表明，遗传变异与 DDH 之间存在潜在的联系，包括 GDF5、TBX4、ASPN 和 IL6（表 1.1）。除了 GDF5 之外，所有这些都未能在随后的独立群体中复制。

过去，由于不良的表型定义和不足的样本量（以及随后的功效），DDH 的全基因组关联分析研究（GWAS）受到阻碍。2017 年，Hatzikotoulas 等对英国国家关节登记系统中发现的 770 例 DDH 进行了迄今为止最大的 GWAS 研究。通过既往病史问卷确定 DDH 诊断，并通过对 25% 的受试者的骨盆 X 线片的评估独立验证，确认 98% 的受试者与问卷诊断一致。超过 3000 名没有任何肌肉骨骼疾病的对照者来自英国家庭纵向研究。在发现 GWAS 时，11 个相关变异体达到全基因组显著性（$P < 5.0 \times 10^{-8}$），均位于 GDF5（20q11.22）的 5' 非翻译区内。将独立信号在英国欧洲血统的 3 个 DDH 队列中复制，共 1129 例和 4652 例对照。

进行 Meta 分析后，发现 GDF5 中的 rs143384〔有效等位基因 A，OR（95% CI）1.44（1.34~1.56），$P=3.55 \times 10^{-22}$〕牢固地与 DDH 结合，在发现和复制 GWAS 两者中均达到了全基因组意义。GDF5 编码生长分化因子 5，一种参与正常骨骼和关节形成的骨形态发生蛋白，它通过在骨骺软骨内增殖促进软骨凝聚和增加骨骼元素的大小。

在该队列中，基于基因的分析还暗示了 DDH 发病机制中包括 UQCC1、MMP24 和 RETSAT（$P < 5 \times 10^{-8}$）的几个基因的变异。UQCC1 与 GDF5 相邻，以前被认为与 DDH 的发病机制有关。

RETSAT 是一种参与维甲酸合成的基因，与哺乳动物骨骼发生密切相关，也与骨关节炎的发病机制有关。在多个人群中，GDF5 内的变异也与髋骨关节炎广泛相关。来自 2 项日本独立研究的联合证据显示，等位基因 OR（95% CIs）为 1.79（1.53~2.09），$P=2 \times 10^{-13}$，在全基因组范围内具有重要意义。此 GDF5 SNP 后来与高加索人的膝骨关节炎相关，随后进行了总共 6861 例膝骨关节炎病例和 10103 例对照的 Meta 分析，等位基因 OR（95% CI）为 1.16（1.10~1.22），$P=9.6 \times 10^{-9}$，其 30 727 例病例和 297 191 例对照的髋和膝 OA 是迄今为止最大的 OA 遗传学研究。

在 DDH 和髋关节 OA 之间存在流行病学和遗传重叠；这是世界范围内慢性残疾最常见的原因之一。DDH 是已知的髋关节 OA 发展的危险因素。轻度髋臼发育不良的个体与正常对照者相比，患 OA 的概率是正常对照者的 10 倍。大部分健康的髋关节 OA 易感基因都参与骨骼形态的形成，这表明遗传因素会导致髋部形状的细微变化，加剧非生理负荷或软骨完整性，从而引发 OA。髋关节形态发育的这种变化可能部分受到 GDF5 的调节。

结论

髋关节发育不良的致病机制与内源性遗传和外源性环境（或力学）因素有关。遗传易感性的论据很强。在女性和某些地域、种族群体和家庭中，DDH 的频率更高，这表明遗传等内源性因素起着突出的作用。这些遗传因素通过对关节松弛、髋臼发育或其他尚未被识别的机制的影响而导致 DDH 风险。尽管这种情况具有很高的遗传力，但只有一个基因，GDF5 已被证明与 DDH 有很强的相关性。遗传易感性与机械因素之间的精确相互作用，如臀位妊娠的出现，仍然是未知的。

流行病学和基因组研究也表明，在晚年出现的髋关节 OA 有可能起源于常见的轻微髋部发育形状的变异。超过 90% 的以前被认为是特发性髋关节 OA 的患者在关节退行性变之前有髋臼和股骨近端形态的微妙变化的表现。这些关系揭示了髋关节形状发育在个体生命过程中的对疼痛和功能所起的重要作用。

参考文献

[1] Clohisy JC, Nunley RM, Carlisle JC, Schoenecker PL. Incidence and characteristics of femoral deformities in the dysplastic hip. Clin Orthop Relat Res. 2009;467(1):128–134.

[2] Genda E, Iwasaki N, Li G, MacWilliams BA, Barrance PJ, Chao EY. Normal hip joint contact pressure distribution in single-leg standing–effect of gender and anatomic parameters. J Biomech. 2001;34(7):895–905.

[3] Henak CR, Abraham CL, Anderson AE, Maas SA, Ellis BJ, Peters CL, et al. Patient-specific analysis of cartilage and labrum mechanics in human hips with acetabular dysplasia. Osteoarthr Cartil. 2014;22(2):210–217.

[4] Reijman M, Hazes JMW, Pols HAP, Koes BW, Bierma-Zeinstra SMA. Acetabular dysplasia pre- dicts incident osteoarthritis of the hip: the Rotterdam study. Arthritis Rheum. 2005;52(3):787–793.

[5] Nicholls AS, Kiran A, Pollard TCB, Hart DJ, Arden CPA, Spector T, et al. The association between hip morphology parameters and nine- teen- year risk of end-stage osteoarthritis of the hip: a nested case-control study. Arthritis Rheum. 2011;63(11):3392–3400.

[6] Jacobsen S, Sonne-holm S, Søballe K, Gebuhr P, Lund B. Hip dysplasia and osteoarthrosis. Acta Orthop. 2005;76(2):149–158.

[7] Ganz R, Leunig M, Leunig-Ganz K, Harris WH. The etiology of osteoarthritis of the hip. Clin Orthop Relat Res. 2008;466(2):264–272.

[8] Original or congenital displacement of the heads OF THIGH-bones. Clin Orthop Relat Res. 1964;33:3–8.

[9] de Hundt M, Vlemmix F, Bais JMJ, Hutton EK, de Groot CJ, Mol BWJ, et al. Risk factors for developmental dysplasia of the hip: a meta-analysis. Eur J Obstet Gynecol Reprod Biol. 2012;165(1):8–17.

[10] Woodacre T, Ball T, Cox P. Epidemiology of developmental dysplasia of the hip within the UK: refining the risk factors. J Child Orthop. 2016;10(6):633–642.

[11] Sewell MD, Rosendahl K, Eastwood DM. Developmental dysplasia of the hip. BMJ. 2009;339:b4454.

[12] Loder RT, Skopelja EN. The epidemiology and demographics of hip dysplasia. ISRN Orthop. 2011;2011(3):1–46.

[13] Rosendahl K, Aslaksen A, Lie RT, Markestad S. Reliability of ultrasound in the early diagnosis of developmental dysplasia of the hip. Pediatr Radiol. 1995;25(3):219–224.

[14] Orak MM, Onay T, Çağırmaz T, Elibol C, Elibol FD, Centel T. The reliability of ultrasonography in developmental dysplasia of the hip: how reliable is it in different hands? Indian J Orthop. 2015;49(6):610–614.

[15] Bar-On E, Meyer S, Harari G, Porat S. Ultrasonography of the hip in developmental hip dysplasia. J Bone Joint Surg Br. 1998;80(2):321–324.

[16] Dias JJ, Thomas IH, Lamont AC, Mody BS, Thompson JR. The reliability of ultrasonographic assessment of neonatal hips. J Bone Joint Surg Br. 1993;75(3):479–482.

[17] Wilkin GP, Ibrahim MM, Smit KM, Beaule PB. A contemporary definition of hip dysplasia and structural instability: toward a comprehensive classification for acetabular dysplasia. J Arthroplast. 2017;32(Supplement):S20–S27.

[18] Skirving AP, Scadden WJ. The African neonatal hip and its immunity from congenital dislocation. J Bone Joint Surg Br. 1979;61-B(3):339–341.

[19] Eidelman M, Chezar A, Bialik V. Developmental dysplasia of the hip incidence in Ethiopian Jews revisited: 7-year prospective study. J Pediatr Orthop B. 2002;11(4):290–292.

[20] Bjerkreim I. Congenital dislocation of the hip joint in Norway. I. Late-diagnosis CDH. Acta Orthop Scand Suppl. 1974;157:1–20.

[21] Bjerkreim I, Arseth PH. Congenital dislocation of the hip in Norway. Late diagnosis CDH in the years 1970 to 1974. Acta Paediatr Scand. 1978;67(3): 329–332.

[22] Bjerkreim I. Congenital dislocation of the hip joint in Norway. III. Neonatal CDH. Acta Orthop Scand Suppl. 1974;157:47–74.

[23] Bjerkreim I. Congenital dislocation of the hip joint in Norway. IV The incidence in southeast Norway. Acta Orthop Scand Suppl. 1974;157:75–88.

[24] Bjerkreim I, van der Hagen CB. Congenital dis- location of the hip joint in Norway. V. Evaluation of genetic and environmental factors. Clin Genet. 1974;5(5):433–448.

[25] Andren L. Pelvic instability in newborns with special reference to congenital dislocation of the hip and hormonal factors. A roentgenologic study. Acta Radiol Suppl. 1962;212:1–66.

[26] Medalie JH, Makin M, Alkalay E, Yofe J, Cochavi Z, Ehrlich D. Congenital dislocation of the hip—a clinical-epidemiological study, Jerusalem 1954 to 1960. I Retrospective incidence study. Isr J Med Sci. 1966;2(2):212–217.

[27] Fuentes Díaz A, Sánchez Navas L, AndreuViladrich R. Obstetric and perinatal risk factors for con- genital dislocation of the hip. An Esp Pediatr. 1997;46(1):29–32.

[28] Uibe P. Seasonal influences on incidence of hip luxations. Zentralbl Chir. 1959;84(6):237–240.

[29] Patterson CC, Kernohan WG, Mollan RA, Haugh PE,

Trainor BP. High incidence of congenital dis- location of the hip in Northern Ireland. Paediatr Perinat Epidemiol. 1995;9(1):90–97.

[30] Wynne-Davies R. A family study of neonatal and late-diagnosis congenital dislocation of the hip. J Med Genet. 1970;7(4):315–333.

[31] Dykes RG. Congenital dislocation of the hip in Southland. N Z Med J. 1975;81(540):467–470.

[32] Charlton PJ. Seasonal variation in incidence of some congenital malformations in two Australian samples. Med J Aust. 1966;2(18):833–835.

[33] Paulozzi LJ, Lary JM. Laterality patterns in infants with external birth defects. Teratology. 1999;60(5):265–271.

[34] Karapinar L, Sürenkök F, Oztürk H, Us MR, Yurdakul L. The importance of predicted risk factors in developmental hip dysplasia: an ultrasonographic screening program. Acta Orthop Traumatol Turc. 2002;36(2):106–110.

[35] Hummer CD, MacEwen GD. The coexistence of torticollis and congenital dysplasia of the hip. J Bone Joint Surg Am. 1972;54(6):1255–1256.

[36] Heideken v J, Green DW, Burke SW, Sindle K, Denneen J, Haglund-Akerlind Y, Widmann RF. The relationship between developmental dysplasia of the hip and congenital muscular torticollis. J Pediatr Orthop. 2006;26(6):805–808.

[37] Cheng JC, Tang SP, Chen TM. Sternocleidomastoid pseudotumor and congenital muscular torticollis in infants: a prospective study of 510 cases. J Pediatr. 1999;134(6):712–716.

[38] Cheng JC, Tang SP, Chen TM, Wong MW, Wong EM. The clinical presentation and outcome of treatment of congenital muscular torticollis in infants–a study of 1,086 cases. J Pediatr Surg. 2000;35(7):1091–1096.

[39] Weiner DS. Congenital dislocation of the hip associated with congenital muscular torticollis. Clin Orthop Relat Res. 1976;121:163–165.

[40] Morrison DL, MacEwen GD. Congenital muscular torticollis: observations regarding clinical findings, associated conditions, and results of treatment. J Pediatr Orthop. 1982;2(5):500–505.

[41] Minihane KP, Grayhack JJ, Simmons TD, Seshadri R, Wysocki RW, Sarwark JF. Developmental dys- plasia of the hip in infants with congenital muscular torticollis. Am J Orthop. 2008;37(9):E155–158. dis- cussion E158.

[42] Cheng JC, Au AW. Infantile torticollis: a review of 624 cases. J Pediatr Orthop. 1994;14(6):802–808.

[43] McWilliams DF, Doherty SA, Jenkins WD, Maciewicz RA, Muir KR, Zhang W, et al. Mild acetabular dysplasia and risk of osteoarthritis of the hip: a case-control study. Ann Rheum Dis. 2010;69(10):1774–1778.

[44] Lane NE, Schnitzer TJ, Birbara CA, Mokhtarani M, Shelton DL, Smith MD, et al. Tanezumab for the treatment of pain from osteoarthritis of the knee. N Engl J Med. 2010;363(16):1521–1531.

[45] Jessel RH, Zurakowski D, Zilkens C, Burstein D, Gray ML, Kim Y-J. Radiographic and patient factors associated with pre-radiographic osteo- arthritis in hip dysplasia. J Bone Joint Surg Am. 2009;91(5):1120–1129.

[46] Gosvig KK, Jacobsen S, Sonne-holm S, Palm H, Troelsen A. Prevalence of malformations of the hip joint and their relationship to sex, groin pain, and risk of osteoarthritis: a population-based survey. J Bone Joint Surg Am. 2010;92(5):1162–1169.

[47] Agricola R, Heijboer MP, Roze RH, Reijman M, Bierma-Zeinstra SMA, Verhaar JAN, et al. Pincer deformity does not lead to osteoarthritis of the hip whereas acetabular dysplasia does: acetabular cov- erage and development of osteoarthritis in a nation-wide prospective cohort study. Osteoarthr Cartil. 2013;21(10):1514–1521.

[48] Thomas GER, Palmer AJR, Batra RN, Kiran A, Hart D, Spector T, et al. Subclinical deformities of the hip are significant predictors of radiographic osteoarthritis and joint replacement in women. A 20 year longitudinal cohort study. Osteoarthr Cartil. 2014;22(10):1504–1510.

[49] Seringe R, Bonnet JC, Katti E. Pathogeny and natural history of congenital dislocation of the hip. Orthop Traumatol Surg Res. 2014;100(1):59–67.

[50] Hadlow V. Neonatal screening for congenital dis-location of the hip. A prospective 21-year survey. J Bone Joint Surg Br. 1988;70(5):740–743.

[51] Mamouri G, Khatami F, Hamedi A. Congenital dis-location of the hip in newborns of Mashhad city. Internet J Pediatr Neonatol. 2003;4(1):1–5.

[52] Bower C, Stanley FJ, Kricker A. Congenital disloca-tion of the hip in Western Australia. A comparison of neonatally and postneonatally diagnosed cases. Clin Orthop Relat Res. 1987;224:37–44.

[53] Clausen I, Nielsen KT. Breech position, delivery route and congenital hip dislocation. Acta Obstet Gynecol Scand. 1988;67(7):595–597.

[54] Heikkilä E. Congenital dislocation of the hip in Finland. An epidemiologic analysis of 1035 cases. Acta Orthop Scand. 1984;55(2):125–129.

[55] Czeizel A, Vizkelety T, Szentpéteri J. Congenital dislocation of the hip in Budapest, Hungary. Br J Prev Soc Med. 1972;26(1):15–22.

[56] Holen KJ, Tegnander A, Terjesen T, Johansen OJ, Eik-Nes SH. Ultrasonographic evaluation of breech presentation as a risk factor for hip dysplasia. Acta Paediatr. 1996;85(2):225–229.

[57] Lowry CA, Donoghue VB, O'Herlihy C, Murphy JF. Elective caesarean section is associated with a reduction in developmental dysplasia of the hip in term breech infants. J Bone Joint Surg Br. 2005;87(7):984–985.

[58] Stein-Zamir C, Volovik I, Rishpon S, Sabi R.

Developmental dysplasia of the hip: risk markers, clinical screening and outcome. Pediatr Int. 2008;50(3):341–345.

[59] Gunther A, Smith SJ, Maynard PV, Beaver MW, Chilvers CE. A case-control study of congenital hip dislocation. Public Health. 1993;107(1):9–18.

[60] Ortiz-Neira CL, Paolucci EO, Donnon T. A meta-analysis of common risk factors associated with the diagnosis of developmental dysplasia of the hip in newborns. Eur J Radiol. 2012;81(3):e344–e351.

[61] Chan A, McCaul KA, Cundy PJ, Haan EA, Byron-Scott R. Perinatal risk factors for developmental dysplasia of the hip. Arch Dis Child Fetal Neonatal Ed. 1997;76(2):F94–F100.

[62] Rühmann O, Lazović D, Bouklas P, Schmolke S, Flamme CH. Ultrasound examination of neonatal hip: correlation of twin pregnancy and congenital dysplasia. Twin Res. 2000;3(1):7–11.

[63] Myrianthopoulos NC. Congenital malformations in twins: epidemiologic survey. Birth Defects Orig Artic Ser. 1975;11(8):1–39.

[64] Bielski RJ, Gesell MW, Teng AL, Cooper DH, Muraskas JK. Orthopaedic implications of multiple gestation pregnancy with triplets. J Pediatr Orthop. 2006;26(1):129–131.

[65] Kato K, Fujiki K. Multiple births and congenital anomalies in Tokyo Metropolitan Hospitals, 1979–1990. Acta Genet Med Gemellol. 1992;41(4):253–259.

[66] Sahin F, Aktürk A, Beyazova U, Cakir B, Boyunaga O, Tezcan S, et al. Screening for developmental dysplasia of the hip: results of a 7-year follow-up study. Pediatr Int. 2004;46(2):162–166.

[67] Omeroğlu H, Koparal S. The role of clinical examination and risk factors in the diagnosis of developmental dysplasia of the hip: a prospective study in 188 referred young infants. Arch Orthop Trauma Surg. 2001;121(1–2):7–11.

[68] Janecek M. Congenital hip dislocation in children in Northern Korea. Acta Chir Orthop Traumatol Cech. 1956;23(1):2–5.

[69] Dogruel H, Atalar H, Yavuz OY, Sayli U. Clinical examination versus ultrasonography in detecting developmental dysplasia of the hip. Int Orthop. 2008;32(3):415–419.

[70] Ishida K. Prevention of the development of the typical dislocation of the hip. Clin Orthop Relat Res. 1977;126:167–169.

[71] Chaarani MW, Mahmeid Al MS, Salman AM. Developmental dysplasia of the hip before and after increasing community awareness of the harmful effects of Swaddling. Qatar Med J. 2002;2002(1):17.

[72] IHDI Study Group, Mulpuri K, Schaeffer EK, Andrade J, Sankar WN, Williams N, et al. What risk factors and characteristics are associated with late-presenting dislocations of the hip in infants? Clin Orthop Relat Res. 2016;474(5):1131–1137.

[73] Andren L, Borglin NE. A disorder of oestrogen metabolism as a causal factor of congenital dislocation of the hip. Acta Orthop Scand. 1960;30:169–171.

[74] Andren L, Borglin NE. Disturbed urinary excretion pattern of oestrogens in newborns with congenital dislocation of the hip. II. The excretion of exogenous oestradiol-17 beta. Acta Endocrinol. 1961;37:427–433.

[75] Andren L, Borglin NE. Disturbed urinary excretion pattern of oestrogens in newborns with congenital dislocation of the hip. I The excretion of oestrogen during the first few days of life. Acta Endocrinol. 1961;37:423–426.

[76] Aarskog D, Stoa KF, Thorsen T. Urinary oestrogen excretion in newborn infants with congenital dysplasia of the hip joint. Acta Paediatr Scand. 1966;55(4):394–397.

[77] Thieme WT, Wynne-Davies R. Clinical examination and urinary oestrogen assays in newborn children with congenital dislocation of the hip. J Bone Joint Surg Br. 1968;50(3):546–550.

[78] Coleman SS. Congenital dysplasia of the hip in the Navajo infant. Clin Orthop Relat Res. 1968;56:179–193.

[79] Mirdad T. Incidence and pattern of congenital dislocation of the hip in Aseer region of Saudi Arabia. West Afr J Med. 2002;21(3):218–222.

[80] Kremli MK, Alshahid AH, Khoshhal KI, Zamzam MM. The pattern of developmental dysplasia of the hip. Saudi Med J. 2003;24(10):1118–1120.

[81] Romero MI, Julián M, Gaete V, Bedregal P, Pinto JI, Castiglione C. Epidemiologic characteristics of congenital hip dysplasia in a Chilean population. Rev Chil Pediatr. 1989;60(5):268–271.

[82] Hoaglund FT, Healey JH. Osteoarthrosis and congenital dysplasia of the hip in family members of children who have congenital dysplasia of the hip. J Bone Joint Surg Am. 1990;72(10):1510–1518.

[83] Obermayer-Pietsch BM, Walter D, Kotschan S, Freigassner-Pritz M, Windhager R, Leb G. Congenital hip dysplasia and bone mineral density of the hip-a new risk factor for osteoporotic fracture? J Bone Miner Res. 2000;15(9):1678–1682.

[84] Carter C, Wilkinson J. Persistent joint laxity and congenital dislocation of the hip. J Bone Joint Surg Br. 1964;46-B(1):40–45.

[85] Wynne-Davies R. Acetabular dysplasia and familial joint laxity: two etiological factors in congenital dislocation of the hip. A review of 589 patients and their families. J Bone Joint Surg Br. 1970;52(4):704–716.

[86] Udén A, Lindhagen T. Inguinal hernia in patients with congenital dislocation of the hip: a sign of general connective tissue disorder. Acta Orthop Scand. 2009;59(6):667–668.

[87] Fredensborg N, Uden A. Altered connective tissue in children with congenital dislocation of the hip. Arch Dis Child. 1976;51(11):887–889.

[88] Jensen BA, Reimann I, Fredensborg N. Collagen type III predominance in newborns with con- genital dislocation of the hip. Acta Orthop Scand. 2009;57(4):362–365.

[89] Skirving AP, Sims TJ, Bailey AJ. Congenital dislo- cation of the hip: a possible inborn error of collagen metabolism. J Inherit Metab Dis. 1984;7(1):27–31.

[90] Oda H. Soft tissue collagen in congenital dislocation of the hip–biochemical studies of the ligamentum teres of the femur and the hip joint capsule. J Pediatr Orthop. 1985;5(5):619.

[91] Morton NE. In: Khoury MJ, Beaty TH, Cohen BH, editors. Fundamentals of genetic epidemiol- ogy. New York: Oxford University Press; 1993, 383 pages, $55.00. Genet Epidemiol 2005 Jun 3;11(4):389–390.

[92] Sollazzo V, Bertolani G, Calzolari E, Atti G, Scapoli C. A two-locus model for non-syndromic congeni- tal dysplasia of the hip (CDH). Ann Hum Genet. 2000;64(Pt 1):51–59.

[93] Beighton P, Christy G, Learmonth ID. Namaqualand hip dysplasia: an autosomal dominant entity. Am J Med Genet. 1984;19(1):161–169.

[94] Ceylaner G, Ceylaner S, Üstünkan F, Inan M. Autosomal dominant inheritance of congenital dislocation of the hip in 16 members of a family. Acta Orthop Traumatol Turc. 2008;42(4):289–291.

[95] Manolio TA, Collins FS, Cox NJ, Goldstein DB, Hindorff LA, Hunter DJ, et al. Finding the miss- ing heritability of complex diseases. Nature. 2009;461(7265):747–753.

[96] Panoutsopoulou K, Wheeler E. Key concepts in genetic epidemiology. In: Genetic epidemiology, Methods in molecular biology, vol. 1793. New York: Springer; 2018. p. 7–24.

[97] Risch N. Linkage strategies for genetically complex traits. I. Multilocus models. Am J Human Genet. 1990;46(2):222–228.

[98] Li L, Sun K, Zhang L, Zhao Q, Cheng X, Dang Y. Heritability and sibling recurrent risk of develop- mental dysplasia of the hip in Chinese population. Eur J Clin Investig. 2013;43(6):589–594.

[99] Atasu M, Akkoyunlu U, Tokgözoğlu N, Say B. The heritability of liability to congenital dislocation of the hip. Turk J Pediatr. 1972;14(1):23–26.

[100] Stevenson DA, Mineau G, Kerber RA, Viskochil DH, Schaefer C, Roach JW. Familial predisposi- tion to developmental dysplasia of the hip. J Pediatr Orthop. 2009;29(5):463–466.

[101] Yang J, Lee SH, Goddard ME, Visscher PM. GCTA: a tool for genome-wide complex trait analysis. Am J Hum Genet. 2011;88(1):76–82.

[102] Yang J, Lee SH, Goddard ME, Visscher PM. Genome- wide complex trait analysis (GCTA): methods, data analyses, and interpretations. Methods Mol Biol. 2013;1019(Chapter 9):215–236.

[103] Hatzikotoulas K, Roposch A, Wainwright A, Theologis T, Clarke NMP, Dwyer JSM, et al. Genome-wide association study of developmental dysplasia of the hip identifies an association with GDF5. Commun Biol. 2018;1:1–11.

[104] Teare MD, MFS K. Terminology, concepts, and models in genetic epidemiology. In: Genetic epi- demiology, Methods in molecular biology, vol. 713. Totowa: Humana Press; 2010. p. 13–25.

[105] Tabor HK, Risch NJ, Myers RM. Candidate- gene approaches for studying complex genetic traits: practical considerations. Nat Rev Genet. 2002;3(5):391–397.

[106] Morgan TM, Krumholz HM, Lifton RP, Spertus JA. Nonvalidation of reported genetic risk factors for acute coronary syndrome in a large-scale replication study. JAMA. 2007;297(14):1551–1561.

[107] Kahl G. Whole exome sequencing (WES). Weinheim: Wiley-VCH Verlag GmbH & Co. KGaA; 2015. p. 1.

[108] Feldman G, Dalsey C, Fertala K, Azimi D, Fortina P, Devoto M, et al. The Otto Aufranc award: iden- tification of a 4 Mb region on chromosome 17q21 linked to developmental dysplasia of the hip in one 18-member, multigeneration family. Clin Orthop Relat Res. 2010;468(2):337–344.

[109] Mabuchi A, Nakamura S, Takatori Y, Ikegawa S. Familial osteoarthritis of the hip joint associated with acetabular dysplasia maps to chromosome 13q. Am J Hum Genet. 2006;79(1):163–168. Epub 2006 May 4.

[110] Watson CM, Crinnion LA, Gleghorn L, Newman WG, Ramesar R, Beighton P, et al. Identification of a mutation in the ubiquitin-fold modifier 1-specific peptidase 2 gene, UFSP2, in an extended South African family with Beukes hip dysplasia. S Afr Med J. 2015;105(7):558.

[111] Miyamoto Y, Mabuchi A, Shi D, Kubo T, Takatori Y, Saito S, et al. A functional polymorphism in the 5' UTR of GDF5 is associated with susceptibility to osteoarthritis. Nat Genet. 2007;39(4):529–533.

[112] Sun Y, Wang C, Hao Z, Dai J, Chen D, Xu Z, et al. A common variant of Ubiquinol-cytochrome c reduc- tase complex is associated with DDH. PLoS One. 2015;10(4):e0120212.

[113] Ross SA, McCaffery PJ, Drager UC, De Luca LM. Retinoids in embryonal development. Physiol Rev. 2000;80(3):1021–1054.

[114] Davies MR, Ribeiro LR, Downey-Jones M, Needham MRC, Oakley C, Wardale J. Ligands for retinoic acid receptors are elevated in osteoarthritis and may con- tribute to pathologic processes in the osteoarthritic joint. Arthritis Rheum. 2009;60(6):1722–1732.

[115] Styrkarsdottir U, Thorleifsson G, Helgadottir HT,

Bomer N, Metrustry S, Bierma-Zeinstra S, et al. Severe osteoarthritis of the hand associ- ates with common variants within the ALDH1A2 gene and with rare variants at 1p31. Nat Genet. 2014;46(5):498–502.

[116] Zengini E, Hatzikotoulas K, Tachmazidou I, Steinberg J, Hartwig FP, Southam L, et al. Genome- wide analyses using UK Biobank data provide insights into the genetic architecture of osteoarthri- tis. Nat Genet. 2018;50(4):549–558.

[117] Valdes AM, Evangelou E, Kerkhof HJ, Tamm A, Doherty SA, Kisand K, et al. The GDF5 rs143383 polymorphism is associated with osteoarthritis of the knee with genome-wide statistical significance. Ann Rheum Dis. 2011;70(5):873–875.

[118] Mild acetabular dysplasia and risk of osteoarthritis of the hip- a case–control study [Internet]. ard.bmj. com.eresources.shef.ac.uk. 2014 [cited 2014 Jun 22]. Available from: http://ard.bmj.com.eresources. shef. ac.uk/content/69/10/1774.full.pdf+html

[119] Lane NE, Lin P, Christiansen L, Gore LR, Williams EN, Hochberg MC, et al. Association of mild ace- tabular dysplasia with an increased risk of inci- dent hip osteoarthritis in elderly white women: the study of osteoporotic fractures. Arthritis Rheum. 2000;43(2):400–404.

[120] Valdes AM, Spector TD. Genetic epidemiology of hip and knee osteoarthritis. Nat Rev Rheum. 2011;7(1):23–32.

[121] Kiapour AM, Cao J, Young M, Capellini TD. The role of Gdf5 regulatory regions in development of hip morphology. PLoS One. 2018;13(11):e0202785–10.

[122] Feldman GJ, Parvizi J, Levenstien M, Scott K, Erickson JA, Fortina P, et al. Developmental dysplasia of the hip: linkage mapping and whole exome sequencing identify a shared vari- ant in CX3CR1in all affected members of a large multigeneration family. J Bone Miner Res. 2013;28(12):2540–2549.

[123] Basit S, Albalawi AM, Alharby E, Khoshhal KI. Exome sequencing identified rare variants in genes HSPG2 and ATP2B4 in a family segregat- ing developmental dysplasia of the hip. BMC Med Genet. 2017;18:1–10.

[124] Dai J, Shi D, Zhu P, Qin J, Ni H, Xu Y, et al. Association of a single nucleotide polymorphism in growth differentiate factor 5 with congenital dys- plasia of the hip: a case-control study. Arthritis Res Ther. 2008;10(5):R126.

[125] Wang K, Shi D, Zhu P, Dai J, Zhu L, Zhu H, et al. Association of a single nucleotide polymorphism in Tbx4 with developmental dysplasia of the hip: a case-control study. Osteoarthritis Cartilage. 2010;18(12):1592–1595.

[126] Shi D, Dai J, Zhu P, Qin J, Zhu L, Zhu H, et al. Association of the D repeat polymorphism in the ASPN gene with developmental dysplasia of the hip: a case-control study in Han Chinese. Arthritis Res Ther. 2011;13(1):R27.

[127] Čengić T, Trkulja V, Pavelić SK, Ratkaj I, Markova- Car E, Mikolaučić M, et al. Association of TGFB1 29C/T and IL6 -572G/C polymorphisms with developmental hip dysplasia: a case–control study in adults with severe osteoarthritis. Int Orthop. 2015;39(4):793–798.

[128] Jia J, Li L, Zhao Q, Zhang L, Ru J, Liu X, et al. Association of a single nucleotide polymorphism in pregnancy-associated plasma protein-A2 with devel- opmental dysplasia of the hip: a case-control study. Osteoarthr Cartil. 2012;20(1):60–63.

[129] Hao Z, Dai J, Shi D, Xu Z, Chen D, Zhao B, et al. Association of a single nucleotide polymor- phism in HOXB9with developmental dysplasia of the hip: a case-control study. J Orthop Res. 2013;32(2):179–182.

[130] Tian W, Zhao L, Wang J, Suo P, Wang J, Cheng L, et al. Association analysis between HOXD9 genes and the development of developmental dysplasia of the hip in Chinese female Han population. BMC Musculoskelet Disord. 2012;13(1):1.

[131] Liu S, Tian W, Wang J, Cheng L, Jia J, Ma X. Two single-nucleotide polymorphisms in the DKK1Gene are associated with developmental dysplasia of the hip in the Chinese Han female population. Genet Test Mol Biomarkers. 2014;18(8):557–561.

[132] Zhao L, Tian W, Pan H, Zhu X, Wang J, Cheng Z, et al. Variations of the COL1A1 gene pro-moter and the relation to developmental dys-plasia of the hip. Genet Test Mol Biomarkers. 2013;17(11):840–843.

第二章 残余髋关节发育不良的自然进展史

Adam I. Edelstein, Jeffrey J. Nepple, John C. Clohisy

关键学习要点

· 髋关节发育不良的自然发展史包括疼痛的发展、功能的限制和进行性关节退变。

· 关节半脱位或 LCE 角 < 20° 的髋关节有明显的关节退变风险。

· 轻微的髋关节发育不良有不同的症状和关节炎的进展，而 LCE 角越小则问题进展越快。

· 股骨侧畸形的影响是多种多样的，还需要进一步研究以明确其影响。

引言

髋关节发育不良描述髋关节形态的异常，包括髋臼不能提供充分的股骨头包容和覆盖，且髋臼上外侧过度倾斜。虽然髋臼侧的缺陷是髋关节发育不良最主要的结构畸形，但相关的股骨病理形态也是常见和多样的。过度的股骨前倾和股骨近端外翻是发育不良导致的显著形态变化，并可造成髋关节的不稳定。多样的发育不良特征共同作用导致股骨头覆盖不足，髋臼边缘受到异常负荷，这被推测为易发生髋部疼痛和结构性退变的原因（图 2.1）。髋关节病理形态与髋部症状发展及退变的关系已得到广泛的研究，但下述问题仍有待充分阐明：股骨前倾以及患者体质特征和软组织松弛程度在病理生理学中的影响。

髋关节症状的演进

髋关节发育不良的结构不稳定导致关节接触应力和负荷模式的异常。损伤作用于髋臼边缘复合体，导致盂唇和关节软骨的损伤。此外，髋关节的这种不稳定性增加了对髋关节外展肌肉的功能需求。

这些情况的发生与髋关节疼痛的进展和功能限制相关。Nunley 等报道了 57 例症状性髋臼发育

A. I. Edelstein (✉)
Medical College of Wisconsin, Department of Orthopaedic Surgery, Milwaukee, WI, USA
e-mail: aedelstein@mcw.edu

J. J. Nepple
St. Louis Children's Hospital, Department of Orthopaedic Surgery, St. Louis, MO, USA
e-mail: nepplej@wustl.edu

J. C. Clohisy
Washington University School of Medicine/Barnes Jewish Hospital, Department of Orthopaedic Surgery, St. Louis, MO, USA
e-mail: jclohisy@wustl.edu

© Springer Nature Switzerland AG 2020
P. E. Beaulé (ed.), *Hip Dysplasia*, https://doi.org/10.1007/978-3-030-33358-4_2

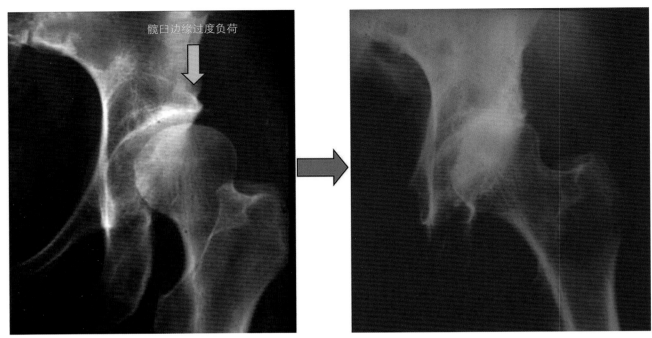

髋臼边缘过度负荷

20 岁女性，髋关节不稳定伴疼痛　　　　　　　　　15 年后（35 岁时）髋关节重度疼痛，终末期骨关节炎

图 2.1　髋关节发育不良的关节炎的进展继发于髋臼边缘的过度负荷

不良患者的临床表现，最终均进行了髋臼周围截骨。几乎所有髋部（97%）均出现隐匿性症状。疼痛部位最常见的是腹股沟，其次是髋部外侧。少数病例报告存在后方疼痛，但后方症状从来没有孤立出现。88% 的髋部疼痛与活动有关，80% 的髋部有相关的机械性症状（绊住、"咔嗒"声、弹响声或绞索感）。

　　Amstutz 等回顾了 367 例单侧全髋关节置换术后对侧髋关节症状发展的时间，以无对侧症状为基线。患者无论对侧髋关节在研究基线时是否存在 X 线表现均纳入研究。10 年后，他们发现，41% 的髋关节出现了症状，而 LCE 角的降低与症状进展的风险显著相关（HR=0.941）。相反，Gosvig 等在一项基于人口的代表性研究中，研究了髋关节症状的发病情况，研究包含丹麦哥本哈根骨关节炎研究中的 4151 名成年个体。使用 20° 的 LCE 角作为分界，他们发现腹股沟疼痛的患病率在发育不良患者中并没有明显高于正常人群（男性 21.7% 比 12.6%，女性 15.6% 比 15.0%）。

　　Anderson 等回顾了从 Huntsman 世界中老年运动会招募的 547 名活跃、健康的高年资运动员（假设其髋关节活动受限最少）中的 1081 个髋关节。10% 的髋关节有髋部发育不良的 X 线表现，但发育不良与体育运动水平或患者报告结局的结果无关。

影像学上关节炎的进展

　　众多研究已经对髋关节发育不良的影像学上的关节炎进展进行了研究。大多数但并非全部研究已经发现髋臼发育不良的 X 线测量指标与关节炎的发展之间的关系（表 2.1）。

　　一些研究提供了基于人口分析的证据。Reijman 等在荷兰进行的一项前瞻性，基于 > 55 岁个体的人群研究中，回顾了 835 名患者的 X 线片，平均随访 6.6 年，研究基线为 KL 分级 ≤ 1。他们发现 LCEA < 30°（校正 OR1.7）或 LCEA < 25°（校正 OR2.4）的人群出现进展性髋关节骨性关节炎的风险更高。

　　同样，在一项针对美国 > 65 岁白人女性的前瞻性，基于人口的研究中，Lane 等评估 176 例

表2.1　髋臼发育不良影像学指标与关节炎发展关系的研究汇总

研究项目	研究人群	研究设计	X线测量指标	研究结论
Reijman 等（鹿特丹研究的病例）	835 例患者，＞55 岁，57% 女性，基线 KL ≤ 1	前瞻性队列研究，平均随访 6.6 年	站立位骨盆正位 X 线片的 LCEA 以及髋臼深度	LCEA ＜ 30° 或 LCEA ＜ 25° 或髋臼深度＜ 9mm 与退行性关节炎的出新相关
Lane 等（骨质疏松性骨折研究病例）	176 位白人女性，＞65 岁，在研究期间内，DJD 的发展与 1∶2 相匹配。从原始研究的 1596 个病例中选取	病例对照，随访 8 年	仰卧位骨盆正位 X 线片的 LCEA 和髋臼深度	LCEA ＜ 30°，每增加一个 SD 低于 30°，都与 DJD 的发生相关
Thomas 等（来自 Chingford 1000 名女性研究的病例）	340 位女性，44~67 岁且基线影像分析 KL ≤ 1	前瞻性队列研究，随访 20 年	仰卧位骨盆正位 X 线片的 LCEA 和股骨头突出指数	低于 28° 的 LCEA 每减少 1° 就会增加 DJD 发生的风险
Agricola 等（CHECK 队列的病例）	720 名患者，45~65 岁，基线 KL ≤ 1	前瞻性队列研究，随访 5 年	站立位骨盆正位及假斜位 X 线片测量 LCEA 和 ACEA	LCEA ＜ 25° 或者 ACEA ＜ 25° 与 DJD 发生相关，如果两者同时＜ 25°，风险更高
Murphy 等	286 例患者对侧因发育不良继发关节炎，行全髋关节置换术	回顾性对照研究	平卧位的骨盆正位 X 线片 LCEA，Tönnis 角，髋臼宽深比，股骨头突出指数	发育不良的所有影像学指标均与 DJD 发病相关。所有 LCEA ＜ 16° 的髋关节没有一例在 65 岁后未发生 DJD
Wyles 等	162 例髋关节，对侧行 THA，基线无 DJD，年龄＜ 55 岁	回顾性对照研究，平均随访 20 年	骨盆正位 X 线片上 LCEA，股骨头外移和突出，髋臼深宽比，Tönnis 角	LCEA ＜ 25°，股骨头外移＞8mm，股骨头突出指数＞ 0.20，髋臼深宽比＜ 0.30，Tönnis 角＞8° 均与 DJD 相关
Gosvig 等（病例来自哥本哈根骨关节炎亚研究）	3620 位成人（63.2% 女性），平均年龄 60 岁	横断面研究	站立位骨盆正位 X 线片上的 LCEA	LCEA ＜ 20° 与 DJD 的发生无相关性
Anderson 等	547 位高龄运动者（45% 女性），平均年龄 67 岁	观察性研究	平卧位骨盆正位 X 线片上的 LCEA	队列可能选择针对潜在的有症状的髋部疾病。LCEA ＜ 20° 与 DJD 无关

KL，骨性关节炎分级；LCEA，外侧中心边缘角；ACEA，前方中心边缘角；DJD，退行性关节病

平均随访 8.3 年的基线无骨性关节炎的仰卧位正位骨盆 X 线片。与未发病的关节相比，出现关节炎的关节平均 LCEA 明显降低（36.4° ±6.6° 比 39.0° ±6.8°）。此外，他们发现 LCEA ＜ 30°（校正 OR3.3）和 LCEA 降低的每个标准差（校正 OR1.5）发生骨关节炎的风险增加。

Thomas 等报告了一项前瞻性纵向队列研究的数据，该研究在英国的 340 名 44~67 岁女性中进行了 634 例髋的研究，这些女性在研究的第 2 年和第 20 年拍摄了仰卧位骨盆正位 X 线片。在第 20 年的时候，11% 的髋关节已经发展成为影像学上的骨性关节炎。

然而，在校正分析中当 LCEA ＜ 28° 时，每减少 1°，影像学 OA 的发生风险就会增加 14%。

在一项对出现症状的患者进行的研究中，Agricola 等对在荷兰进行的一项前瞻性队列研究的 X 线片进行检查。他们的队列包括 720 名患者的 1391 例髋关节，年龄在 45~65 岁之间，他们在没有已知的诊断解释的情况下就诊以寻求髋关节或膝关节疼痛的评估。在基线和入组后 5 年拍摄骨盆负重正位片和假斜位 X 线片。他们发现 97 个髋关节在随访过程中发展为 OA，而 1294 个髋关节没有。作者发现，LCEA ＜ 25° 时 OA 发生的校正 OR 值为 2.83，ACEA ＜ 25° 时校正 OR 值为 2.62。

如果 LCEA 和 ACEA 均 < 25°时发生 OA 的校正 OR 值为 5.45。

几位作者发表了对侧全髋关节置换术后患者骨关节炎的 X 线片进展分析。Murphy 等对 286 例接受单侧 THA 治疗髋关节发育不良继发的关节炎的对侧髋关节进行回顾性研究。在基线已经有骨关节炎的迹象的髋关节并没有被排除，并且只对骨盆正位 X 线片进行评估。在他们的研究结束时，286 例髋关节中有 115 例患有严重的 OA（KL ≥ 3），而 46 例髋关节存活到 65 岁且没有严重关节炎（KL ≤ 2）。在 OA 组中，对 115 例患者中的 74 例进行了正式的 X 线测量，排除了完全的髋关节脱位，先前的股骨截骨术，OA 的严重性导致无法测量，自发性髋融合和失访。在非 OA 组中，对 46 例患者中的 43 例进行了正式测量（3 例记录丢失）。在比较这些患者时，作者发现 OA 组的 LCEA 明显降低。（7°±12°比 34°±9°），非 OA 组只有两名患者有 20°的 LCEA。在 OA 组中，Tönnis 角明显升高（25°±10°比 6±6°），在 OA 组中股骨头突出指数明显升高（36%±12% 比 12%±8%）。

重要的是，他们发现在 65 岁时没有发生 OA 的髋关节中没有一个 LCEA < 16°，Tönnis 角度 > 15°，或挤压指数 > 31%。Wyles 等回顾性研究了 162 例年龄 < 55 岁的行全髋关节置换术时没有任何退行性改变的对侧髋关节（Tönnis 0 型）。平均随访 20 年。162 例中 48 例的诊断是髋关节发育不良。作者发现，与正常形态学的髋关节相比，髋关节发育不良患者达到 Tönnis 3 型 OA（HR=5.0）或达到 Tönnis 3 型 OA 或 THA（HR=2.8）的风险最高。此外，发育不良的多个 X 线片表现都与达到 Tönnis 3 型 OA 或 THA 的风险增加有关：股骨头外移 > 10mm（HR=2.2），股骨头突出指数 > 0.25（HR=2.5），LCEA < 25°（HR=2.5），Tönnis 角为 10°（HR=3.0）。

相反，一些研究没有确定髋臼发育不良与影像学上关节炎发展之间的明确联系。在 Gosvig 等对丹麦 3620 名成年人的横断面研究中，发现 LCEA < 20°（HR1.2）时影像学关节炎风险有增加的趋势，但这并没有达到统计学意义上的显著性（P=0.053）。Anderson 等在对 65 岁以上 1000 多个活跃个体髋关节的回顾研究者中发现，髋臼发育不良的 X 线片表现与影像学 OA 无相关。

进展到全髋关节置换术

在 Thomas 关于英国近 1500 例髋关节队列的纵向影像学研究的报告中，进展到进行关节置换术的髋关节的 LCEA 值明显较低（25.9°±7.5°比 30.9°±6.8°），而股骨头突出指数显著较高（25%±9% 比 18%±8%）。他们计算出，当 LCEA < 28°时，每减少 1°则发展到需行关节置换术的风险增加 21%。

Clohisy 等回顾性研究了 604 例患者的 710 例髋在 50 岁之前进行全髋关节置换术的病例。他们发现几乎一半（48.4%）需要进行髋关节置换术的髋关节的 LCEA < 20°。此外，他们研究了对侧髋关节需要进行关节置换术的危险因素，并发现较低的 LCEA 与关节置换术的风险增加相关（OR 0.87）。

存在争议的领域

有大量证据表明髋臼发育不良与髋部症状发展、影像学上的骨关节炎和最终发展为置换术之间存在关联，特别是对于表现出半脱位或侧方中心边缘角度 < 20°的髋关节。文献中对于不符合这些标准的发育不良髋关节如何进展仍然存在明显的争议。其他因素，包括股骨前倾和软组织松弛在病理生理学中的作用，从现有的基于人群的研究中还不清楚。诊断轻度髋关节发育不良的自然进展史的研究应在其局限性的背景下加以考虑。许多研究包括找我选择的患者，已经表现出对侧髋关节症状，接受对侧髋关节治疗或参加高水平运动活动，这些研究的结果不一定能推广到无症状的轻度髋关节发育不良患者。此外，许多纵向

研究仅依靠骨盆正位 X 线片（在某些情况下甚至是腹部 X 线片），因此可能通过不正确地描述发育异常的真实严重程度而混淆了结果。在 X 线片上很难量化髋臼缺陷的大小和位置（前方与后方）。虽然以往的研究大多集中在髋臼 X 线形态学上，但股骨畸形的作用是不可低估的，必须进一步研究。此外，许多研究依赖于影像学结果，这不一定比髋关节功能或对髋关节手术的需求在临床上更有意义。

总结

髋关节发育不良的自然病史包括髋关节疼痛的进展，功能受限以及最终的关节退变。这些过程可预测地发生在半脱位或侧向中心边缘角度 < 20° 的髋部中。对于轻度不典型的发育不良髋关节，症状和关节退变的进展是多样的，严重的发育不良的髋关节病情进展更快。股骨侧畸形也对髋关节发育不良的发病机制产生多种不同的影响，这需要进一步研究以更好地定义和治疗相关的股骨侧异常。

参考文献

[1] Wells J, Nepple JJ, Crook K, Ross JR, Bedi A, Schoenecker P, et al. Femoral morphology in the dysplastic hip: three-dimensional characterizations with CT. Clin Orthop Relat Res. 2017;475(4):1045–1054.

[2] Nassif NA, Schoenecker PL, Thorsness R, Clohisy JC. Periacetabular osteotomy and combined femoral head-neck junction osteochondroplasty: a minimum two-year follow-up cohort study. J Bone Joint Surg Am. 2012;94(21):1959–1966.

[3] Cooperman DR, Wallensten R, Stulberg SD. Acetabular dysplasia in the adult. Clin Orthop Relat Res. 1983;(175):79–85.

[4] Harris WH. Etiology of osteoarthritis of the hip. Clin Orthop Relat Res. 1986;213:20–33.

[5] Klaue K, Durnin CW, Ganz R. The acetabular rim syndrome. A clinical presentation of dysplasia of the hip. J Bone Joint Surg Br. 1991;73(3):423–429.

[6] Nunley RM, Prather H, Hunt D, Schoenecker PL, Clohisy JC. Clinical presentation of symptomatic acetabular dysplasia in skeletally mature patients. J Bone Joint Surg Am. 2011;93(Suppl 2):17–21.

[7] Amstutz HC, Le Duff MJ. The natural history of osteoarthritis: what happens to the other hip? Clin Orthop Relat Res. 2016;474(8):1802–1809.

[8] Gosvig KK, Jacobsen S, Sonne-Holm S, Palm H, Troelsen A. Prevalence of malformations of the hip joint and their relationship to sex, groin pain, and risk of osteoarthritis: a population-based survey. J Bone Joint Surg Am. 2010;92(5):1162–1169.

[9] Anderson LA, Anderson MB, Kapron A, Aoki SK, Erickson JA, Chrastil J, et al. The 2015 Frank Stinchfield award: radiographic abnormalities com-mon in senior athletes with well-functioning hips but not associated with osteoarthritis. Clin Orthop Relat Res. 2016;474(2):342–352.

[10] Reijman M, Hazes JM, Pols HA, Koes BW, Bierma-Zeinstra SM. Acetabular dysplasia predicts incident osteoarthritis of the hip: the Rotterdam study. Arthritis Rheum. 2005;52(3):787–793.

[11] Lane NE, Lin P, Christiansen L, Gore LR, Williams EN, Hochberg MC, et al. Association of mild acetabular dysplasia with an increased risk of incident hip osteoarthritis in elderly white women: the study of osteoporotic fractures. Arthritis Rheum. 2000;43(2):400–404.

[12] Thomas GE, Palmer AJ, Batra RN, Kiran A, Hart D, Spector T, et al. Subclinical deformities of the hip are significant predictors of radiographic osteo-arthritis and joint replacement in women. A 20 year longitudinal cohort study. Osteoarthr Cartil. 2014;22(10):1504–1510.

[13] Agricola R, Heijboer MP, Roze RH, Reijman M, Bierma-Zeinstra SM, Verhaar JA, et al. Pincer deformity does not lead to osteoarthritis of the hip whereas acetabular dysplasia does: acetabular coverage and development of osteoarthritis in a nationwide prospective cohort study (CHECK). Osteoarthr Cartil. 2013;21(10):1514–1521.

[14] Murphy SB, Ganz R, Muller ME. The prognosis in untreated dysplasia of the hip. A study of radiographic factors that predict the outcome. J Bone Joint Surg Am. 1995;77(7):985–989.

[15] Wyles CC, Heidenreich MJ, Jeng J, Larson DR, Trousdale RT, Sierra RJ. The John Charnley award: redefining the natural history of osteoarthritis in patients with hip dysplasia and impingement. Clin Orthop Relat Res. 2017;475(2):336–350.

[16] Clohisy JC, Dobson MA, Robison JF, Warth LC, Zheng J, Liu SS, et al. Radiographic structural abnor-malities associated with premature, natural hip-joint failure. J Bone Joint Surg Am. 2011;93(Suppl2):3–9.

第三章　髋关节发育不良的解剖描述及分型

Mazen M. Ibrahim, Kevin Smit

关键学习要点

· DDH 可由股骨头和 / 或髋臼的解剖改变引起。

· 髋关节发育不良的核心问题是不稳定。

· DDH 存在多种分型系统，如基于骨骼成熟度、影像学表现以及临床症状。

· 最广泛使用的分类系统必须易于使用、可靠，可以指导临床治疗，并预测临床结果。

· 分类系统已被证明能有效地表达发育不良的严重程度，并为外科医生和研究人员提供了一种通用的语言。

M. M. Ibrahim
Children's Hospital of Eastern Ontario (CHEO),
Division of Orthopedic Surgery, Ottawa, ON, Canada

Faculty of Medicine, Helwan University,
Cairo, Egypt
e-mail: maibrahim@med.helwan.edu.eg

K. Smit (✉)
Children's Hospital of Eastern Ontario (CHEO),
Division of Orthopedic Surgery, Ottawa, ON, Canada
e-mail: ksmit@cheo.on.ca

© Springer Nature Switzerland AG 2020
P. E. Beaulé (ed.), *Hip Dysplasia*, https://doi.org/10.1007/978-3-030-33358-4_3

发育性髋关节发育不良（DDH）是由于子宫内的机械因素引起的几种解剖形态异常，导致股骨和髋臼侧发生发育异常的变化，而这种变化一直持续发生直到骨骼发育成熟。Dupuytren 在 1847 年首次描述了股骨上段移位的一种形式，他将其称为"先天性髋关节脱位"。他是这样描述的，"这种移位包括股骨头从髋臼转位到髂骨的外部髂窝（背侧），这种转位在出生时就存在，并且由于髋臼的深度或完整性的缺陷而出现"。后来，Klisic 认识到这不是真正的先天性疾病，因为该疾病具有可变的病理学特征，并且可以出现在发育中的骨骼的各个时间点，因此，后来将术语改为"发育性脱位"。如今，随着许多作者和美国骨科医师学会的术语改变，"发育性髋关节发育不良（DDH）"一词已被接受用以描述股骨头和髋臼之间因形状、大小和方向改变而引起的错位。然而，关于术语的争论仍然存在，正如一些人所说的，没有限定词的"髋关节发育不良"一词过于模糊。

髋关节发育不良其核心是一种不稳定的状态。这种不稳定会在正常活动中引起髋臼缘承受过度的机械负荷，并伴随着软骨应力的增加，从而导致软骨和盂唇的损伤，最终导致关节炎。

髋臼发育不良与关节内生物力学增加有关，导致盂唇撕裂和关节软骨退变。DDH 在表现形式和严重程度上差异很大，许多分类系统都试图概述这一点。它可以是轻微地只能在超声上观察到的发育不良的髋臼改变，也可以是一个固定的"畸形生长的"或不可复位的脱位。应当谨慎使用形容词"畸形生长的"，因为它暗示着患有多种畸形或成型异常（严重羊水过少）的婴儿的胚胎发育错误或髋关节发育错误。大多数被归类为"畸胎"的病例实际上是 DDH 病例，在胎儿发育过程中的早期发生，因此在出生时已经"不可复位"。在过去的 20 年中，通过使用更先进的影像学方法得以更好地了解髋关节周围的解剖结构，我们对髋关节发育不良的病理解剖学和自然病史的了解不断增加。许多外科技术也已经发展起来，以解决发育不良的解剖结构和纠正潜在的不稳定结构。此外，随着髋关节镜的迅速发展，它可以修复受损的盂唇，并有望给患者带来更快恢复和更少的外科手术发病率，但很重要的是确定接受单独关节镜下软组织手术治疗髋臼发育不良的最佳适应证的患者。高分辨率成像，外科技术和髋关节发育不良知识的快速增长对发展新的综合分类系统提出了要求，这将有助于指导外科医生的治疗和进行最合适的外科手术，从而避免过度治疗和/或髋部畸形矫正不良可能导致的患者功能受损，再次手术，在某些情况下甚至还会导致快速破坏性关节炎。传统上，髋关节被建模为一个高度约束的同心球窝关节。然而，最近几项解剖和有限元素分析研究表明，股骨头和髋臼之间的关系实际上不是完全一致匹配的或球形的。

在生理负荷下，负重表面可以变的平坦并增宽，髋关节中心的平移可达 2~5mm。这些动态和生理的指标使分类更加困难，因为大多数分类系统依赖于静态成像。

髋关节发育不良的分型

髋关节发育不良的诊断是基于临床症状和放射学参数的结合，尽管在不同的诊断标准上有显著的差异。如果我们追溯发育不良分型的起源，诊断髋关节发育不良首先是在儿科文献中描述的，

根据体格检查的结果，髋关节在婴儿期的稳定性，可分为稳定型、可脱位型、可复位型、不可复位型（Barlow 和 Ortolani 试验）。从那之后 Weinstein 等将婴儿期 DDH 分为 3 种影像学类型：①发育不良型（髋臼倾斜，中央骨化中心，Shenton 线完整）；②半脱位型（半脱位骨化中心、Shenton 线中断）；③完全脱位型（臼外骨化中心）。从那时起，根据所使用的放射学方法（即超声、X 线片和 CT）以及骨骼年龄和骨化中心的成熟，出现不同分类系统以描述髋关节发育不良的分型。在过去的 20 年里，三维 CT 成像的使用为我们理解髋关节发育不良是一种多平面畸形提供了帮助，并随着专门的低剂量 CT 的出现（放射剂量相当于 3~5 次 X 线片的 CT 方案），能够帮助临床医生更好地了解髋关节发育不良的病理解剖。Dandachli 等提出了一种基于 CT 的新的分析方法，其中分析了 36 例正常和 39 例发育不良的髋关节中股骨头的覆盖范围。正常髋部的平均覆盖率为 73%（66%~81%），而发育不良组的平均覆盖率为 51%（38%~64%）。Akiyama 和 Nepple 等描述了 LCEA < 20° 的典型髋臼发育不良患者的髋臼覆盖不足的 3 个方向：前上（AS）覆盖不足、整体（G）覆盖不足和后上（PS）覆盖不足。

总之，髋关节发育不良的分类系统可以根据髋臼覆盖不足的程度、方向或股骨头相对于髋臼的移位程度进行分型。更重要的是，制订髋关节发育不良分型系统的目标是为了更好地了解其背后的病理学机制，促进医生之间的交流，辅助制订治疗计划并评估其治疗结果。

基于超声的分型

在超声检查之前，骨盆 X 线片是诊断和治疗 DDH 的主要成像方式。普通 X 线片在骨骼未成熟的患者中的一个显著的局限性是婴儿股骨头和髋臼的很大一部分是软骨性的，因此在 X 线片上并不可见。此外，由于 X 线片是静态图像，因此对髋关节的力线和稳定性很难进行评估。尽管可以

在普通的 X 线片上进行一系列的角度测量，但是众所周知，在出生的头几个月中这其实很难进行操作。超声检查通过对软骨股骨头的可视化并检查其与髋臼的关系来弥合这一差距，Graf 基于冠状二维（2D）扫描骨性角度（α）和软组织角度（β）的测量引入了基于超声检查 DDH 分型，其中 α > 60° 被认为是正常的，而 < 43° 被认为是严重的发育不良。髋关节分为 4 个基本类别：（a）正常，根据年龄，（b）骨化延迟（发育不良），（c）部分脱位（半脱位）和（d）脱位（完全脱位）（图 3.1a~e）。但 Graf 的方法具有一个基本的局限性，即它试图使用 2D 图像表示三维（3D）结构。Hareendranathanet 等利用几何特征，从三维超声开发了用于诊断婴儿髋关节发育不良的髋臼形态半自动分类法：正常、临界型和发育不良髋关节。

使用实时超声检查，Clarke 等还能够将形态学和稳定性结合在一起，以评估儿童的髋部发育情况。

基于 X 线片的分型

髋部发育不良在普通 X 线片上的临床表现主要集中在股骨头相对于髋臼的解剖位置以及根据髋臼的深度和朝向决定发育不良的程度。在骨骼未成熟的个体中，有两种使用股骨头位置进行影像学分型的基本方法：Tönnis 分型和国际髋关节发育不良学会（International Hip Dysplasia Institute）分型。而在成年人中则有几种，其中 Crowe 和 Hartofilikadis 是存在关节炎时最常用的影像学分型。在髋臼发育不良的分类方面，有几种 X 线测量方法：外侧中心边缘角（LCEA）< 20°，其中正常髋臼 LCEA 应该 > 25°。一些作者将介于 20°~25° 之间的 LCEA 定义为"临界型发育不良（Borderline Dysplastic）"，但文献中存在巨大的可变性，在有症状的发育不良的髋关节中使用此类术语没有充分的依据。其他发育不良常用的临界值包括髋的臼指数（AI）> 15°，股骨头突出指数 ≥ 25%，Sharp 角 > 45°，髋臼深宽比 ≤ 250，以及

Shenton 线中断 > 5mm。但是由于骨盆旋转和倾斜的变化，使得使用标准化 X 线片进行测量面临挑战。此外，髋臼前缘的形态不规则使得很难确定真正的前后覆盖范围局限，而仰卧位或站立位 X 线片可能会改变骨盆倾斜度，这些都引发了有关最佳 X 线片测量的争论。

相反，在没有明显关节炎的情况下，发育不良是基于外侧中心边缘角（LCEA）。

最近，Wilkin 等已经提出了一种基于髋臼未覆盖方向的分型方法。

Tönnis 分型

最广泛使用的分型法，通常称为 Tönnis 分型，是由德国矫形与创伤骨科学会髋关节发育不良研究委员会制订的。Tönnis 分型利用骨化核的相对位置量化 DDH 的严重程度，其基础是相对于髋臼的外上移位程度〔Perkin's 线和髋臼的外上边缘线（SMA 线）〕。根据定义，这种方法需要股骨头骨化中心的存在，在 DDH 的儿童中，股骨头骨化中心可以延迟和偏心存在（图 3.2a~d）。

国际髋关节发育不良协会（IHDI）分型

认识到 Tönnis 分型在婴儿中的局限性，国际髋关节发育不良协会（IHDI）小组开发了一种新的影像学分型系统来量化股骨头移位的严重程度，该系统不依赖于骨化核的存在。因此，可以应用于所有年龄段的儿童。这种 IHDI 分型使用股骨近端干骺端（而非骨化核）的位置作为确定髋关节位置的重要参考标志。采用标准的 Hilgenreiner's 线和 Perkin's 线。H 点代表骨化股骨近端干骺端上缘的中点。然后从 H 线和 P 线的交界处画出 45° 的附加对角线（D 线）。H 点的位置决定 IHDI 分型。

与 Tönnis 分型相似，IHDI 分型中发育不良的严重程度随着股骨近端相对于髋臼外移和上移而增加（图 3.3）。

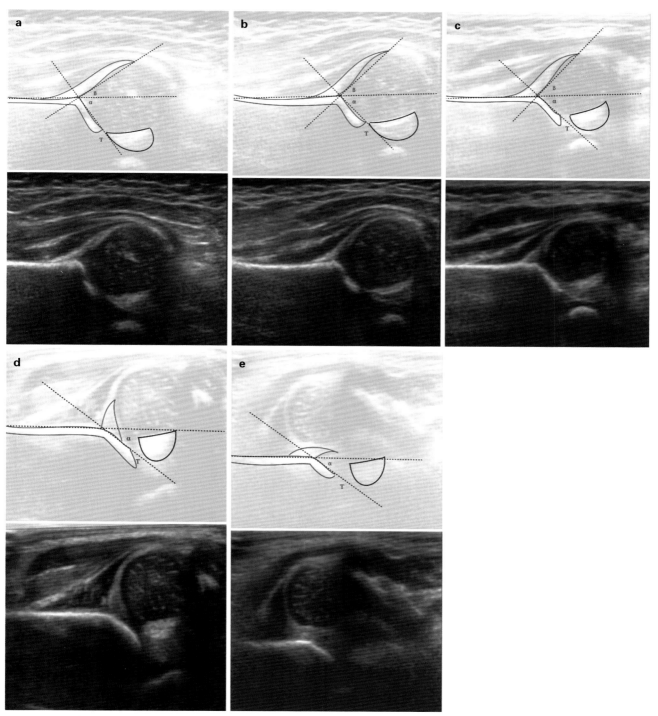

图 3.1 Graf 分型：髂骨和骨性髋臼（蓝线），盂唇（红线），坐骨（黑色实线），"Y"形软骨（T），基线（沿髂骨虚线），α 角（基线与臼顶线之间的骨性角度），β 角（基线与外展角线之间的软组织角）。（a）Ⅰ型：α 角 > 60°，骨顶外缘锐利和股骨头覆盖 > 50%。（b）Ⅱa 型（生理不成熟 < 3 个月）或Ⅱb 型（> 3 个月）α 角 50°~59°，骨顶外缘圆钝，股骨头覆盖 40%~50%。（c）Ⅱc 型（髋臼缺陷）临界性发育不良，α 角 43°~49°，骨顶外缘圆钝，股骨头覆盖 40%~50%。（d）Ⅲ型（严重髋臼发育不良，半脱位）盂唇翻转，α 角 < 43°，骨顶外缘圆钝，股骨头覆盖 < 40%。（e）Ⅳ型（脱位型）盂唇内翻，α 角 < 43°，骨顶外缘圆钝，股骨头覆盖 0%

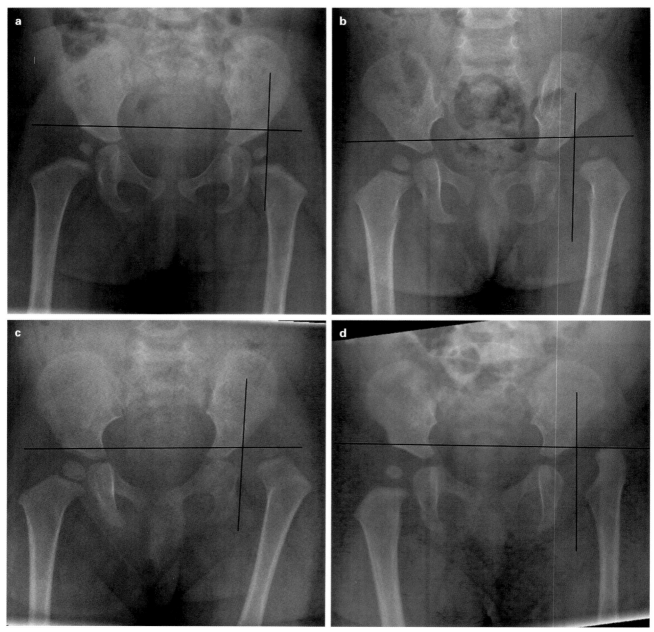

图 3.2 DDH 的 Tönnis 分型（取决于骨化核的位置）。（a）Ⅰ型：股骨头骨骺的骨化中心位于髋臼的上外侧边缘连线的垂直线的内侧（Perkins's 线）。（b）Ⅱ型：股骨头骨骺的骨化中心位于 Perkin's 线外侧，但是低于髋臼上外侧边缘线（SMA 线）。（c）Ⅲ型：骨化中心位于髋臼外上缘水平（SMA 线）。（d）Ⅳ型：骨化中心高于髋臼外上缘（SMA 线）

根据股骨头功能的 Crowe、Eftekhar、Kerboul 和 Hartofilikadis 分型

Tönnis 和 IHDI 分型骨骼尚未发育成熟的患者。对于骨骼发育成熟的患者，也有一些分型系统可以用于 DDH。成年患者髋关节发育不良最

常用的分类系统之一是 Crowe 分型。Crowe 分型基于下列 3 个易于识别的解剖标志：①骨盆的高度；②患侧髋关节股骨头颈的内侧交界处；③髋臼的下缘（泪滴）。发育不良的髋关节根据半脱位的程度进行分型：Ⅰ型，脱位 < 50%；Ⅱ型，脱位 50%~75%；Ⅲ型，脱位 75%~100%，以及Ⅳ型，脱位 > 100%（图 3.4a~d）。Crowe 分型系统的

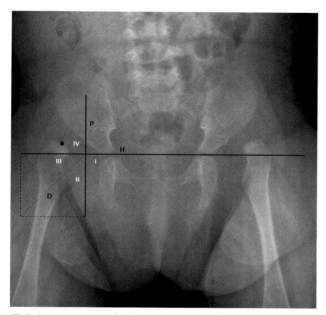

图 3.3　IHDI DDH 分型：H 点（黑色圆点），Hilgenreiner's 线（H），Perkin's 线（P），D 线（D）。Ⅰ级：H 点位于 P 线或在其内侧；Ⅱ级：H 点位于 P 线的外侧和 D 线的内侧；Ⅲ级：H 点位于 D 线外侧和 / 或 H 线的下方；Ⅳ级：H 点位于 H 线上方

主要局限性是评分系统与手术暴露时所见的解剖缺乏相关性。这是因为 Crowe 分型是对三维问题的二维评估。Eftekhar 在 1978 年根据股骨头脱位的程度定义了他的 X 线分型系统。该分型分为 4 型（A~D），从发育不良到完全脱位。A 型是一个稍变长的发育不良的髋臼，容纳扁平的蘑菇状股骨头；B 型为中度脱位；C 型为高度脱位；D 型为陈旧未复位的且很难辨别真性髋臼的位置。1987 年 Kerboul 等以股骨头前后位置作为其分类系统的基础，描述了 3 种不同的发育不良的分型：A 型，前方脱位；B 型，中度脱位；C 型，后脱位。最后，Hartofilakidis 等于 1988 年根据解剖相关性将发育不良分为 3 型。在此分型系统中，髋关节被分成发育不良或者脱位。当股骨头仍包含在原来的髋臼中，无论其半脱位程度如何，该髋关节均被归类为发育不良。对于髋关节脱位，则将其分为两种不同的模式的脱位。当股骨头与假性髋臼相关节运动时，且假臼在一定程度上部分覆盖了真正的髋臼时，该髋关节被定义为低位脱位。高

位脱位被定义为股骨头完全脱离真正的髋臼，且不同程度向上和向后移动。Hartofilakidis 等使用三维 CT 研究髋臼解剖结构的 4 个参数：①髋臼上缘、前缘和后缘的节段性缺损；②前倾的量和深度及张开度，即真性髋臼的前缘和后缘之间的距离；③髋臼上、前、后方的骨量；④在真假髋臼区域存在的骨赘。后来，在对分型系统的改进中，Hartofilakidis 等进一步细分了低位脱位和高位脱位。

低位脱位细分为 B1 和 B2 亚型，取决于假性髋臼分别覆盖超过或少于 50% 的真性髋臼。高位脱位被细分为 C1 和 C2 亚型，这分别取决于是否存在假性髋臼（表 3.1）。

尽管 Kerboul 和 Eftekhar 分型系统在观察者之间和观察者内部具有良好的可靠性，但它们仍未达到 Crowe 或 Hartofilakidis 分型的已知可靠性，因此后者在日常实践中并未得到广泛使用。

Severin 分型

迄今为止，已经提出了几种临床和放射学分型系统，用于评估 DDH 中几种治疗方法的结果。Severin 影像学分型系统被广泛接受，并且是最常用于此目的的分型。Severin 于 1941 年首次使用此分型系统来描述先天性脱位保守治疗后髋关节的影像学表现。Severin 系统分型有 6 大类，结合主观和客观参数，如 Wiberg 外侧中心边缘角（LCEA）（图 3.5）：Ⅰ型（正常）、Ⅱ型（中度畸形）、Ⅲ型（无半脱位的发育不良）、Ⅳ型（半脱位）、Ⅴ型（有假臼的半脱位）和Ⅵ型（再脱位）（表 3.2）。使用 Severin 系统分型的临床医生似乎达成了一项共识，即Ⅰ型代表治疗后的优秀的结果；Ⅱ型表示良好的结果；Ⅲ型表示一般的结果；Ⅳ型、Ⅴ型和Ⅵ型表示一个较差的结果。然而，最近发表的两篇文章，对其可靠性和重现性产生了一些争议。许多已发表的数据表明，当评估大龄儿童的 X 线片时，观察者间的可靠性似乎更好。Omeroglu 等采用一种新的客观 X 线分型系统评估

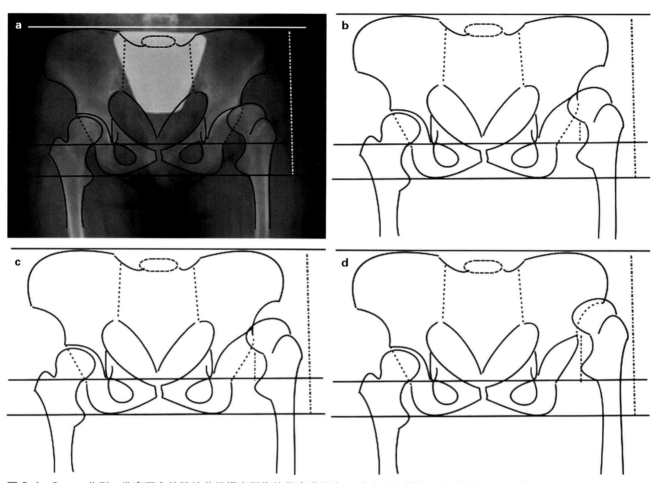

图 3.4 Crowe 分型：发育不良的髋关节根据半脱位的程度进行分型：（头颈交界从泪滴连线向近端移位的距离）。（a）1 型，股骨头半脱位 < 50% 的股骨头垂直高度（近端移位 < 10% 骨盆垂直高度）。（b）2 型，股骨头半脱位 50%~75% 的股骨头垂直高度（近端移位 10%~15% 骨盆垂直高度）。（c）3 型，股骨头半脱位 75%~100% 的股骨头垂直高度（近端移位 15%~20% 骨盆垂直高度）。（d）4 型，股骨头脱位 > 100% 的股骨头垂直高度（近端移位 > 20% 骨盆垂直高度）

表 3.1 Hartofilakidis 分型

分型	详细描述	解剖学相关性	
A 型：发育不良	无论半脱位的程度如何，股骨头并未从髋臼内完全脱位	髋臼上壁的节段性缺损，臼底覆盖的骨赘导致髋臼继发性变浅	
B 型：低位脱位	股骨头脱位后与假臼相关节，假臼在不同程度上部分覆盖真正的髋臼	髋臼完全性的上、前、后方节段性缺损，开口狭窄，真正的髋臼深度不足	
低位脱位分为 B1 和 B2 亚型，当假髋臼覆盖分别超过或少于 50% 真正的髋臼时			
C 型：高位脱位	股骨头脱位向上方和后方移位，与真正的髋臼的任何部分没有相关节	整个髋臼节段性缺损，开口狭窄，深度不足，过度前倾，骨储备分布异常，主要位于相对于真实髋臼的前后方	
高位脱位分为 C1 和 C2 亚型，分别取决于是否存在假性髋臼			

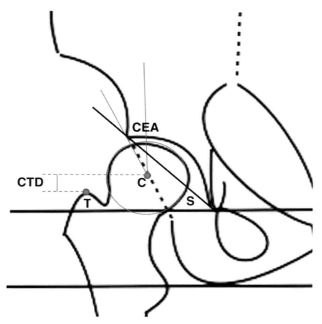

图 3.5 Wiberg LCEA 的侧向中心边缘角（红色）由一条平行于骨盆纵轴的线和一条连接股骨头中心与髋臼外侧边缘的线形成。Sharp 的髋臼角（黑色）由连接两个骨盆泪滴尖端的水平线和连接骨盆泪滴下尖端与髋臼顶的最外侧点的线形成。转子中心距 CTD（蓝色）以毫米为单位，为垂直于股骨干轴并穿过股骨头中心（C）和大转子顶端（T）的两条平行线之间的距离。如果 C 点分别高于或低于 T 点，则 CTD 表示为正值或负值

髋关节发育不良的治疗结果，可用于 5 岁及以上的患者。它包括 3 个定量参数：Wiberg 的 CE 角评估侧向的股骨头覆盖，Sharp 髋臼角评估髋臼斜坡，以及股骨头中心 – 转子间距（CTD）评估股骨近端解剖（图 3.5 和表 3.3）。在 5 岁以下儿童中，由于骨化核的偏心定位，因此无法准确地定义 X 线片上股骨头的中心，因而限制了新的分型系统中 CEA 和 CTD 两个参数的准确定义。不建议在 5 岁以下的儿童中使用该分型。

渥太华髋臼发育不良综合分型

现在已经明确，残余的骨性异常是典型髋关节发育不良患者重复行保髋手术的最常见原因。因此，正确识别髋臼发育不良病理变化中冠状面之外的潜在缺陷变得至关重要。了解这种变异至关重要，在计划行髋臼重新定向手术以优化髋臼

表 3.2 Severin 分型

	影像学表现	CE 角
Ⅰa 型	正常	> 19°（6~13 岁） > 25°（≥ 14 岁）
Ⅰb 型	正常	15°~19°（6~13 岁） 20°~25°（≥ 14 岁）
Ⅱa 型	股骨头、颈部或髋臼中度畸形	> 19°（6~3 岁） > 25°（≥ 14 岁）
Ⅱb 型	股骨头、颈部或髋臼中度畸形	15°~19°（6~13 岁） 20°~25°（≥ 14 岁）
Ⅲ 型	无半脱位的发育不良	< 15°（6~13 岁） < 20°（≥ 14 岁）
Ⅳa 型	中度半脱位	≥ 0°
Ⅳb 型	严重半脱位	< 0°
Ⅴ 型	股骨头与假髋臼在真臼上方相关节	
Ⅵ 型	复位后再脱位	

表 3.3 髋关节发育不良治疗效果的客观影像学分型系统

	发育髋关节	未发育髋关节（≥ 5 岁）
中心边缘角（Wiberg CE 角）	≥ 20°（2） 5°~19°（1） < 5°（0）	≥ 15°（2） 0°~14°（1） < 0°（0）
Sharp 髋臼角	≤ 43°（2） 44°~49°（1） > 49°（0）	≤ 49°（2） 50°~55°（1） > 55°（0）
中心转子间距 CTD（mm）	−11~+1（2） −12~−17 & +2~+7（1） < −17 且 > +7（0）	0~+10（2） −1~−5 且 +11~+15（1） < −5 且 > +15（0）

每个参数被划分为 3 个子组，并根据它们先前确定的值分配一个分数（0、1 和 2）。总共 5 分至 6 分代表治疗结果会令人满意，不到 5 分代表不满意的治疗结果

位置时可以避免覆盖过度导致 FAI 或覆盖不足导致持续的不稳定。随着对髋臼解剖的更多了解和外科技术的进步可以解决各种形式的髋部疾病，保髋手术在过去 20 年里呈指数级增长。"临界型发育不良"一词的持续挑战之一是其定义的广泛

多变性。髋关节发育不良的一致定义中的可变性可能是由于许多因素造成的。首先，传统方式上，诊断发育不良的主要标准是 LCEA。但是，LCEA 只是通过对髋臼顶或"眉角"的最头侧的方向来测量股骨头覆盖率。由于眉角的放射线照相投影实际上只对应了整个髋臼负重表面很小的区域，因此仅使用 LCEA 不能评估仅在前后方向上的股骨头外侧覆盖。在前壁或后壁缺损和 / 或髋臼前倾异常的情况下，LCEA 可能会高估负重区域中三维（3D）股骨头的真实覆盖量。随着图像处理和 X 线片分析领域的最新进展，不同类型的发育不良已经被提出，甚至一些作者还报告了 LCEA 正常时的髋关节不稳定。其次，术语"临界型发育不良"已被用来描述一组具有不同临床表现［即不稳定和股骨髋臼撞击（FAI）］的髋关节形态变异。最后，更重要的是，术语"临界型发育不良"源自对无症状性髋关节进行形态学测量的自然病史研究，以确定进行全髋关节置换术的风险。因此，该术语不适用于有症状的髋关节，因为其关节内的病理变化可能是临床预后的主要预后指标。因此，"临界型发育不良"一词是模棱两可的，并没有对有症状的患者提出适当的治疗建议。需要更全面的分类根据不稳定性的方向来评估髋臼发育不良，这与全髋关节置换术报道的磨损和 / 或不稳定性的分型方法类似。

然而，通过回顾文献中报道的不同髋臼发育不良的模式，渥太华研究小组提出了一种综合分型系统，以帮助临床医生评估髋关节发育不良并计划与之匹配的矫形手术。以下髋臼发育不良的分型是基于不稳定性的主要方向和髋臼缺陷 / 覆盖不足的 3 种主要类型：前、后和外侧（整体）不稳定型（表 3.4 和图 3.6）。

尽管此分类显示了髋关节不稳定性的 3 种不同模式，但实际上，不稳定性和 / 或边缘过度负荷的方向和大小可能在这些类别之间连续存在，并且其不仅取决于静态 3D 髋臼方向，而且还取决于瞬时各种活动过程中髋臼、股骨头和关节反作用力之间的关系。这种关系可能进一步受到影响骨

表 3.4 渥太华髋臼发育不良综合分型

分型	临床所见	影像学所见
前方（A）	髋关节前方疼痛由于过伸、外旋、高跟鞋后期站立阶段（缩短步幅）加重 PART 阳性	LCEA 正常（＞ 20°）前方覆盖比例＜ 15% 前壁指数（AWI）＜ 0.30 后壁过度覆盖 CT 显示髋臼前扇形角减小
后方（P）	髋关节后方疼痛伴或不伴有前方症状因屈曲、内旋、轴向负荷（后方恐惧）、上楼梯 / 斜坡而加重 90° 屈曲时内旋受限 SI 病史、梨状肌综合征、坐骨神经激惹症状	正常 LCEA（＞ 20°）后方覆盖比例＜ 36% 后壁指数（PWI）＜ 0.80 后壁征坐骨棘征交叉征阳性距离臼顶＞ 1cm CT 显示髋臼后角减小
外侧（L）前外侧（AL）后外侧（PL）整体（G）	疼痛扩散相关的活动外展肌疲劳静态过载症状	LCEA（＜ 20°），或者 LCEA20°~25° 并且 AI ＞ 10°（±）前方或后方未覆盖的特征（取决于髋臼前倾）

AI，髋臼指数；LCEA，外侧中心边缘角；PART，俯卧位恐惧 / 再复位试验；SI，骶髂关节

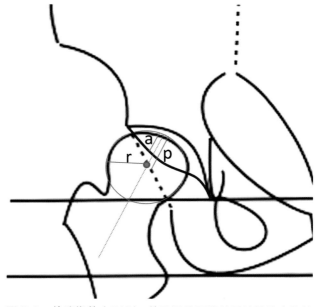

图 3.6 前壁指数（AWI）：前壁沿头颈长轴覆盖股骨头的长度（a）除以股骨头半径（r），AWI=a/r；后壁指数（PWI）：后壁沿头颈长轴覆盖股骨头的长度（p）除以股骨头半径（r），PWI=p/r

盆活动的脊柱 – 盆腔关系的解剖差异的影响。尽管如此，这种分型能够在评估髋部疼痛患者的过程中提供有用的病理机制的鉴别诊断，并为潜在的髋臼缺陷 / 髋关节不稳定的手术矫形提供有价值的指导。

Tönnis 分型系统用于髋臼发育不良髋关节炎的影像学评估

很明显，如果不稳定因素得不到治疗，这些发育不完善的髋关节就会有明显更高的发生功能障碍、疼痛和骨关节炎（OA）的风险。正如在 DDH 的自然病史章节的中所讨论的，许多研究已经证明，髋关节的退行性变与 DDH 有关，而 LCEA 越低，越有可能发展成为骨关节炎。Cooperman 阐释了髋关节不稳定的重要概念及其在退行性改变发病中的作用。Tönnis 分型系统是最常用的、用于确定髋关节影像学关节炎的程度的工具。它最初是由 Busse 等于 1972 年提出的，包括髋关节的 3 个进行性退行性变。

1999 年，Tönnis 和 Heinecke 重新修订了这个分型，增加了 0 级，即无髋关节病存在。该分型系统最初被提出用于髋关节发育不良患者，最近它的应用已被扩展到用来确定髋关节炎的程度与 FAI 分级——0 级：无骨性关节炎征象；1 级（轻度）：骨性硬化增加，关节间隙轻度变窄，关节边缘轻度隆起，股骨头球形没有或轻度丧失；2 级（中度）：小囊肿，关节间隙中度狭窄，股骨头球形中等程度狭窄；3 级（重度）：大的囊肿，关节间隙严重变窄或间隙消失，股骨头严重畸形，缺血性坏死。

总结

如上所述，许多分型系统已用于描述 DDH。这些分型根据患者年龄，影像学检查类型，体格检查结果，股骨头移位程度，髋臼发育不良的程度以及是否存在退行性变化而有所不同。事实证明，使用最广泛的分型系统易于使用，在评分者

之间和评分者内部具有良好的可靠性，并已被证明可指导治疗并预测临床结果。此外，事实证明，这些分型系统可以有效地表达发育不良的严重程度，并为研究病例发表文献，治疗专家之间的交流提供通用的语言。理解 DDH 并能够评估其严重程度，对于医生选择最佳的治疗方式和对患者进行预期结果的告知非常重要。尽管由于该疾病的广泛范围，并非在所有年龄段都存在针对 DDH 的单一分型系统，但是熟悉上述分型非常重要。

参考文献

[1] Dupuytren G. Original or congenital displacement of the heads OF THIGH-bones. Clin Orthop Relat Res. 1964;33:3–8.

[2] Klisic PJ. Congenital dislocation of the hip–a misleading term: brief report. J Bone Joint Surg Br. 1989;71(1):136.

[3] Seringe R, Bonnet J-C, Katti E. Pathogeny and natural history of congenital dislocation of the hip. Orthop Traumatol Surg Res. 2014;100(1):59–67. https://doi.org/10.1016/j.otsr.2013.12.006.

[4] CatterallA. What is congenital dislocation of the hip? J Bone Joint Surg Br. 1984;66:469–470.

[5] Genda E, Iwasaki N, Li G, MacWilliams BA, Barrance PJ, Chao EY. Normal hip joint contact pressure distribution in single-leg standing–effect of gender and anatomic parameters. J Biomech. 2001;34(7):895–905.

[6] Henak CR, Abraham CL, Anderson AE, Maas SA, Ellis BJ, Peters CL, Weiss JA. Patient-specific analysis of cartilage and labrum mechanics in human hips with acetabular dysplasia. Osteoarthr Cartil. 2014;22(2):210–7. https://doi.org/10.1016/j. joca.2013.11.003.

[7] Klaue K, Durnin CW, Ganz R. The acetabular rim syndrome. A clinical presentation of dysplasia of the hip. J Bone Joint Surg Br. 1991;73(3):423–429.

[8] Murphy SB, Ganz R, Muller ME. The prognosis in untreated dysplasia of the hip. A study of radiographic factors that predict the outcome. J Bone Joint Surg Am. 1995;77(7):985–989.

[9] Mavcic B, Iglic A, Kralj-Iglic V, Brand RA, Vengust R. Cumulative hip contact stress predicts osteoarthri- tis in DDH. Clin Orthop Relat Res. 2008;466(4):884–891. Published online 2008 Feb 21. https://doi. org/10.1007/s11999-008-0145-3.

[10] Cooperman D. What is the evidence to support acetabular dysplasia as a cause of osteoarthritis? J Pediatr Orthop. 2013;33(Suppl 1):S2–7. https://doi.org/10.1097/BPO.0b013e3182770a8d.

[11] Chegini S, Beck M, Ferguson SJ. The effects of impingement and dysplasia on stress distributions in the hip joint during sitting and walking: a finite ele- ment analysis. J Orthop Res. 2009;27(2):195–201. https://doi. org/10.1002/jor.20747.

[12] Parvizi J, Bican O, Bender B, Mortazavi SM, Purtill JJ, Erickson J, Peters C. Arthroscopy for labral tears in patients with developmental dysplasia of the hip: a cautionary note. J Arthroplast. 2009;24(6 Suppl):110–113. https://doi.org/10.1016/j.arth.2009.05.021.

[13] Do Kim S, Jessel R, Zurakowski D, Millis MB, Kim Y-J. Anterior delayed gadolinium-enhanced MRI of cartilage values predict joint failure after periacetabular osteotomy. Clin Orthop Relat Res. 2012;470(12):3332–3341. https://doi.org/10.1007/ s11999-012-2519-9.

[14] Larson CM, Moreau-Gaudry A, Kelly BT, Byrd JW, Tonetti J, Lavallee S, et al. Are normal hips being labeled as pathologic? A CT-based method for defin- ing normal acetabular coverage. Clin Orthop Relat Res. 2015;473(4):1247–1254. https://doi.org/10.1007/ s11999-014-4055-2.

[15] Hingsammer AM, Kalish LA, Stelzeneder D, Bixby S, Mamisch TC, Connell P, et al. Does periacetabular osteotomy for hip dysplasia modulate cartilage bio- chemistry? J Bone Joint Surg Am. 2015;97(7):544– 550. https://doi.org/10.2106/JBJS.M.01233.

[16] van Bosse H, Wedge JH, Babyn P. How are dysplas- tic hips different? A three-dimensional CT study. Clin Orthop Relat Res. 2015;473(5):1712–1723. https://doi. org/10.1007/s11999-014-4103-y.

[17] Abraham CL, Knight SJ, Peters CL, Weiss JA, Anderson AE. Patient-specific chondrolabral contact mechanics in patients with acetabular dysplasia fol- lowing treatment with peri-acetabular osteotomy. Osteoarthr Cartil. 2017;25(5):676–684. https://doi. org/10.1016/ j.joca.2016.11.016.

[18] Gala L, Clohisy JC, Beaule PE. Hip dysplasia in the young adult. J Bone Joint Surg Am. 2016;98(1):63– 73. https://doi.org/10.2106/JBJS.O.00109.

[19] Colvin AC, Harrast J, Harner C. Trends in hip arthros- copy. J Bone Joint Surg Am. 2012;94(4):e23. https:// doi.org/10.2106/JBJS.J.01886.

[20] Kremers HM, Schilz SR, Van Houten HK, Herrin J, Koenig KM, Bozic KJ, Berry DJ. Trends in utiliza- tion and outcomes of hip arthroscopy in the United States between 2005 and 2013. J Arthroplast. 2017;32(3):750– 755.https://doi.org/10.1016/j. arth.2016.09.004.

[21] Beaule PE, Bleeker H, Singh A, Dobransky J. Defining modes of failure after joint-preserving surgery of the hip. Bone Joint J. 2017;99-B(3):303–309. https://doi. org/10.1302/0301-620X.99B3.BJJ-2016-0268.R1.

[22] Clohisy JC, Nepple JJ, Larson CM, Zaltz I, Millis M. Persistent structural disease is the most com- mon cause of repeat hip preservation surgery. Clin Orthop Relat

Res. 2013;471(12):3788–3794. https://doi. org/10.1007/ s11999-013-3218-x.

[23] Afoke NY, Byers PD, Hutton WC. The incongru- ous hip joint. A casting study. J Bone Joint Surg Br. 1980;62-B(4):511–514.

[24] Dy CJ, Thompson MT, Crawford MJ, Alexander JW, McCarthy JC, Noble PC. Tensile strain in the ante- rior part of the acetabular labrum during provocative maneuvering of the normal hip. J Bone Joint Surg Am. 2008;90(7):1464–1472. https://doi.org/10.2106/ JBJS. G.00467.

[25] Safran MR, Lopomo N, Zaffagnini S, Signorelli C, Vaughn ZD, Lindsey DP, et al. In vitro analysis of peri- articular soft tissues passive constraining effect on hip kinematics and joint stability. Knee Surg Sports Traumatol Arthrosc. 2013;21(7):1655–1663. https://doi. org/10.1007/s00167-012-2091-6.

[26] Gilles B, Christophe FK, Magnenat-Thalmann N, Becker CD, Duc SR, Menetrey J, Hoffmeyer P. MRI- based assessment of hip joint translations. J Biomech. 2009;42(9):1201–1205.https://doi.org/10.1016/j. jbiomech.2009.03.033.

[27] Charbonnier C, Kolo FC, Duthon VB, Magnenat- Thalmann N, Becker CD, Hoffmeyer P, Menetrey J. Assessment of congruence and impingement of the hip joint in professional ballet dancers: a motion capture study. Am J Sports Med. 2011;39(3):557–566. https:// doi.org/10.1177/0363546510386002.

[28] Barlow TG. Early diagnosis and treatment of con- genital dislocation of the hip. Proc R Soc Med. 1963;56:804–806.

[29] Barlow TG. Congenital dislocation of the hip. Early diagnosis and treatment. Lond Clin Med J. 1964;5:47–58.

[30] Ortolani M. Congenital hip dysplasia in the light of early and very early diagnosis. Clin Orthop Relat Res. 1976;119:6–10.

[31] Weinstein SL, Mubarak SJ, Wenger DR. Fundamental concepts of developmental dysplasia of the hip. Instr Course Lect. 2014;63:299–305.

[32] Nepple JJ, Wells J, Ross JR, Bedi A, Schoenecker PL, Clohisy JC. Three patterns of acetabular deficiency are common in young adult patients with acetabular dysplasia. Clin Orthop Relat Res. 2017;475(4):1037– 1044. https://doi.org/10.1007/s11999-016-5150-3.

[33] Beaulé PE, Zaragoza E, Motamedi K, Copelan N, Dorey FJ. Three-dimensional computed tomography of the hip in the assessment of femoroacetabular impingement. J Orthop Res. 2005;23(6):1286–1292.

[34] Kim SS, Frick SL, Wenger DR. Anteversion of the acetabulum in developmental dysplasia of the hip: analysis with computed tomography. J Pediatr Orthop. 1999;19(4):438–442.

[35] Wells J, Nepple JJ, Crook K, Ross JR, Bedi A,

Schoenecker P, Clohisy JC. Femoral morphology in the dysplastic hip: three-dimensional characterizations with CT. Clin Orthop Relat Res. 2017;475(4):1045– 1054. https://doi.org/10.1007/s11999-016-5119-2.

[36] Dandachli W, Kannan V, Richards R, Shah Z, Hall-Craggs M, Witt J. Analysis of cover of the femoral head in normal and dysplastic hips: new CT-based technique. J Bone Joint Surg Br. 2008;90(11):1428– 1434. https://doi.org/10.1302/0301-620X.90B11.20073.

[37] Akiyama M, Nakashima Y, Fujii M, Sato T, Yamamoto T, Mawatari T, et al. Femoral anteversion is correlated with acetabular version and coverage in Asian women with anterior and global deficient sub- groups of hip dysplasia: a CT study. Skelet Radiol. 2012;41(11):1411–1418.

[38] Benson MKD. Developmental dysplasia of the hip: early diagnosis and management. Curr Paediatr. 1996;6(1):2–8.

[39] Graf R. Classification of hip joint dysplasia by means of sonography. Arch Orthop Trauma Surg. 1984;102(4):248–255.

[40] Graf R. Fundamentals of sonographic diagno- sis of infant hip dysplasia. J Pediatr Orthop. 1984;4(6):735–740.

[41] Graf R. Ultrasonography-guided therapy. Orthopade. 1997;26(1):33–42.

[42] Hareendranathan AR, Mabee M, Punithakumar K, Noga M, Jaremko JL. A technique for semiautomatic segmentation of echogenic structures in 3D ultra- sound, applied to infant hip dysplasia. Int J Comput Assist Radiol Surg. 2016;11(1):31–42. https://doi.org/10.1007/s11548-015-1239-5.

[43] Clarke NM, Harcke HT, McHugh P, Lee MS, Borns PF, MacEwen GD. Real-time ultrasound in the diag- nosis of congenital dislocation and dysplasia of the hip. J Bone Joint Surg Br. 1985;67(3):406–412.

[44] Clohisy JC, Carlisle JC, Beaulé PE, Kim YJ, Trousdale RT, Sierra RJ, et al. A systematic approach to the plain radiographic evaluation of the young adult hip. J Bone Joint Surg Am. 2008;90(Suppl 4):47–66. https://doi.org/10.2106/JBJS.H.00756.

[45] Yeung M, Kowalczuk M, Simunovic N, Ayeni OR. Hip arthroscopy in the setting of hip dysplasia: a systematic review. Bone Joint Res. 2016;5(6):225–231. https://doi.org/10.1302/2046-3758.56.2000533.

[46] Jacobsen S, Romer L, Soballe K. Degeneration in dysplastic hips. A computer tomography study. Skelet Radiol. 2005;34(12):778–784.

[47] Eckman K, Hafez MA, Ed F, Jaramaz B, Levison TJ, Digioia AM. Accuracy of pelvic flexion measure- ments from lateral radiographs. Clin Orthop Relat Res. 2006;451:154–160.

[48] Nishihara S, Sugano N, Nishii T, Ohzono K, Yoshikawa H. Measurements of pelvic flexion angle using three- dimensional computed tomography. Clin Orthop Relat Res. 2003;411:140–151.

[49] Siebenrock KA, Kalbermatten DF, Ganz R. Effect of pelvic tilt on acetabular retroversion: a study of pelves from cadavers. Clin Orthop Relat Res. 2003;407:241–248.

[50] Maruyama M, Feinberg JR, Capello WN, D'Antonio JA. The Frank Stinchfield award: morphologic fea- tures of the acetabulum and femur: anteversion angle and implant positioning. Clin Orthop Relat Res. 2001;393:52–65.

[51] Tonnis D. Normal values of the hip joint for the evalu- ation of X-rays in children and adults. Clin Orthop Relat Res. London, UK. 1976;119:39–47.

[52] Benson M, Fixsen J, Macnicol M, Parsch K. Children's orthopaedics and fractures: Springer; 2009.

[53] Narayanan U, Mulpuri K, Sankar WN, Clarke NM, Hosalkar H, Price CT. Reliability of a new radio- graphic classification for developmental dysplasia of the hip. J Pediatr Orthop. 2015;35(5):478–484. https://doi.org/10.1097/BPO.0000000000000318.

[54] Crowe JF, Mani VJ, Ranawat CS. Total hip replace- ment in congenital dislocation and dysplasia of the hip. J Bone Joint Surg Am. 1979;61(1):15–23.

[55] Eftekhar NS. Principles of total hip arthroplasty. St. Louis: CV Mosby Company; 1978.

[56] Brunner A, Ulmar B, Reichel H, Decking R. The Eftekhar and Kerboul classifications in assessment of developmental dysplasia of the hip in adult patients. Measurement of inter-and intraobserver reliability. HSS J. 2008;4(1):25–31. Published online 2007 Dec 18. https://doi.org/10.1007/s11420-007-9066-z.

[57] Hartofilakidis G, Stamos K, Ioannidis TT. Low friction arthroplasty for old untreated congeni- tal dislocation of the hip. J Bone Joint Surg Br. 1988;70(2):182–186.

[58] Hartofilakidis G, Yiannakopoulos CK, Babis GC. The morphologic variations of low and high hip disloca- tion. Clin Orthop Relat Res. 2008;466(4):820–824. Published online 2008 Feb 21. https://doi.org/10.1007/s11999-008-0131-9.

[59] Hartofilakidis G, Stamos K, Karachalios T, Ioannidis TT, Zacharakis N. Congenital hip disease in adults. Classification of acetabular deficiencies and opera- tive treatment with acetabuloplasty combined with total hip arthroplasty. J Bone Joint Surg Am. 1996;78(5):683–692.

[60] Tönnis D. Clinical and radiographic schemes for evaluating therapeutic results. In: Congenital dyspla- sia and dislocation of the hip in children and adults. Berlin: Springer; 1987. p. 165–171.

[61] Severin E. Contribution to the knowledge of congeni- tal dislocation of the hip joint: late results of closed reduction and arthrographic studies of recent cases. Acta Chir Scand. 1941;84(suppl 63):1–142.

[62] Wiberg G. Studies on dysplastic acetabula and congenital subluxation of the hip joint: with specialreference to the complication of osteoarthritis. Acta Chir Scand. 1939;83:58.

[63] Barrett WP, Staheli LT, Chew DE. The effectiveness of the salter innominate osteotomy in the treatment of congenital dislocation of the hip. J Bone Joint Surg Am. 1986;68(1):79–87.

[64] Blockey NJ. Derotation osteotomy in the management of congenital dislocation of the hip. J Bone Joint Surg Br. 1984;66(4):485–490.

[65] Galpin RD, Roach JW, Wenger DR, Herring JA, Birch JG. One-stage treatment of congenital dislocation of the hip in older children, including femoral shortening. J Bone Joint Surg Am. 1989;71(5):734–741.

[66] Ali AM, Angliss R, Fujii G, Smith DM, Benson MK. Reliability of the Severin classification in the assessment of developmental dysplasia of the hip. J Pediatr Orthop B. 2001;10(4):293–297.

[67] Ward WT, Vogt M, Grudziak JS, Tumer Y, Cook PC, Fitch RD. Severin classification system for evaluation of the results of operative treatment of congenital dislocation of the hip. A study of intraobserver and interobserver reliability. J Bone Joint Surg Am. 1997;79(5):656–663.

[68] Omeroglu H, Ucar DH, Tumer Y. A new, objective radiographic classification system for the assessment of treatment results in developmental dysplasia of the hip. J Pediatr Orthop B. 2006;15(2):77–82.

[69] Tönnis D. Nomenclature and classification of congenital hip dislocation. In: Tönnis D, editor. Congenital displasia and dislocation of the hip in children and adults. Berlin: Springer; 1987. p. 80–83.

[70] Bogunovic L, Gottlieb M, Pashos G, Baca G, Clohisy JC. Why do hip arthroscopy procedures fail? Clin Orthop Relat Res. 2013;471(8):2523–2529. https://doi.org/10.1007/s11999-013-3015-6.

[71] Albers CE, Steppacher SD, Ganz R, Tannast M, Siebenrock KA. Impingement adversely affects 10-year survivorship after periacetabular osteotomy for DDH. Clin Orthop Relat Res. 2013;471(5):1602–1614. https://doi.org/10.1007/s11999-013-2799-8.

[72] Steppacher SD, Huemmer C, Schwab JM, Tannast M, Siebenrock KA. Surgical hip dislocation for treatment of femoroacetabular impingement: factors predicting 5-year survivorship. Clin Orthop Relat Res. 2014;472(1):337–348. https://doi.org/10.1007/s11999-013-3268-0.

[73] Siebenrock KA, Schaller C, Tannast M, Keel M, Buchler L. Anteverting periacetabular osteotomy for symptomatic acetabular retroversion: results at ten years. J Bone Joint Surg Am. 2014;96(21):1785–1792. https://doi.org/10.2106/JBJS.M.00842.

[74] Agricola R, Heijboer MP, Roze RH, Reijman M, Bierma-Zeinstra SM, Verhaar JA, Weinans H, Waarsing JH. Pincer deformity does not lead to osteoarthritis of the hip whereas acetabular dysplasia does: acetabular coverage and development of osteo-arthritis in a nationwide prospective cohort study. Osteoarthr Cartil. 2013;21(10):1514–1521. https://doi.org/10.1016/j.joca.2013.07.004.

[75] Tannast M, Hanke MS, Zheng G, Steppacher SD, Siebenrock KA. What are the radiographic reference values for acetabular under- and overcoverage? Clin Orthop Relat Res. 2015;473(4):1234–1246. https://doi.org/10.1007/s11999-014-4038-3.

[76] Mayer SW, Abdo JC, Hill MK, Kestel LA, Pan Z, Novais EN. Femoroacetabular impingement is associated with sports-related posterior hip instability in adolescents: a matched-cohort study. Am J Sports Med. 2016;44(9):2299–2303. https://doi.org/10.1177/0363546516651119.

[77] Anda S, Svenningsen S, Dale LG, Benum P. The acetabular sector angle of the adult hip determined by computed tomography. Acta Radiol Diagn (Stockh). 1986;27(4):443–447.

[78] Mast JW, Brunner RL, Zebrack J. Recognizing acetabular version in the radiographic presentation of hip dysplasia. Clin Orthop Relat Res. 2004;418:48–53.

[79] Dandachli W, Islam SU, Liu M, Richards R, Hall-Craggs M, Witt J. Three-dimensional CT analysis to determine acetabular retroversion and the implications for the management of femoro-acetabular impingement. J Bone Joint Surg Br. 2009;91(8):1031–1036. https://doi.org/10.1302/0301-620X.91B8.22389.

[80] Wyatt M, Weidner J, Pfluger D, Beck M. The Femoro-Epiphyseal Acetabular Roof (FEAR) index: a new measurement associated with instability in borderline hip dysplasia? Clin Orthop Relat Res. 2017;475(3):861–869. https://doi.org/10.1007/s11999-016-5137-0.

[81] Wiberg G. The anatomy and roentgenographic appearance of a normal hip joint. Acta Chir Scand. 1939;83:7–38.

[82] Wiberg G. Relation between congenital subluxation of the hip and arthritis deformans. Acta Chir Scand. 1939;10(1–4):351–371. https://doi.org/10.3109/17453673909149515.

[83] Thomas GE, Palmer AJ, Batra RN, Kiran A, Hart D, Spector T, et al. Subclinical deformities of the hip are significant predictors of radiographic osteo-arthritis and joint replacement in women. A 20 year longitudinal cohort study. Osteoarthr Cartil. 2014 Oct;22(10):1504–1510. https://doi.org/10.1016/j.joca.2014.06.038.

[84] Dwyer MK, Lee JA, McCarthy JC. Cartilage status at time of arthroscopy predicts failure in patients with hip dysplasia. J Arthroplast. 2015;30(9 Suppl):121–4. https://doi.org/10.1016/j.arth.2014.12.034.

[85] Byrd JW, Jones KS. Hip arthroscopy in the presence of

dysplasia. Arthroscopy. 2003;19(10):1055–1060.

[86] Jacobs NA, Skorecki J, Charnley J. Analysis of the vertical component of force in normal and pathologi- cal gait. J Biomech. 1972;5(1):11–34.

[87] Dorr LD, Wolf AW, Chandler R, Conaty JP. Classification and treatment of dislocations of total hip arthroplasty. Clin Orthop Relat Res. 1983;173:151–158.

[88] Hirakawa K, Mitsugi N, Koshino T, Saito T, Hirasawa Y, Kubo T. Effect of acetabular cup position and orientation in cemented total hip arthroplasty. Clin Orthop Relat Res. 2001;388:135–142.

[89] Wilkin GP, Ibrahim MM, Smit KM, Beaulé PEA. Contemporary definition of hip dysplasia and structural instability: toward a comprehensive clas- sification for acetabular dysplasia. J Arthroplast. 2017;32(9S):S20–7.

https://doi.org/10.1016/j. arth.2017.02.067.

[90] Lazennec JY, Brusson A, Rousseau MA. Hip- spine relations and sagittal balance clinical conse- quences. Eur Spine J. 2011;20(Suppl 5):686–698. Published online 2011 Jul 28. https://doi.org/10.1007/ s00586-011-1937-9.

[91] Sharp IK. Acetabular dysplasia. J Bone Joint Surg Br. 1961;43:268–272.

[92] Busse J, Gasteiger W, Tonnis D. A new method for roentgenologic evaluation of the hip joint–the hip fac- tor. Arch Orthop Unfallchir. 1972;72(1):1–9.

[93] Tonnis D, Heinecke A. Acetabular and femoral ante- version: relationship with osteoarthritis of the hip. J Bone Joint Surg Am. 1999;81(12):1747–1770.

第四章 髋关节发育不良的病理机制

Jocelyn N. Todd, Andrew E. Anderson, Christopher L. Peters, Jeffrey A. Weiss

关键学习要点

· 髋关节发育不良被认为是骨关节炎前病变，髋臼发育不良与髋关节骨关节炎之间的关联被认为是由于骨性病理解剖的病理机制所导致。

· 一般来说，髋关节发育不良的患者会表现出步态的改变和肌肉功能的缺陷。

· 根据接触应力的测量，髋关节发育不良基本上不会使关节表面过度负荷，并且发育不良髋关节和正常髋关节的关节面匹配性没有差异。相反，由于股骨头的中线位于髋臼外缘，因此盂唇在日常活动中明显受到过度负荷。

· 有关病理机制的最新发现解释了发育不良髋关节软骨损伤的"由内而外"的发展过程；损伤始于盂唇和盂唇软骨的撕裂，随后当盂唇无法跨关节地传导负荷时，则逐渐发展为软骨损伤。

J. N. Todd
Department of Biomedical Engineering and Scientific
Computing and Imaging Institute, University of Utah,
Salt Lake City, UT, USA
e-mail: jocelyn.todd@utah.edu

A. E. Anderson
Department of Orthopaedics, Department of
Biomedical Engineering, Department of Physical
Therapy, and Scientific Computing and Imaging
Institute, University of Utah,
Salt Lake City, UT, USA
e-mail: andrew.anderson@hsc.utah.edu

C. L. Peters
Department of Orthopaedics, University of Utah,
Salt Lake City, UT, USA
e-mail: chris.peters@hsc.utah.edu

J. A. Weiss (✉)
Department of Biomedical Engineering, Scientific
Computing and Imaging Institute, and Department of
Orthopaedics, University of Utah,
Salt Lake City, UT, USA
e-mail: jeff.weiss@utah.edu

© Springer Nature Switzerland AG 2020
P. E. Beaulé (ed.), *Hip Dysplasia*, https://doi.org/10.1007/978-3-030-33358-4_4

病理解剖与病理机制的关系

发育不良相关的解剖改变与各种机械作用有关。发育异常的病理解剖学与由此产生的病理力学之间的关系可以在不同的尺度上进行研究，从日常生活活动过程中，关节运动水平的运动学和力学变化到髋关节的关节软骨和盂唇内应力和应变分布的差异。

髋关节发育不良患者的主要运动学表现是行走过程中髋关节伸展的减少。由于髋关节伸展会增加前关节的力量，而较浅的髋臼和匹配度降低会在关节的前部引起疼痛，因此，这被认为是一种避免疼痛的表现。据报道，发育不良的髋关节的肌力和关节反作用力来自反动力学和静态优化原理。与运动学发现相似，使用分析方法的研究报告了负荷从髋关节前区转移的趋势。但是，重要的是要注意临床上髋关节发育不良的不同表现形式。Wilkin 等根据 3 种不同的不稳定模式对发育不良进行分类：前、后和外侧 / 整体。它们分别由略微不同的病理解剖产生，并产生不同的机械负荷模式。但是，无论不稳定类型如何，跨越髋关节的力学集中度变化都可能导致关节软骨和盂唇的损伤。

最近通过计算机模拟计算髋关节内的力学情况，进一步揭示了发育不良的病理机制。几项研究分析了发育不良的髋关节的接触应力，根据报道普遍地发现包括峰值压力向后或向外移动以及关节软骨上较小的接触面积。Henak 等进行了正常髋关节和发育不良髋关节力学的最生理的比较研究，根据患者特定的骨骼和软骨的几何形状，包括了盂唇。值得注意的是，这些研究发现，尽管发育不良的髋关节在软骨上的接触面积较小，但

盂唇提供了额外的接触表面，可以通过该接触表面转移负荷，从而减少了软骨所需的支撑力。这可能会导致盂唇和 / 或软骨盂唇交界处的超负荷，从而为髋关节发育不良的盂唇损伤和肥大提供了解释（图 4.1）。

关节炎病因发展的历史背景

自从 Wiberg 在 1939 年发表关于该主题的论文以来，髋关节发育不良一直被认为是骨关节炎的病因，可导致影像学上早发的髋关节骨性关节炎（OA）。髋关节 OA 的病因是多因素的：包括全身因素（如种族、饮食、体重、性别、遗传）和关节局部因素（如关节形态、肌肉功能）。然而，大多数髋关节 OA 发生继发于未经治疗的解剖畸形，包括髋臼发育不良。研究者估计，发育不良导致的 OA 占髋部 OA 病例的 20% ~50%，据报道髋臼发育不良（定义为中心边缘角 < 25°）导致影像学 OA 风险增加 4.3 倍。

髋臼发育不良与髋关节 OA 之间的关联被认

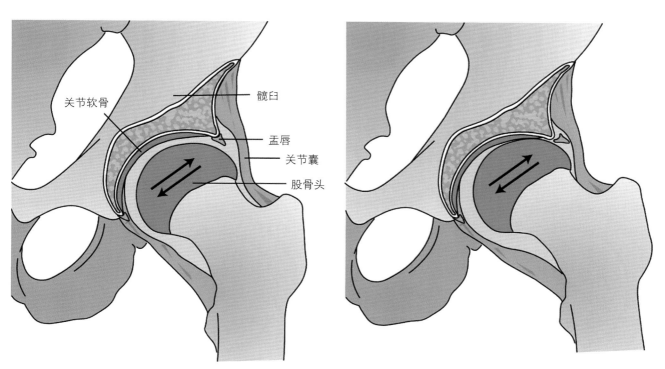

图 4.1 髋关节发育不良的力学改变和不稳定会导致负荷转移到盂唇和盂唇软骨边界。这种过度负荷可能导致发育不良的一些并发症和盂唇损伤

为是由于关节软组织负荷超载。特别是软骨和盂唇上的异常负荷会导致结构失效以及一系列分子和炎性反应，这都是髋关节骨关节炎的典型代表。许多治疗 OA 的方法，包括髋关节发育不良时的骨盆截骨术，都是基于这样一个理念：恢复关节的自然力学将减少机械应力，缓解症状，减缓 OA 的进展，并可能刺激 OA 患者关节面的恢复。

尽管临床普遍认为过度的机械需求是 OA 发展和进展的主要因素，但"病理"应激条件或应激病史的阈值仍然尚未明确。大量研究评估了髋部的接触应力或接触面积，如 Brand 等所述，这些方法中的几种随后被用于确定髋关节发育不良的力学影响。关节表面接触应力的早期影像评估表明，由于过度的接触应力，髋关节发育不良发展为 OA。

有研究对 84 例患者进行了平均 29.2 年的随访，并评估了几个时间节点的关节接触应力及其演变过程。使用累积的关节接触应力（通过步态周期中的压力总和来计算）和软骨的慢性超负荷（根据压力超过多年来的负荷求和得出的压力阈值来计算）作为因变量，以检查导致软骨退变的压力阈值水平。根据应力大小和该阈值以上的面积确定累积应力超负荷标准＞ 2MPa。使用这种慢性超负荷标准，这些研究表明，10MPa/ 年的剂量（类似于吸烟时的包 / 年单位）具有 80.9％的敏感性可预测软骨退变的发生。在后来的研究中，通过统计学方法报道了发育不良患者与正常患者峰值压力增加的比较研究，其中针对患者特定髋关节的计算研究报道了发育不良患者的应力接触面积减少和接触应力增加。

尽管这些研究揭示了发育不良髋关节的病理机制，但它们在组织形态和材料性质方面包含了相当大的简化和假设。除 Hipp 等进行的研究外，这些研究采用假设的理想化几何形状来代表髋关节的全部或部分，忽略了区域和患者的特定曲率以及股骨和髋臼软骨层之间的一致性。此外，这些模型均没有考虑髋臼盂唇的力学作用。随着时间的推移，计算模型的复杂程度和生理相关性的

增加得使我们能够更深入地了解髋关节生物力学。随后，这些新的建模策略允许对由于髋关节发育不良而导致的软骨力学与 OA 之间的联系进行更精确和相关的研究。最近利用患者特定的包括盂唇的几何形状的研究称，在正常和发育不良的患者之间，关节接触应力实际上没有显著的区别。

这些发现表明，盂唇而非软骨，最初可能会在发育不良的髋关节的骨关节炎前期出现压力超负荷，这可能会导致软骨退化和骨关节炎的发展。

髋关节发育不良的运动学、动力学和肌肉力学

发育不良的患者在日常生活中会反复出现"咔嗒"声及卡住和关节绞索的症状，这表明关节活动的异常。超生理关节活动度也是该临床人群的特征，例如很容易进行"劈叉"动作的患者。这些观察结果支持关节不稳定作为髋关节发育不良的病理机制之一。

尽管如此，在受控的环境下测量髋关节运动以进行科学研究仍然很重要，因为这些数据可能会对诸如髋关节发育不良等疾病的诊断和治疗的发展带来帮助。

髋关节的运动可以用关节的成角运动和平移运动或其运动学来描述，而动力学是指引起运动的力。髋部运动学通常是通过逆向运动学来计算的，逆向运动学提供了一种数学过程，可以在该过程中恢复身体各个部分的运动。通常，根据可触及解剖学标志的区域（例如髂前下棘）（图 4.2）中附着在皮肤上的反射标记的空间位置来定义身体部位的位置。使用这种方法，已经诊断发育不良的患者表现出髋关节伸展峰值角度和屈曲峰值角度减小，髋关节外展增加，踝关节旋前增加。

发育不良患者的步幅和速度已被证实降低。发育异常的个体在步态周期之间表现出显著的运动学变异性，这可能是对疼痛的适应和 / 或对神经肌肉控制的减弱。

对发育不良患者的步态分析研究采用逆动力

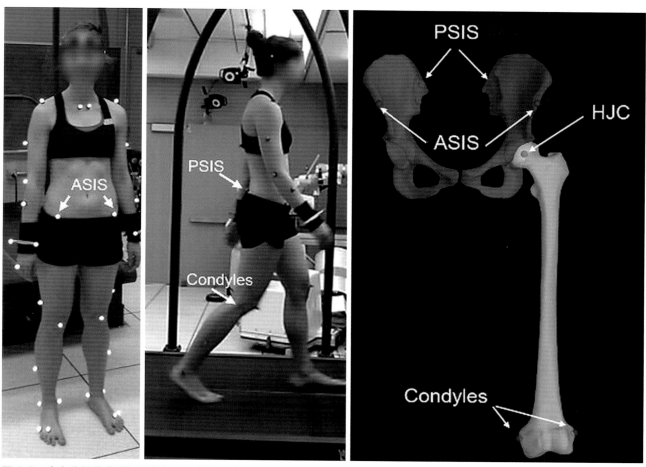

图 4.2 步态分析的典型标记分布。通常将髂前上棘（ASIS）和髂后上棘（PSIS）的位置以及股骨髁（Condyles）的标记点作为计算髋关节运动学时定义髋关节中心（HJC）的参考点

学方法来评估作用在下肢的髋关节和其他关节上的净力与力矩。逆动力学评估产生每个身体部分运动所需的力。对于多节段系统（例如下肢），分析从最远端的部分（脚）开始，然后沿运动链向上进行，直到最近端的关节。发育不良患者的髋关节屈肌力矩减少，这可能是导致整体生物力学功能障碍的原因。但是，仅对步态的分析可能无法揭示需要大量肌肉力量的剧烈活动之间的差异。等速测功法通过更直接的测量提供了在峰值时刻进行测试的能力。测力计显示发育不良的患者偏心峰值屈曲力矩较小，且髋关节偏心和同心峰值的外展力矩减小。

研究还评估了发育不良手术治疗后的运动学和动力学。Pedersen 等报告了髋臼周围截骨术后更为直立的行走方式，但髋关节屈曲力矩并未明显

改善。相反，Jacobsen 发现，髋关节在行走过程中的屈曲力矩在 6~12 个月后均增加，而跑步过程中的屈曲力矩在 6 个月时增加。在一项相关研究中，接受 Pemberton 截骨术的婴儿在手术后约 9 年时表现出患侧明显更大的前倾和抬高，向骨盆的健侧旋转，并且患肢的膝关节屈曲和踝背屈更多。有研究人员认为这种不对称的步态可以减少对患肢髋关节屈肌和外展肌以及膝关节伸肌的功能需求，但可能以增加髋关节伸肌、踝跖屈肌和膝关节屈肌的代偿作用（可能损害）为代价。

上述证据表明，髋关节发育不良患者表现出步态的适应性。但是，逆运动学和逆动力学的结果对跟踪髋关节中心、关节功能轴的方向、关节角速度以及惯性参数和力测量的准确性等误差很敏感。髋关节运动学和动力学分析容易出现误差，

主要是由于对髋关节中心估计不准确和软组织伪影的影响。具体来说，髋关节位于大量软组织下方，这在估计髋关节中心（HJC）时容易引起误差。HJC 中的误差可能超过 ±2cm，这对运动学和动力学的估算都有下游效应（例如，髋部力矩计算中的 22% 误差）。此外，皮肤相对于软组织和其下骨骼的不同层次之间的滑动会影响预测结果。一项研究发现，在进行枢轴运动测量髋关节的内旋时，会出现 20% 以上的误差。出于这些原因，应谨慎解读基于皮肤标记运动捕获的结果。

动态成像技术，例如单平面和双平面 X 线片透视检查技术正越来越受到人们的关注，成为研究体内髋关节运动的一种工具。这些技术对软组织伪影不敏感，因为它们使用 X 线片来达到骨骼运动的直接可视化。但是，对这些动态图像的分析非常耗时，并且系统通常是定制设计和构建的。

目前，尚无对发育不良患者进行双平面透视检查的研究，但已有应用单平面透视检查。Sato 等对体内髋关节的平移进行了量化，其中在原地踏步行走过程中，有症状发育不良髋关节比对侧健康髋关节的平移更多（1.0mm 比 0.4mm）（图 4.3）。Sato 等还证明了平移幅度与髋关节发育不良的几个影像学指标之间的显著相关性。值得注意的是，他们观察到中心边缘角与平移之间的反比关系，这表明平移取决于股骨头的横向覆盖程度。

发育不良患者的肌肉功能可能受到损害。例如，臀中肌在髋关节发育不良患者中表现出明显的横截面积缩小和长度的减少，这表明外展肌力的下降。髋关节发育不良的矫形手术通过改变肌肉的长度以及在较小程度上改变肌肉的力臂来改变肌肉的力量和力矩产生能力。因此，对于研究发育不良患者的肌肉力学的兴趣日益增加，因为

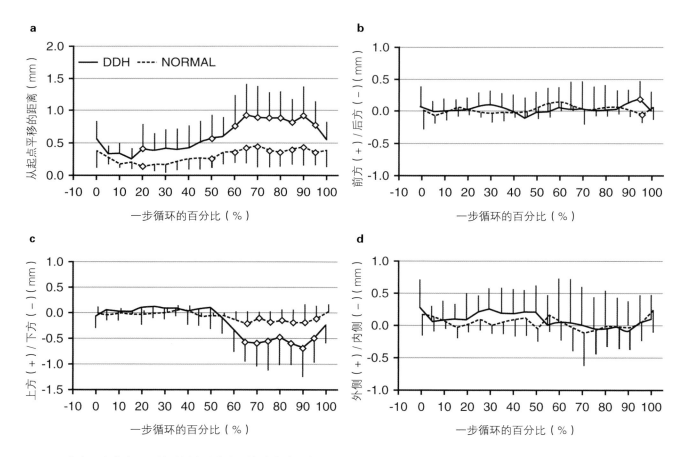

图 4.3 发育不良患者以及其对侧髋关节在原地踏步过程中股骨头从髋臼起点的平移：（a）移位量，（b）前方 / 后方平移，（c）上方 / 下方移位。（d）内侧 / 外侧平移。开式循环显示两组之间存在显著的成对差异

这可以增进我们对这一人群的髋关节病理力学的了解并为新的治疗技术提供信息。肌肉活动可以使用肌电图（EMG）评估，但肌力却无法在体内测量。

幸运的是，可以使用肌肉骨骼模型评估肌力，而肌肉骨骼模型可以使用 EMG 数据间接验证。肌肉模型通常使用静态优化算法来解决肌力分配问题，在给定模型几何形状、身体节段位置、骨骼动力学和外力（即地面反作用力）的情况下，可以将整体肌肉激活最小化。使用这种方法，Skaloshoi 及其同事证明，与对照组相比，发育不良的患者的髋部肌肉力量通常更低，并转移至位于更后方的肌肉部分。然后将这些力求和以确定总髋关节反作用力（JRF），发现该反作用力的大小比对照组小，且力指向更靠近上方。然而，另一项建模研究报告显示，在发育不良的髋关节中关节的反作用力更多地指向内侧（图 4.4），这表明在没有足够的侧向覆盖的情况下，一种补偿机制可使髋关节稳定。

这些差异可以通过几个因素来解释，例如研究设计和入选／排除标准的差异，用于测量髋关节运动的设备差异以及模型的基本假设，例如模型

如何缩放以对应不同的髋关节形状。在将肌肉建模的广泛临床应用之前，重要的是提供存在共识的最佳方法。骨骼解剖学的表现可能是最关键的因素。先前的研究表明，当颈干角、颈长、股骨前倾角和髋关节中心位置改变时，肌肉力量有显著差异。最近的研究表明，与特异性较低的模型相比，具有高度个体特异性、基于 CT 的骨盆几何形状的髋关节位置和肌肉路径的模型估计出髋关节反作用力和肌力存在显著差异。因此，越来越多的共识是，就像对于发育不良的髋关节的有限元模型一样，肌肉模型也应结合患者特定的解剖结构，这可以从计算机断层摄影（CT）或磁共振图像（MRI）中得出。

发育不良髋关节盂唇软骨负荷的病理机制

盂唇软骨复合体力学不能在体内测量发育不良的髋关节，以了解改变的力学与 OA 之间的联系。同样，要获得相同髋臼发育不良的尸体髋关节标本，以进行体外测试也几乎是不可能的。因此，计算机模拟仿真提供了有关髋关节病理解剖学与盂唇软骨复合体力学之间关系的大多数定量知识。特别是特定对象的有限元建模已被证明是研究正常和病理形态性髋关节软骨力学的一种可行方法，为研究髋关节发育不良的力学提供了一种手段。

Russell 等在特定主题的基础上评估发育不良髋关节的力学，但不包括髋臼盂唇。根据此研究，有症状的残余发育不良的髋关节的接触应力与无症状的发育不良髋关节和与健康的正常髋部相比均升高。发育异常的髋关节理想的有限元模型也表明该人群的软骨压力升高。但是，理想的几何形状不能提供软骨接触应力的准确预测，因此，应谨慎解释来自这些模型的预测。髋臼发育不良的髋关节通常既不稳定又不匹配。关节面不匹配的程度是预测手术干预成功的重要因素。同样，Genda 等用理想的几何模型来证明峰值接触应力与球形髋关节的股骨头覆盖率有关，并且压

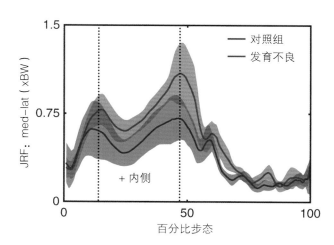

图 4.4　发育不良患者和形态学筛查的对照之间的髋关节反作用力（JRF）在向内方向的比较，作为百分比步态周期的函数。阴影区域代表 95% 的置信区间。垂直虚线表示平均联合反作用力峰值发生的时间 BW 体重。髋关节发育不良时关节的反作用力指向内侧，这表明在没有足够的侧向覆盖的情况下，这作为一种补偿机制可以稳定髋关节

力倾向于球形发育不良的髋关节的前外侧边缘上。通过基于几何测量和平衡力分析计算髋关节应力的数学建模进一步证实了理想化髋关节的这些结果。

在上述许多建模研究中采用的恒定软骨厚度和理想关节几何形状的假设应谨慎解读，因为它们可能导致不准确的预测结果。在人体的髋关节，球形和椭圆形的接触表面预测得出较低的接触应力，较高的接触面积和接触方式与特定个体的预测相差较远。具有特定个体关节表面的软骨下骨几何形状的理想化降低了接触应力，表明软骨的关节表面和软骨下骨表面的几何形状对于准确的接触面积预测都十分重要。在计算模型中，平均软骨厚度的使用是一个有吸引力的简化假设，因为它允许使用诸如非对比 CT 的成像方式。在对人体髋关节的参数分析中，与特定个体的骨质相比，恒定的软骨厚度与个体特定的骨骼可提供比球形或椭圆形关节更好的接触预测，但并未提供与特定个体的软骨厚度一致的接触。

我们的研究先使用了患者特定的骨骼和软骨形状来模拟髋关节力学（图 4.5）。这包括根据增强的 CT 扫描生成患者特定的软骨层，盂唇软骨和骨骼的几何形状，测量标本髋关节软骨材料的性质以及详细的验证和错误分析。该患者特定的建模通道最初用于描述正常志愿者在日常生活活动过程中关节的应力分布特性，以评估受试者之间的基线变异性。在正常志愿者中，接触应力分布是高度不均匀的；在特定活动的志愿者之间发生的变异性大于单个参与者在同一活动中的变异性。不同活动之间的接触应力的大小和面积是一致的，尽管不同活动时负荷方向的改变，同时也会导致关节面接触方式上发生的变化。股骨和髋臼软骨之间较差的匹配度对接触应力有很大的影响。这些影响在所有模拟活动中持续存在。

随后，我们通过在日常生活活动中比较正常志愿者模型与髋臼发育不良患者的有限元预测分

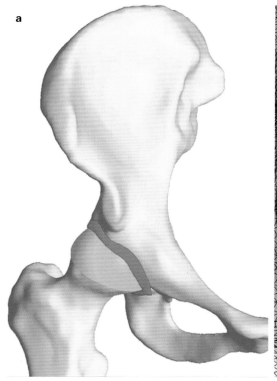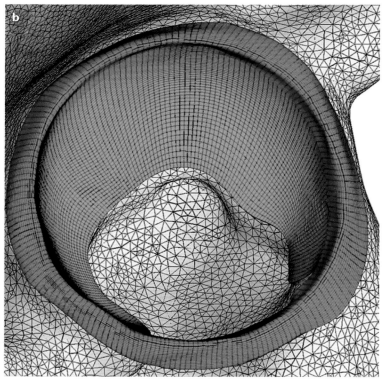

图 4.5 通过对比增强 CT 扫描获得具有患者特征的骨骼和盂唇软骨形态的典型髋关节模型。（a）全髋关节模型，黄色代表股骨头软骨，绿色代表盂唇。（b）髋臼矢状面观，蓝色代表髋臼软骨，绿色代表盂唇

析，检查了盂唇的作用。结果表明，当模拟 4 种不同的活动时，发育不良的髋关节的盂唇所支撑的关节负荷是正常髋关节盂唇的 2~10 倍。在发育不良的模型中，较高百分比的负荷转移到了盂唇，因此股骨头在髋臼的外侧边缘附近达到了平衡（图 4.6）。这项研究表明，髋臼发育不良髋臼的盂唇在负荷转移和关节稳定性方面的作用，比正常几何形状髋臼中的盂唇更大。

最终，Henak 等利用这些研究结果来比较发育不良髋关节和正常志愿者的正常髋关节的力学

机制。使用特定个体的几何形态可以检查局部与全局匹配和一致性。与我们先前对单个模型的发现一致，我们发现发育不良患者群体的盂唇支撑的跨越关节的负荷比正常髋关节高 2.8~4.0 倍（图 4.7）。值得注意的是，这项研究还发现，在观察到的少数区域，正常髋关节的软骨接触应力高于发育不良的髋关节，并存在显著差异。这与先前省略了盂唇的有限元分析研究相反，该研究预测发育不良的髋关节与单个正常髋关节相比有更高的接触应力。我们发现，盂唇提供了额外的接触表

图 4.6 步行脚跟落地过程中前上方盂唇接触应力的冠状剖视图。（a）黑线表示正常模型中的剖面的位置。（b）正常模型中的盂唇接触应力。（c）黑线代表在发育不良模型中的剖面的位置（＊盂唇最大偏转的大概位置）。（d）发育不良模型的盂唇接触应力。由于股骨头在髋臼外侧附近达到平衡，因此发育异常模型中的盂唇比普通模型中的盂唇承受更大的接触应力。注意发育不良模型中椭圆形的股骨头形态

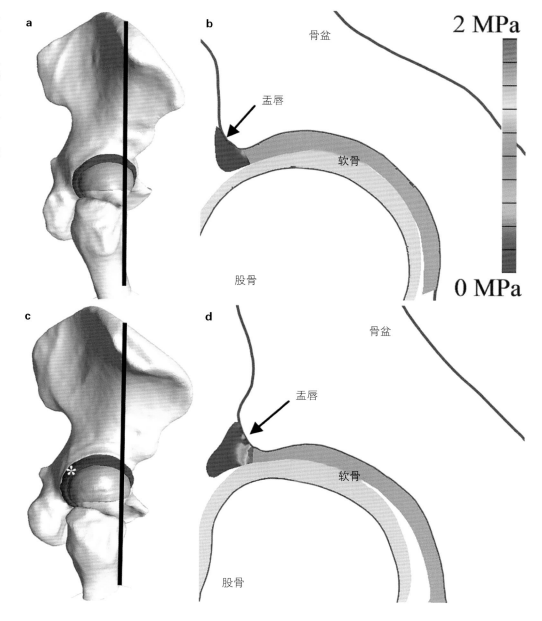

面，可以通过该接触表面传递负荷，从而减少发育不良患者的软骨所需的支撑力（图4.8）。

在主要承重区域，正常髋关节和发育不良髋关节的局部一致匹配性没有显著差异。这与以前的报道相矛盾，即发育不良的髋关节的匹配程度不如正常髋关节。这项研究还发现，与正常髋关

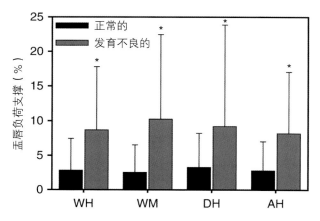

图4.7 在所有负荷情况下，发育不良的髋关节的盂唇所支撑的负荷明显大于正常髋关节。误差线表示置信区间的上限（95%）[* 表示在每组相同的负荷情况下（n=10），与正常臀部相比 $P \leqslant 0.05$]

节相比，关节表面的球面贴合对于发育不良的髋关节提供的准确度较差，这与先前报道的与发育不良相关的椭圆形股骨头形态相吻合。

综合起来，这些发现表明，发育不良的髋关节的球形欠缺并不会导致主要承重区域的匹配度降低，因为髋臼和股骨的圆球形态较正常髋关节均同时降低。

严重的发育不良病例，通常可以通过髋臼周围截骨术（PAO）治疗发育异常的解剖学变化。我们构建和分析了发育不良患者在PAO之前和之后的有限元模型，以评估该手术对盂唇软骨力学的影响。我们发现髋臼软骨外侧、前方和后方的平均接触应力总体上都降低了。因此，PAO可以起到纠正发育不良髋关节异常负荷的作用。尽管在PAO术后，由盂唇支撑的负荷没有显著变化，但在本研究中测试的5个髋关节的平均侧向CE角为11.7°。术前CE角较小的患者盂唇负荷的变化可能会更明显。

总而言之，与传统思想相反，根据接触应力

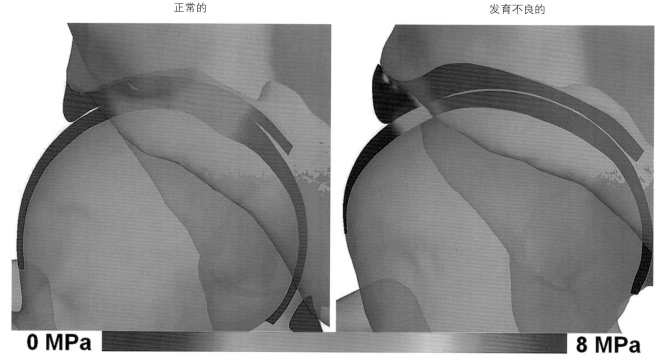

图4.8 在典型的正常的和发育不良髋关节中预测的接触应力的冠状横断面图像，三维骨骼显示为透明。发育不良的髋部的侧向负荷会导致髋臼唇中较高的接触应力，从而导致较大的负荷。注意发育不良髋关节肥大的盂唇外形

的测量，发育不良基本上不会使关节表面负荷超载。此外，正常髋关节和发育不良髋关节的局部或整体关节融合匹配度没有差异。相反，由于股骨头在髋臼外侧附近的平衡位置，盂唇在日常生活以及活动中总体上处于超负荷的状态。

这些观察结果与发育不良髋关节的盂唇肥大的表现是一致的，结果表明软骨盂唇复合体的损伤由内而外地发展，首先是盂唇和盂唇软骨交接处的撕裂，然后当盂唇不再能继续帮助跨关节的载荷传递时则发展为软骨损伤。

未来方向和开放研究问题

现在已经认识到，髋关节发育不良表现为涉及髋臼和股骨近端的一系列病理解剖学表现。导致患者症状和最终髋关节变性的主要病理机制是髋臼内股骨头的不稳定，从而导致软骨盂唇交界处的应力负荷超载。此外，我们现在认识到发育不良的其他形式，例如髋臼后倾合并股骨髋臼撞击或髋臼发育不良，这些均可能导致关节破坏，并在病理机制上存在细微差别。总体而言，髋关节发育不良在世界各地的发病率研究中并不罕见，其发病率范围为 1%~5%，其中这种疾病主要在女性多发。尽管人们普遍认为结构性髋部畸形是影响髋关节骨关节炎的危险因素，但最近的研究表明，发育不良才是最大的危险因素。

在过去的几十年中，以髋臼周围截骨术（PAO）或旋转截骨术（RAO）为主要治疗手段，髋关节发育不良的外科治疗已经取得了巨大进展。特别是 PAO 手术显示出可改变有症状的髋臼发育不良的自然病史的进展。然而，我们对髋关节发育不良的认识仍然尚未完全清楚，包括患者特定因素的影响，如关节松弛、股骨前倾和骨盆功能性定位等。此外，对于如何理解和治疗撞击合并发育不良仍然缺乏共识。

透明软骨损伤的定量评估和疾病分期的概念具有巨大潜力以指导未来治疗的方法。但最重要的是，从关节动力学的角度来看，不稳定的概念仍然不明确。专注于更准确地定义患者特定的解剖学和运动学的新研究工具可能会提供清晰的信息。

可以理解的是外科医生和研究人员通常将注意力更多集中在髋关节发育不良的骨性病理解剖上。然而发育不良的症状表现和进展的广泛变异性和非线性（相对于发育不良的严重程度）表明还需要更好地了解导致髋关节不稳定的患者特定因素。最近的临床研究报道了这样的事实，即发育不良的患者中有很大一部分伴有软组织松弛或所谓的关节过度活动度，这可能导致关节不稳定的加重。研究表明，在尸体标本的实验负荷下，髋臼盂唇的损伤和周围韧带结构（如髂股韧带）的破坏会导致髋关节发生较大的移位。增加的前倾角（越来越多的 MRI 及 CT 用来测量），加剧了髋关节前方不稳定。直到近期人们才意识到功能性骨盆位置在手术决策、症状发展和手术技术方面的影响。

最终，为了更好地理解髋关节发育不良不稳定性的概念，需要新的特定的研究技术，以更好地定义患者的解剖学变异和运动学模式。我们小组中针对患者的模型研究增强了我们对经典髋臼发育不良和髋臼后倾以及 PAO 手术治疗前后基本病理机制的理解。在评估肌肉和髋关节反作用力时，结合患者特定解剖结构的最新模型研究为发育异常的发病机制提供了更多见解。将患者特定的计算模型与高速双荧光透视法生成的患者特定的体内运动学相结合，具有识别发育异常的病理机制的巨大潜力，因为运动学可以根据基础解剖结构进行可视化。

几项研究已经证明了这些技术在结构性髋部疾病患者中的作用。将来应用在具有广泛的解剖和软组织变异的患者中可能会增进我们对该病的深入理解。

许多研究已经使用 2D 图像和 3D 立体渲染来检查髋部形态（例如，对髋关节发育不良行 PAO 前后的覆盖区域分布进行测量）。然而，这些方法对特定形状特征如何促进髋部生物力学的认知还很有限，包括不稳定的症状，肌肉功能的丧失以及对盂唇软骨的损害。评估髋关节运动的实验方法将继续发展，算法和计算能力也会不断发展。总的来说，在应用计算模型时应该减少测量误差并提高患者的特异性。未来的研究应该在比日常步态更激烈的运动中评估髋关节的生物力学，因为许多髋关节发育不良患者对治疗后继续保持积极的生活方式有很高的期望值。同时应将更多的重点放在评估髋部三维形状以及髋部生物力学的应用方法上。这些数据将有助于明确引起不良生物力学的特定解剖特征，从而指导治疗决策。

参考文献

[1] Jacobsen JS, Nielsen DB, Sorensen H, Soballe K, Mechlenburg I. Changes in walking and running in patients with hip dysplasia. Acta Orthop. 2013;84(3):265–270.

[2] Lewis CL, Sahrmann SA, Moran DW. Effect of hip angle on anterior hip joint force during gait. Gait Posture. 2010;32(4):603–607.

[3] Skalshoi O, Iversen CH, Nielsen DB, Jacobsen J, Mechlenburg I, Soballe K, et al. Walking patterns and hip contact forces in patients with hip dysplasia. Gait Posture. 2015;42(4):529–533.

[4] Lewis CL, Khuu A, Marinko LN. Postural correction reduces hip pain in adult with acetabular dysplasia: a case report. Man Ther. 2015;20(3):508–512.

[5] Loverro KL, Khuu A, Kao PC, Lewis CL. Kinematic variability and local dynamic stability of gait in individuals with hip pain and a history of developmental dysplasia. Gait Posture. 2019;68:545–554.

[6] Anderson FC, Pandy MG. Static and dynamic optimization solutions for gait are practically equivalent. J Biomech. 2001;34(2):153–161.

[7] Delp SL, Anderson FC, Arnold AS, Loan P, Habib A, John CT, et al. OpenSim: open-source software to create and analyze dynamic simulations of movement. IEEE Trans Biomed Eng. 2007;54(11):1940–1950.

[8] Steele KM, Demers MS, Schwartz MH, Delp SL. Compressive tibiofemoral force during crouch gait. Gait Posture. 2012;35(4):556–560.

[9] Wilkin GP, Ibrahim MM, Smit KM, Beaule PE. A contemporary definition of hip dysplasia and structural instability: toward a comprehensive classification for acetabular dysplasia. J Arthroplasty. [Review]. 2017;32(9S):S20–S27.

[10] Henak CR, Abraham CL, Anderson AE, Maas SA, Ellis BJ, Peters CL, et al. Patient-specific analysis of cartilage and labrum mechanics in human hips with acetabular dysplasia. Osteoarthr Cartil. 2014;22(2):210–217.

[11] Henak CR, Ellis BJ, Harris MD, Anderson AE, Peters CL, Weiss JA. Role of the acetabular labrum in load support across the hip joint. J Biomech. 2011;44(12):2201–2206.

[12] Leunig M, Podeszwa D, Beck M, Werlen S, Ganz R. Magnetic resonance arthrography of labral disor- ders in hips with dysplasia and impingement. Clin Orthop Relat Res. 2004;418:74–80.

[13] Wiberg G. Studies on dysplastic acetabula and congenital subluxation of the hip joint: with special reference to the complication of osteoarthritis. Acta Chir Scand. 1939;83(Suppl):5–135.

[14] Murphy NJ, Eyles JP, Hunter DJ. Hip osteoarthritis: etiopathogenesis and implications for management. Adv Ther. [Review]. 2016;33(11):1921–1946.

[15] Clohisy JC, Dobson MA, Robison JF, Warth LC, Zheng J, Liu SS, et al. Radiographic structural abnor- malities associated with premature, natural hip-joint failure. J Bone Joint Surg Am. 2011;(93 Suppl 2):3–9.

[16] Solomon L. Patterns of osteoarthritis of the hip. J Bone Joint Surg Br. 1976;58(2):176–183.

[17] Reijman M, Hazes JM, Pols HA, Koes BW, Bierma-Zeinstra SM. Acetabular dysplasia predicts incident osteoarthritis of the hip: the Rotterdam study. Arthritis Rheum. 2005;52(3):787–793.

[18] Kosuge D, Yamada N, Azegami S, Achan P, Ramachandran M. Management of developmental dysplasia of the hip in young adults: current concepts. Bone Joint J. 2013;95-B(6):732–737.

[19] Cooperman D. What is the evidence to support acetabular dysplasia as a cause of osteoarthritis? J Pediatr Orthop. 2013;33(Suppl 1):S2e7.

[20] Mavcic B, Pompe B, Antolic V, Daniel M, Iglic A, Kralj-Iglic V. Mathematical estimation of stress distribution in normal and dysplastic human hips. J Orthop Res. 2002;20(5):1025–1030.

[21] Michaeli DA, Murphy SB, Hipp JA. Comparison of predicted and measured contact pressures in normal and dysplastic hips. Med Eng Phys. 1997;19(2):180–186.

[22] Smith RL, Carter DR, Schurman DJ. Pressure and shear differentially alter human articular chondrocyte metabolism: a review. Clin Orthop Relat Res. 2004;(427):S89–S95.

[23] Buckwalter JA. Osteoarthritis and articular cartilage use, disuse, and abuse: experimental studies. J Rheumatol Suppl. 1995;43:13–15.

[24] Jeffrey JE, Gregory DW, Aspden RM. Matrix damage and chondrocyte viability following a single impact

load on articular cartilage. Arch Biochem Biophys. 1995;322(1):87–96.

[25] Radin EL, Burr DB, Caterson B, Fyhrie D, Brown TD, Boyd RD. Mechanical determinants of osteoarthrosis. Semin Arthritis Rheum. 1991;21(3 Suppl 2):12–21.

[26] Radin EL, Martin RB, Burr DB, Caterson B, Boyd RD, Goodwin C. Effects of mechanical loading on the tissues of the rabbit knee. J Orthop Res. 1984;2(3):221–234.

[27] Setton LA, Mow VC, Muller FJ, Pita JC, Howell DS. Mechanical properties of canine articular cartilage are significantly altered following transection of the anterior cruciate ligament. J Orthop Res. 1994;12(4):451–463.

[28] Buckwalter JA, Lohmander S. Operative treatment of osteoarthrosis. Current practice and future development. J Bone Joint Surg Am. 1994;76(9):1405–1418.

[29] Coventry MB, Ilstrup DM, Wallrichs SL. Proximal tibial osteotomy. A critical long-term study of eighty-seven cases. J Bone Joint Surg Am. 1993;75(2):196–201.

[30] van Valburg AA, van Roermund PM, Marijnissen AC, van Melkebeek J, Lammens J, Verbout AJ, et al. Joint distraction in treatment of osteoarthritis: a two- year follow-up of the ankle. Osteoarthr Cartil. 1999;7(5):474–479.

[31] Klaue K, Wallin A, Ganz R. CT evaluation of cov- erage and congruency of the hip prior to osteotomy. Clin Orthop. 1988;232:15–25.

[32] Faciszewski T, Coleman SS, Biddulph G. Triple innominate osteotomy for acetabular dysplasia. J Pediatr Orthop. 1993;13(4):426–430.

[33] Hsin J, Saluja R, Eilert RE, Wiedel JD. Evaluation of the biomechanics of the hip following a triple osteotomy of the innominate bone. J Bone Joint Surg Am. 1996;78(6):855–862.

[34] Brand RA, Iglič A, Kralj-Iglič V. Contact stresses in the human hip: implications for disease and treatment. Hip Int. 2001;11(3):117–126.

[35] Hadley NA, Brown TD, Weinstein SL. The effects of contact pressure elevations and aseptic necrosis on the long-term outcome of congenital hip dislocation. J Orthop Res. 1990;8(4):504–513.

[36] Maxian TA, Brown TD, Weinstein SL. Chronic stress tolerance levels for human articular cartilage: two nonuniform contact models applied to long-term follow-up of CDH. J Biomech. 1995;28(2):159–166.

[37] Hipp JA, Sugano N, Millis MB, Murphy SB. Planning acetabular redirection osteotomies based on joint contact pressures. Clin Orthop Relat Res. 1999;364:134–143.

[38] Russell ME, Shivanna KH, Grosland NM, Pedersen DR. Cartilage contact pressure elevations in dysplastic hips: a chronic overload model. J Orthop Surg Res. 2006;1:6.

[39] Ateshian GA, Henak CR, Weiss JA. Toward patient-specific articular contact mechanics. J Biomech. 2015;48(5):779–786.

[40] Romano CL, Frigo C, Randelli G, Pedotti A. Analysis of the gait of adults who had residua of congenital dysplasia of the hip. J Bone Joint Surg Am. 1996;78(10):1468–1479.

[41] Harris MD, MacWilliams BA, Bo Foreman K, Peters CL, Weiss JA, Anderson AE. Higher medially-directed joint reaction forces are a characteristic of dysplastic hips: a comparative study using subject-specific musculoskeletal models. J Biomech. 2017;54:80–87.

[42] Pedersen EN, Alkjaer T, Soballe K, Simonsen EB. Walking pattern in 9 women with hip dyspla- sia 18 months after periacetabular osteotomy. Acta Orthop. 2006;77(2):203–208.

[43] Pedersen EN, Simonsen EB, Alkjaer T, Soballe K. Walking pattern in adults with congenital hip dysplasia: 14 women examined by inverse dynamics. Acta Orthop Scand. 2004;75(1):2–9.

[44] Sorensen H, Nielsen DB, Jacobsen JS, Soballe K, Mechlenburg I. Isokinetic dynamometry and gait analysis reveal different hip joint status in patients with hip dysplasia. Hip Int. 2019;29(2):215–221.

[45] Jacobsen JS, Nielsen DB, Sorensen H, Soballe K, Mechlenburg I. Joint kinematics and kinetics during walking and running in 32 patients with hip dysplasia 1 year after periacetabular osteotomy. Acta Orthop. 2014;85(6):592–599.

[46] Chang CF, Wang TM, Wang JH, Huang SC, Lu TW. Residual gait deviations in adolescents treated during infancy for unilateral developmental dysplasia of the hip using Pemberton's osteotomy. Gait Posture. 2012;35(4):561–566.

[47] Fiorentino NM, Atkins PR, Kutschke MJ, Foreman KB, Anderson AE. In-vivo quantification of dynamic hip joint center errors and soft tissue artifact. Gait Posture. 2016;50:246–251.

[48] Fiorentino NM, Kutschke MJ, Atkins PR, Foreman KB, Kapron AL, Anderson AE. Accuracy of func- tional and predictive methods to calculate the hip joint center in young non-pathologic asymptomatic adults with dual fluoroscopy as a reference standard. Ann Biomed Eng. 2016;44(7):2168–2180.

[49] Kirkwood RN, Culham EG, Costigan P. Radiographic and non-invasive determination of the hip joint center location: effect on hip joint moments. Clin Biomech (Bristol, Avon). 1999;14(4):227–235.

[50] Stagni R, Leardini A, Cappozzo A, Grazia Benedetti M, Cappello A. Effects of hip joint centremis- location on gait analysis results. J Biomech. 2000;33(11):1479–1487.

[51] Fiorentino NM, Atkins PR, Kutschke MJ, Goebel JM, Foreman KB, Anderson AE. Soft tissue artifact

causes significant errors in the calculation of joint angles and range of motion at the hip. Gait Posture. 2017;55:184–190.

[52] Atkins PR, Fiorentino NM, Aoki SK, Peters CL, Maak TG, Anderson AE. In vivo measurements of the ischiofemoral space in recreationally active participants during dynamic activities: a high-speed dual fluoroscopy study. Am J Sports Med. 2017;45(12):2901–2910.

[53] Kapron AL, Aoki SK, Peters CL, Anderson AE. Subject-specific patterns of femur-labrum contact are complex and vary in asymptomatic hips and hips with femoroacetabular impingement. Clin Orthop Relat Res. 2014;472(12):3912–3922.

[54] Kapron AL, Aoki SK, Peters CL, Maas SA, Bey MJ, Zauel R, et al. Accuracy and feasibility of dual fluoroscopy and model-based tracking to quantify in vivo hip kinematics during clinical exams. J Appl Biomech. 2014;30(3):461–470.

[55] Sato T, Tanino H, Nishida Y, Ito H, Matsuno T, Banks SA. Dynamic femoral head translations in dysplastic hips. Clin Biomech (Bristol, Avon). 2017;46:40–45.

[56] Uemura K, Atkins PR, Fiorentino NM, Anderson AE. Hip rotation during standing and dynamic activi- ties and the compensatory effect of femoral antever- sion: an in-vivo analysis of asymptomatic young adults using three-dimensional computed tomog- raphy models and dual fluoroscopy. Gait Posture. 2018;61:276–281.

[57] Liu R, Wen X, Tong Z, Wang K, Wang C. Changes of gluteus medius muscle in the adult patients with unilateral developmental dysplasia of the hip. BMC Musculoskelet Disord. 2012;13:101.

[58] Lenaerts G, De Groote F, Demeulenaere B, Mulier M, Van der Perre G, Spaepen A, et al. Subject-specific hip geometry affects predicted hip joint contact forces during gait. J Biomech. 2008;41(6):1243–1252.

[59] Heller MO, Bergmann G, Deuretzbacher G, Claes L, Haas NP, Duda GN. Influence of femoral anteversion on proximal femoral loading: measurement and simu- lation in four patients. Clin Biomech (Bristol, Avon). 2001;16(8):644–649.

[60] Song K, Anderson AE, Weiss JA, Harris MD. Musculoskeletal models with generic and subject-specific geometry estimate different joint biomechanics in dysplastic hips. Comput Methods Biomech Biomed Engin. 2019;20:1–12.

[61] Abraham CL, Knight SJ, Peters CL, Weiss JA, Anderson AE. Patient-specific chondrolabral contact mechanics in patients with acetabular dysplasia fol- lowing treatment with peri-acetabular osteotomy. Osteoarthr Cart. 2016;25(5):676–684.

[62] Anderson AE, Ellis BJ, Maas SA, Weiss JA. Effects of idealized joint geometry on finite element predictions of cartilage contact stresses in the hip. J Biomech. 2010;43(7):1351–1357.

[63] Henak CR, Anderson AE, Weiss JA. Subject-specific analysis of joint contact mechanics: application to the study of osteoarthritis and surgical planning. J Biomech Eng. 2013;135(2):021003.

[64] Henak CR, Carruth ED, Anderson AE, Harris MD, Ellis BJ, Peters CL, et al. Finite element predictions of cartilage contact mechanics in hips with retroverted acetabula. Osteoarthr Cartil. 2013;21(10):1522–1529.

[65] Knight SJ, Abraham CL, Peters CL, Weiss JA, Anderson AE. Changes in chondrolabral mechanics, coverage, and congruency following peri-acetabular osteotomy for treatment of acetabular retroversion: a patient-specific finite element study. J Orthop Res. 2017;35(11):2567–2576.https://doi.org/10.1002/ jor.23566.

[66] Anderson AE, Ellis BJ, Maas SA, Peters CL, Weiss JA. Validation of finite element predictions of car- tilage contact pressure in the human hip joint. J Biomech Eng. 2008;130(5):051008.

[67] Henak CR, Kapron AL, Anderson AE, Ellis BJ, Maas SA, Weiss JA. Specimen-specific predictions of con- tact stress under physiological loading in the human hip: validation and sensitivity studies. Biomech Model Mechanobiol. 2014;13(2):387–400.

[68] Chegini S, Beck M, Ferguson SJ. The effects of impingement and dysplasia on stress distributions in the hip joint during sitting and walking: a finite ele- ment analysis. J Orthop Res. 2009;27(2):195–201.

[69] Gu DY, Hu F, Wei JH, Dai KR, Chen YZ. Contributions of non-spherical hip joint cartilage surface to hip joint contact stress. Conf Proc IEEE Eng Med Biol Soc. 2011;2011:8166–8169.

[70] Hartig-Andreasen C, Troelsen A, Thillemann TM, Soballe K. What factors predict failure 4 to 12 years after periacetabular osteotomy? Clin Orthop Relat Res. 2012;470(11):2978–2987.

[71] Klaue K, Durnin CW, Ganz R. The acetabular rim syndrome. A clinical presentation of dysplasia of the hip. J Bone Joint Surg Br. 1991;73(3):423–429.

[72] Matheney T, Kim YJ, Zurakowski D, Matero C, Millis M. Intermediate to long-term results following the berneseperiacetabular osteotomy and predictors of clinical outcome: surgical technique. J Bone Joint Surg Am. 2010;92(Suppl 1 Pt 2):115–129.

[73] Okano K, Enomoto H, Osaki M, Shindo H. Jointcongruency as an indication for rotational acetabular oste- otomy. Clin Orthop Relat Res. 2009;467(4):894–900.

[74] Okano K, Yamada K, Takahashi K, Enomoto H, Osaki M, Shindo H. Joint congruency in abduction before surgery as an indication for rotational acetabu- lar osteotomy in early hip osteoarthritis. Int Orthop. 2010;34(1):27–32.

[75] Yasunaga Y, Yamasaki T, Ochi M. Patient selec- tion criteria for Periacetabular osteotomy or rota- tional acetabular osteotomy. Clin Orthop Relat Res.

2012;470(12):3342–3354.

[76] Genda E, Iwasaki N, Li G, MacWilliams BA, Barrance PJ, Chao EY. Normal hip joint contact pressure distribution in single-leg standing–effect of gender and anatomic parameters. J Biomech. 2001;34(7):895–905.

[77] Genda E, Konishi N, Hasegawa Y, Miura T. A computer simulation study of normal and abnormal hip joint contact pressure. Arch Orthop Trauma Surg. 1995;114(4):202–206.

[78] Iglič A, Kralj-Iglič V, Daniel M, Maček-Lebar A. Computer determination of contact stress distribution and size of weight bearing area in the human hip joint. Comput Methods Biomech Biomed Engin. 2002;5(2):185–192.

[79] Ipavec M, Brand RA, Pedersen DR, Mavcic B, Kralj-Iglic V, Iglic A. Mathematical modelling of stress in the hip during gait. J Biomech. 1999;32(11):1229–1235.

[80] Pompe B, Daniel M, Sochor M, Vengust R, Kralj-Iglič V, Iglic A. Gradient of contact stress in normal and dysplastic human hips. Med Eng Phys. 2003;25(5):379–385.

[81] Abraham CL, Maas SA, Weiss JA, Ellis BJ, Peters CL, Anderson AE. A new discrete element analysis method for predicting hip joint contact stresses. J Biomech. 2013;46(6):1121–1127.

[82] Harris MD, AndersonAE, Henak CR, Ellis BJ, Peters CL, Weiss JA. Finite element prediction of cartilage contact stresses in normal human hips. J Orthop Res. 2012;30(7):1133–1139.

[83] Steppacher S, Tannast M, Werlen S, Siebenrock K. Femoral morphology differs between deficientand excessive acetabular coverage. Clin Orthop Relat Res. 2008;466(4):782–790.

[84] Abraham CL, Knight SJ, Peters CL, Weiss JA, Anderson AE. Patient-specific chondrolabral contact mechanics in patients with acetabular dysplasia fol- lowing treatment with peri-acetabular osteotomy. Osteoarthr Cartil. 2017;25(5):676–684.

[85] Gosvig KK, Jacobsen S, Sonne-Holm S, Palm H, Troelsen A. Prevalence of malformations of the hip joint and their relationship to sex, groin pain, and risk of osteoarthritis: a population-based survey. J Bone Joint Surg Am. 2010;92(5):1162–1169.

[86] Tian FD, Zhao DW, Wang W, Guo L, Tian SM, Feng A, et al. Prevalence of developmental dysplasia of the hip in Chinese adults: a cross-sectional survey. Chin Med J. 2017;130(11):1261–1268.

[87] Wyles CC, Heidenreich MJ, Jeng J, Larson DR, Trousdale RT, Sierra RJ. The John Charnley award: redefining the natural history of osteoar- thritis in patients with hip dysplasia and impinge- ment. Clin Orthop Relat Res. [Comparative Study]. 2017;475(2):336–350.

[88] Kraeutler MJ, Garabekyan T, Pascual-Garrido C, Mei-Dan O. Hip instability: a review of hip dyspla- sia and other contributing factors. Muscles Ligaments Tendons J. [Review]. 2016;6(3):343–353.

[89] Crawford MJ, Dy CJ, Alexander JW, Thompson M, Schroder SJ, Vega CE, et al. The 2007 Frank Stinchfield Award. The biomechanics of the hip labrum and the stability of the hip. Clin Orthop Relat Res. 2007;465:16–22.

[90] Myers CA, Register BC, Lertwanich P, Ejnisman L, Pennington WW, Giphart JE, et al. Role of the acetabular labrum and the iliofemoral ligament in hip stability: an in vitro biplane fluoroscopy study. Am J Sports Med. 2011;39(Suppl):85s–91s.

[91] Safran MR, Lopomo N, Zaffagnini S, Signorelli C, Vaughn ZD, Lindsey DP, et al. In vitro analysis of peri-articular soft tissues passive constraining effect on hip kinematics and joint stability. Knee Surg Sports Traumatol Arthrosc. 2013;21(7):1655–1663.

[92] Kapron AL, Aoki SK, Peters CL, Anderson AE. In-vivo hip arthrokinematics during supine clini- cal exams: application to the study of femoroacetabu- lar impingement. J Biomech. 2015;48(11):2879–2886.

第五章 髋关节的生物力学——从正常髋关节到髋关节不稳定

K. C. Geoffrey Ng, Marcus J. K. Bankes, Justin P. Cobb, Jonathan R. T. Jeffers

缩写

2D	二维
3D	三维
ACEA	前方 CE（中心边缘）角
AIIS	髂前下棘
ASIS	髂前上棘
AWI	前壁指数
CT	计算机断层扫描
FABER	屈曲外展外旋
FADIR	屈曲内收内旋
FAI	股骨髋臼撞击
FEAR	股骨头骺线与髋臼顶指数
DDH	发育性髋关节发育不良
GJH	广义关节高活动性
GT	大转子
IL	髂骨
ILFL	髂股韧带
IS	坐骨
ISFL	坐股韧带
LCEA	外侧 CE 角
LT	小转子
MRI	磁共振成像
PAO	髋臼周围截骨
PB	耻骨
PBFL	耻股韧带
PSIS	髂后上棘
PWI	后壁指数
THA	全髋关节置换术
ZO	轮匝带

K. C. G. Ng (✉) · J. P. Cobb
MSk Lab, Department of Surgery and Cancer,
Imperial College London, London, UK
e-mail: kc.geoffrey.ng@imperial.ac.uk;
j.cobb@imperial.ac.uk

M. J. K. Bankes
Department of Orthopaedics, Guy's and St Thomas'
NHS Foundation Trust, London, UK

Fortius Clinic, London, UK
e-mail: bankes@fortiusclinic.com

J. R. T. Jeffers
Department of Mechanical Engineering, Imperial
College London, London, UK
e-mail: j.jeffers@imperial.ac.uk

© Springer Nature Switzerland AG 2020
P. E. Beaulé (ed.), *Hip Dysplasia*, https://doi.org/10.1007/978-3-030-33358-4_5

> **关键学习要点**
>
> ・与髋关节发育不良（DDH）相关的不稳定性可归因于骨性（即骨性覆盖不足或形态不佳）和软组织异常（即关节囊功能无效）。
>
> ・髋关节囊由 3 种纤维韧带组成：髂股韧带、坐股韧带和耻股韧带。每个韧带都有不同的起止点和功能来稳定关节。髂股韧带

负责增强大部分前外侧关节囊，以限制髋关节的外旋和前移。

· 在极度屈伸活动时，轮匝带在股骨颈周围形成产生稳定的项圈，类似于光圈机制。不破坏轮匝带至关重要，因为其类似"衣领"的锁定作用就像是骨性髋臼的"倒置马蹄"，并且可能是对抗关节分离和防止边缘负荷的重要机制。

· DDH 相关的关节囊特征（即较薄 / 较松）与健康的髋部或病理性盂唇软骨病的髋部的关节囊特性（即中度至较厚 / 较紧）不同，这表明在保髋手术期间是否需要对关节囊进行处理应取决于几个因素（例如年龄、BMI、性别、软骨损伤、髋臼局部或整体覆盖不足，术中不稳定的证据，肌肉功能差）。

· 作为 DDH 的首选手术干预，髋臼周围截骨术（PAO）可以提供骨结构稳定性。然而，重新排列的髋臼可以导致前外侧关节囊的松弛，从而增加内收和伸直时的不稳定。

概述

髋关节发育不良（DDH）的特征是股骨头周围的髋臼覆盖不足，这仍然是骨科面临的一个挑战。病理力学过程与轻度髋关节半脱位，过度活动度和临床明显脱位有关；这些因素在很大程度上不利于关节负荷，早期髋关节退变，并导致年轻成人全髋关节置换术（THA）的数量增加。

Roser 和 Salter 的早期研究描述了髋关节的不稳定性特征，并设计出对骨结构矫形和软组织重排的方法，以减少婴儿期的脱位。但是，从那时起，他们的注意力就转移到了优先考虑不稳定的影像学指征和手术治疗的有效性，而常常忽略了疾病过程、手术干预和康复过程中的骨结构与软组织松弛之间的关系。因此，虽然在文献中已经很好地定义了发育不良的概念，但对不稳定和疾病过程的了解仍不清楚。在发育不良的髋关节中，

不匹配的关节可导致早期的结构和功能不适应，导致进行性的软骨退化，然后将导致更多地依赖软组织约束来保持静态稳定性。

髋关节囊韧带在平衡功能移动性和关节稳定性方面发挥重要作用；人们对它们对髋部力学，手术管理和各种疾病过程的贡献的了解不断发展。必须了解髋关节不稳定是如何归因于骨结构覆盖不足或软组织关节囊的松弛，从而描述多因素对 DDH 的影响。本章的目的是对髋关节囊的功能解剖学的进行深入了解，包括其对稳定性的贡献和对髋臼重定向的影响。

关节囊的功能解剖

韧带主要包括 Ⅰ 型胶原（85%）以及 Ⅲ 型、Ⅵ 型、Ⅴ 型、Ⅺ 型和 ⅩⅣ 型（15%）。髋关节发育不良和不稳定与关节囊韧带中 Ⅲ 型胶原水平升高有关；而进行性关节退变与软骨中 Ⅲ 型胶原水平升高有关。髋关节囊本身由 3 条纤维韧带组成：髂股韧带、坐股韧带和耻股韧带；每个韧带都有不同的起止点和功能作用来稳定关节。髂股韧带由外侧和内侧的纤维分支形成，它们从（骨盆的）髂前下棘一起延伸，止于股骨粗隆间线，形成 Bigelow 倒"Y"形韧带（图 5.1）。髂股韧带覆盖在股骨头的前方和前外侧，主要在外旋和伸展过程中加强髋关节。坐股韧带附着在坐骨和后方粗隆间线上，围绕股骨头后部缠绕，在中立位置内旋时以及联合屈曲内收动作（即 FADIR）时增强髋关节稳定性。耻股韧带起自耻骨上支，并与内侧髂股韧带和下坐股韧带汇合，止于股骨，加强下方关节囊，在髋关节伸展过程中限制过度外展和外旋。

作为次要的囊内约束，三角形的股骨头圆韧带在的髋臼周缘的下切迹和股骨头凹之间起增强作用。作为覆盖脂肪垫的小型辅助韧带，韧带为小血管和股骨头的神经支配提供了依附的管道，并且在本体感觉以及结构稳定性中起着至关重要的作用。

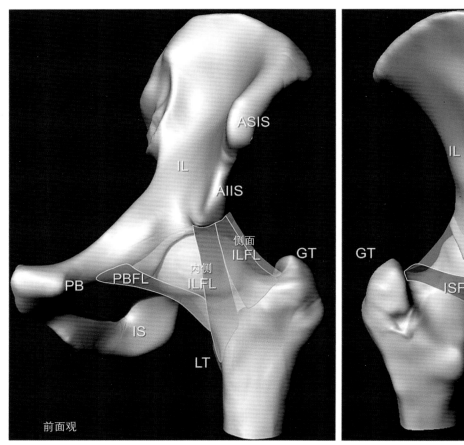
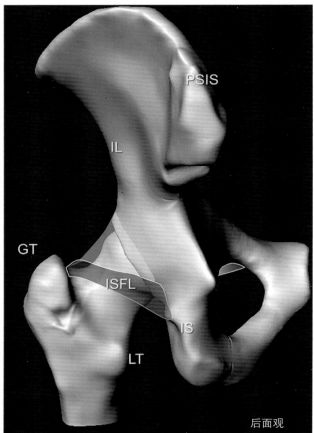

图 5.1 髋关节囊韧带以左侧髋关节模型显示，位于中立位置，显示髂股韧带（ILFL）内外侧束、耻股韧带（PBFL）和坐股韧带（ISFL）。图中标识出髂前上棘（ASIS），髂前下棘（AIIS），髂后上棘（PSIS），髂骨（IL），耻骨（PB），坐骨（IS），大小粗隆（GT 和 LT）以供参考

除了主关节囊韧带的纵向纤维，轮匝带的环形纤维在髋关节极度弯曲 – 伸展时形成类似于光圈的环绕股骨颈的稳定性颈领。这可能有助于滑液在中央和周围腔室之间的循环，并使股骨头居中以稳定关节（图 5.2）。从功能上讲，后方轮匝带在关节伸直过程中环绕并向前固定头部中置。在深度屈曲时，前方轮匝带固定股骨头，并向后固定头部（图 5.3）。

关节囊对稳定性的贡献

长期以来，人们一直认为髂股韧带在横截面积上较粗大，在髋臼附近的区域较坚韧，表明前侧关节囊是比后侧关节囊更强大。由于许多关于材料特性的早期研究是从非病理性髋关节尸体标本切除的关节囊中获取的，因此，已经发展出了多种成像方式，可以使用磁共振成像（MRI）来测量病理性髋关节囊的厚度。

有趣的是，Weidner 等回顾有症状的凸轮型、钳夹型或混合髋臼撞击综合征（FAI）患者的影像学资料，注意到前上方区域和髂股韧带最厚（6mm）。此外，轮匝带在后区更突出，并且那里的关节囊更薄、更长。最近，Rakhra 等的 MRI 研究进一步比较了 3 组：病理性凸轮髋股撞击综合征（FAI）髋关节、病理盂唇病变髋关节和健康对照组髋关节。结果显示，与对照组的关节囊厚度［（5.3 ± 2.3）mm，$P=0.026$］相比，病理性凸轮 FAI 组和病理性盂唇病变髋关节组具有相似的关节囊厚度（6.8 ± 1.6）mm。凸轮形态的大小和严重程度与关节囊厚度之间没有相关性。当患者以仰卧位拍摄

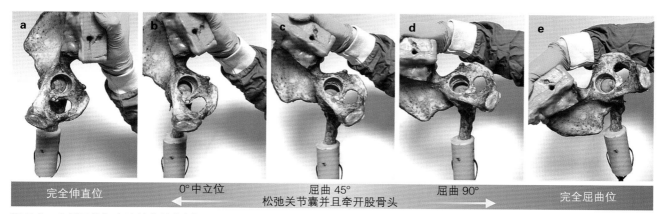

图 5.2　右侧尸体标本髋关节的内侧视图：通过马蹄窝的通道（去除髋臼底）完整保留股骨头和关节囊，从而可观察到关节囊和轮匝带的盘绕孔径机制。当 10N 的牵引负荷悬挂在股骨上时，孔径机制表现为：（a）完全伸直位（关节囊盘绕使股骨头内移）。（b）0° 中立位（关节囊开始解除盘绕和松弛）。（c）屈曲 45°（关节松弛，股骨头被牵开）。（d）屈曲 90°（关节囊开始盘绕并开始将股骨头内移）。（e）完全屈曲位（关节囊盘绕保持股骨头中置内移），从"完全屈曲"到"完全伸展"的相反顺序可以得到相同的观察结果

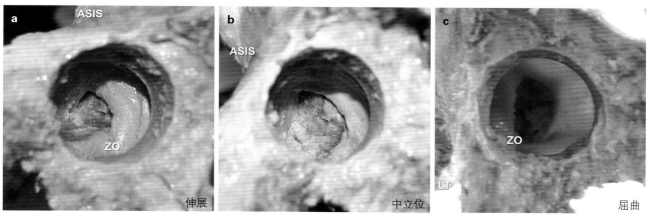

图 5.3　右侧髋部尸体标本通过马蹄窝通道从内向外的视野（取出髋臼底和股骨头），关节囊完整，表明（a）髋关节伸直时轮匝带（ZO）的后"领"收紧。（b）中立位时关节囊松弛。（c）髋关节深度屈曲时收紧轮匝带（ZO）的前"领"。图中标识出髂前上棘（ASIS）和小粗隆（LT）以供参照

影像时，关节囊较厚的区域对应于较短的关节囊长度，这也可能解释髋关节前部的紧绷感和疼痛症状。就功能稳定性而言，这也可以表明，轮状带的孔径机制将这些后方的薄层纤维集中，在髋关节伸直的过程中，产生了稳定的孔径机制。

关节囊尺寸和力学性能的改变可以帮助诊断疾病过程和预测退化前的症状。然而，许多先前研究病理学队列的研究并未将关节囊的大小与僵硬症状联系在一起，而僵硬症状可作为退变过程的功能性生物标志。虽然在病理性关节炎或髋关节 FAI 中，关节囊往往更厚，这使髋关节更僵硬，但对于 DDH 或关节松弛症患者可能不是如

此。与病理性的 FAI 髋关节形成对比，Devitt 等学者研究了广义关节过度活动度（Generalized Joint Hypermobility，GJH）以及关节囊厚度两者之间的关系，表明较高的 Beighton 评分与较薄的关节囊相关。在他们的队列中，有一些边缘发育不良的患者（外侧中心边缘角度 LCE 范围 21° ~25°），因为 GJH 可以是髋关节不稳定和 DDH 的常见指征。他们还观察到，在较大的 GJH 患者中，圆韧带断裂的发生率更高，这可能表明圆韧带在限制不稳定的髋关节更大的运动范围方面起着更大的作用。因此，虽然关节囊组织尺寸（即厚度和长度）可以适应进行性关节炎，产生横截面积更

宽和更紧密的关节囊韧带，但更多注意力应该用于观察 GJH 和 DDH 患者的自然内在稳定性的缺失。

自设计多轴试验以来已经有几项针对每个关节囊韧带如何增强关节稳定性和保护边缘负荷的研究。Martin 等学者的第一组研究是通过逐步切除韧带的方法来分析每组关节囊韧带的贡献。这提供了单一韧带各自所对应的旋转活动限制的见解，其中松解外侧髂股韧带极大地增加了屈曲和中立位的外旋，以及伸直位的内旋。另一类似的逐步切除韧带研究同样证实，外侧髂股韧带提供了主要的外旋约束作用，而耻股韧带则限制了伸直位的髋关节外旋和外展动作。此外，在较大范围的外旋中，盂唇和圆韧带也起到了次要的约束作用；

而关节囊、盂唇和轮匝带的结构对于旋转和关节分离稳定性至关重要。尽管在许多这些体外研究中都观察了老年的非病理性髋关节，但这些发现是最早提供重要临床见解的证据之一，涉及哪些韧带负责旋转稳定性以及哪些韧带可能在手术期间松解或避免（图 5.4）。

关节囊切开和修复的作用

随着体外实验证据的增加，一些研究能够帮助我们更好地理解特定关节囊切开类型、手术通道大小、修复策略和关节囊缺陷的机械效应对髋关节稳定性的影响。几项研究评估了传统的通道间关节囊切开术和"T"形囊切除术（通常用于关

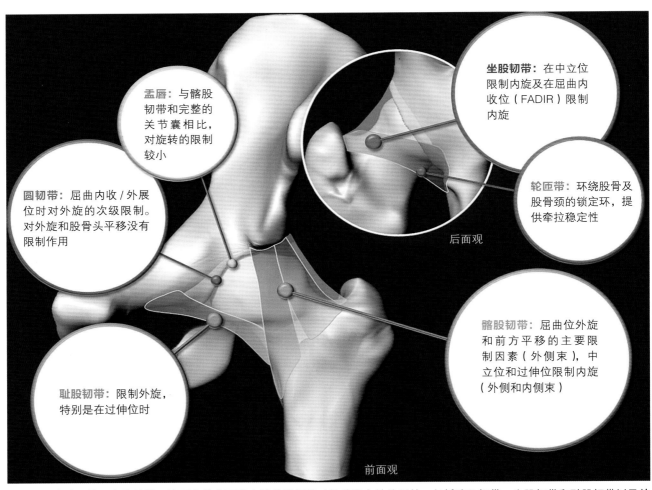

图 5.4 体外尸体研究的总结，该研究检查了单个关节囊韧带对关节稳定性的贡献，包括髂股韧带、坐股韧带和耻股韧带以及轮匝带、圆韧带和盂唇的作用

节镜下凸轮 / 钳形骨软骨成形术、盂唇修复和清理）的区别。结果证实，破坏髂股韧带后关节活动的显著增加。两种类型的关节囊切开术在稳定性上存在细微差异，其中常见的关节镜下囊切开术步骤（即通道置入，通道间关节囊切开术，"T"形囊切开术）增加了髋关节活动范围（内 – 外旋转，外展 – 内收，屈伸 – 伸展）。随后，许多研究表明，关节囊的闭合和部分重建能够将关节的稳定性恢复到更接近完整关节囊的状态。

尽管上述研究报告了显著的差异性，但他们使用了老年人的髋关节标本（平均年龄范围为51~78 岁），并且没有任何髋关节病理（例如凸轮 / 钳夹型撞击、发育异常），因此这可能并不能代表早发髋关节疼痛或不稳定的年轻患者。另外，最新的关节囊切开术（即前中通道和前外侧通道扩张技术）表明，它可以保留髂股韧带完整性，而无须进行关节内修复。然而，该方法尚未解决髋关节固有的不稳定或发育不良的问题。

不稳定的特征

髋关节不稳通常与活动过度、松弛、半脱位和脱位有关，这可能与关节囊内和囊外特征有关。在这些特征中，有几个因素需要进一步考虑和研究，这些因素可以共同诱发不稳定，包括疾病和综合征，关节静态稳定装置（关节内），动态稳定装置（肌肉），髋臼和股骨的骨骼形态以及医源性因素（图 5.5）。特别是在 DDH 中，我们应专注于髋臼结构覆盖，股骨形态和关节囊松弛的作用。

髋臼覆盖和股骨形态

尽管 Wiberg 角或外侧中心边缘角（LCEA）仍是常规的 X 线片测量方法，可从 2D 平面图像中诊断 DDH，但随着各种影像技术和多平面成像方法的发展，人们对髋臼覆盖不足的了解仍在不断增加。与 LCEA 结合使用时，可以包括其他影像

学测量指标，例如：Tönnis 角、前壁指数（AWI）、后壁指数（PWI）和股骨骺线髋臼顶指数（FEAR），以帮助区分轻度 / 临界性发育不良的病例。

另外，骨盆和股骨远端的 3D 计算机断层扫描（CT）图像可提供更全面的股骨形态和力线分析（例如髋臼和股骨前倾）。有趣的是，Gaffney 等应用了统计形状模型来比较女性发育不良的髋关节和对照组髋关节之间的 3D 几何变化，表明发育不良的髋部有明显的股骨前倾和较长的颈部。随着越来越多的证据表明合并 DDH 和股骨头颈形态异常的患者可发生关节内损伤，这些发现为了解股骨和髋臼异常之间的相互作用提供了新的见解。但是，尚不清楚头颈部交界处的重新成型会如何影响发育不良的髋关节的盂唇密封性和关节囊的生物力学，以及是否会危及更进一步的髋臼截骨术前后的长期生存率。

随着人们对保留髋关节手术关节囊处理的兴趣日益浓厚，必须描述每个手术阶段对功能活动性和稳定性的贡献。在唯一一项有文献记载的体外尸体标本研究中，研究了一个形态完整的具有凸轮形态的病理队列，以及许多中度或重度 α 角（代表有凸轮 FAI 的有症状人群）的年轻男性髋关节标本。该研究采用了 6° 自由度的机器人测试平台，以在负载和位置控制期间（即分别在运动和复位范围内）旋转髋关节。结果显示，在深度屈曲和内旋时，凸轮畸形贡献占完整髋关节对软骨 – 盂唇交界处髋关节扭转负荷的 21% ~27%（图 5.6）；凸轮切除手术后，这一负荷大大减少了。随后，检查了髋关节的横移，以帮助确定系列手术阶段对关节不稳定性的影响。凸轮切除手术在髋关节高度屈曲时外旋使髋关节中心外移，从而使其相对于完整髋关节的微不稳定性增加 31%。这表明医源性微不稳定性可能是由于术后静态功能（关节囊）和动态（肌肉）稳定性恢复之前过度运动引起的。尽管关节囊修复在深度屈曲过程中略微限制了外旋，但在其他测试位置中无效，部分原因是较大的天然股骨头能保持关节稳定性，并且凸轮畸形并未过度切除。由于股骨头自然呈贝壳

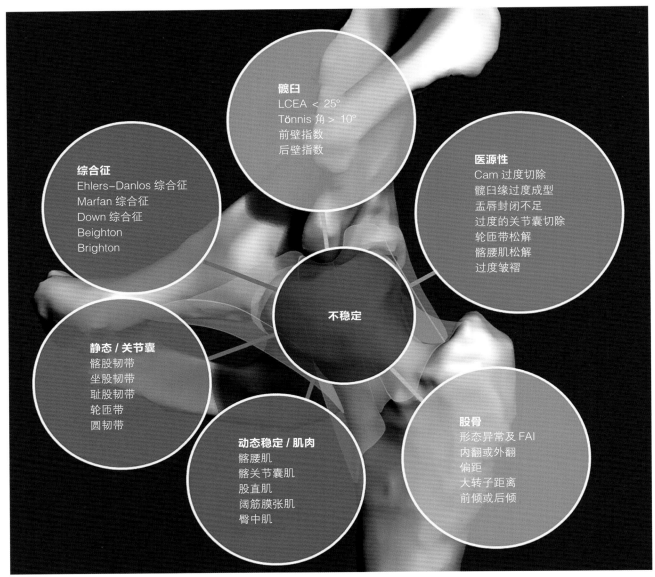

图 5.5 导致不稳定的常见因素的总结，包括股骨和髋臼的骨结构（黄色）、软组织（蓝色）和医源性因素（绿色）（LCEA，外侧中央边缘角）

状，并且形状很精确，可以保持盂唇密封并有效分配负荷，如果过度切除了轻度的凸轮形态，可能会导致效果欠佳。

这同样适用于髋关节发育不良和不稳定。为了使骨性不稳定性最小化并提供足够的结构覆盖，通常在外科手术时处理并重新定向髋臼。然而，已知较低的 LCEA 和其他解剖学参数可能与进行性骨关节炎和较高的动态不稳定性有关，但目前尚无明确的影像学阈值可将任何症状和关节不稳归因于髋臼骨性覆盖不足或关节囊功能缺陷。未

来的研究不仅应继续进一步研究髋臼覆盖不足的严重程度和位置，而且对股骨形态和关节囊功能的更好了解将有助于预测半脱位、轻度不稳定和脱位的风险。

关节囊松弛

描述关节固有松弛度和关节力学之间的关系是一项相当困难的任务，而设计物理测试方法来测试材料性能则更加困难。据我们所知，很少有

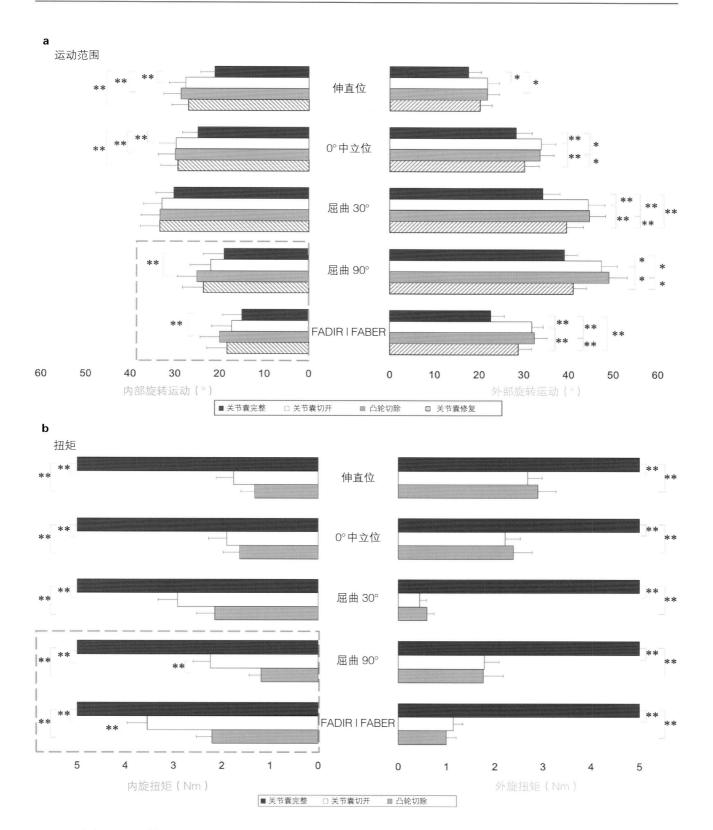

图 5.6 在有髋臼股骨撞击综合征的髋关节中，在每个测试阶段检查（a）运动范围和（b）内外旋转扭矩：关节囊完整、关节囊切开、凸轮切除和关节囊修复（仅检测运动范围），并报告为平均误差和标准误差。凸轮切除后进一步增加了深度屈曲时的内旋（突出显示虚线）（FADIR，屈曲内收内旋；FABER，屈曲外展外旋；显著差异 *，$P < 0.05$；**，$P < 0.01$）

体外研究模拟关节囊松弛，并仅限于测试非病理性髋关节标本。DDH（即较薄 / 较松的关节囊）相关的关节囊特征和机械性能与健康的髋关节或病理性软骨 – 盂唇病变的髋关节（即中度到较厚 / 更紧的关节囊）相比区别明显，保髋手术中是否需要对关节囊进行处理应取决于几个因素（例如年龄、BMI、性别、软骨损伤、髋臼局部或整体覆盖不足、术中证实不稳定、肌肉功能不佳）。有趣的是，发育异常的髋关节也可能意味着股骨前倾角和颈长增加，这可能导致更长的髂股韧带（从骨盆的髂前下棘到股骨粗隆间线包裹股骨头前方），更重要的是，这同样解释了前方关节囊松弛度的增加的原因。

为了解决关节镜下关节囊切开过程中的 GJH 和关节囊松弛问题，关节囊修复正在成为轻度和临界性 DDH 的常规治疗方法，但持续的争论是：是否和如何修复关节囊。特别是需要非常小心，以免在关节囊紧缩缝合过程中使关节囊过紧，使其比正常的更僵硬。假设关节松弛和异常时需要将关节囊修复或者紧缩，Jackson 等在体外模拟了关节不稳定并得出结论，边对边缝合仅仅降低了部分关节牵开的抵抗，而关节囊滑移紧缩缝合能够恢复关节稳定性。此外，Johannsen 等还研究了关节囊松弛的影响，实验将非病理性的髋关节前方关节囊进行牵张伸展，从而导致整体关节松弛和不稳定。他们指出，前侧关节囊主要控制旋转和水平移位，建议采用更保守的关节囊切开术并小心保留髂股韧带。相反，Hebert 等的研究模拟了与常见的关节炎情况相关髋部积液模型，认为积液可降低髋部活动度。

作为常规手术的一部分，进行关节囊紧缩或修复总是很有诱惑力的，但髋关节的稳定性和退变状态应在术中进一步评估。由于保髋手术试图恢复关节功能，至关重要的是要考虑关节囊内的情况，以及髋关节固有的松紧程度（如关节松弛与关节僵硬）。如果患者有固有的关节松弛，可以更多地注意髂股韧带上的髂关节囊肌，以免破坏肌肉和与关节囊的黏附。

髋臼重排术后的关节囊功能

当髋臼重排术被认为是解决 DDH 的必要方法时，有许多因素需要纳入考虑，如结构排列和位置。在几个重建髋臼的骨盆截骨术中（例如髋臼造盖、髋臼成形术、Chiari 截骨、球形截骨、旋转截骨等），Bernese 髋臼周围截骨术（PAO）已成为年轻成年患者 DDH 首选的截骨术。

如 Ganz 等所设计经典的 PAO 通过坐骨（邻近卵圆窝下沟）、耻骨和髋臼上方位置截骨后分离髋臼成为一个独立的部分。在旋转髋臼和充分提供股骨头覆盖后，PAO 的目的是恢复髋关节功能和生物力学，改善症状，防止退行性改变。该手术可改善髋臼覆盖，并显示出有望长期生存结果。但是，有几个因素可能会影响生存率，并需要进一步检查，例如确保既保留关节囊功能，同时又能确保股骨头与重定向的髋臼之间的关节对合关系。尽管 PAO 后恢复了髋臼的结构性覆盖，但可能意味着固有松动的关节囊在手术后如何进一步松弛，尤其是髂股韧带的松弛（图 5.7）。

在我们探索性的体外标本研究中，我们检查了 DDH（LCEA < 20°，Tönnis 角 > 10°，FEAR 指数 > 2°）的尸体髋关节，以检查 PAO 前后 DDH 的关节囊功能。将每例发育异常的髋部标本去除软组织只剩骨性结构和关节囊，然后安装到 6° 自由度工业机器人（TX90, Stäubli）上，以评估在各种屈曲角度（伸直位、中立位 0°、屈曲 30°、屈曲 60°、屈曲 90°）时的内外旋转和外展内收旋转，类似于我们之前的测试规程。术前，我们的初步发现表明，发育不良的髋关节部不足以提供结构稳定性，显示出总体上更大的内外旋转和整个屈曲过程中更大的外展活动度。对完整的发育不良的髋关节进行测试后，对每个髋关节进行一次 PAO（由 MJKB 执行），然后重新进行测试以检查运动范围的变化。在手术过程中完整保留了关节囊韧带。术后，PAO 明显将髋关节中心向内下方降低，从而使前外侧关节囊松弛（图 5.8）。

术后外旋和外展减少，因为髋臼重新定向提

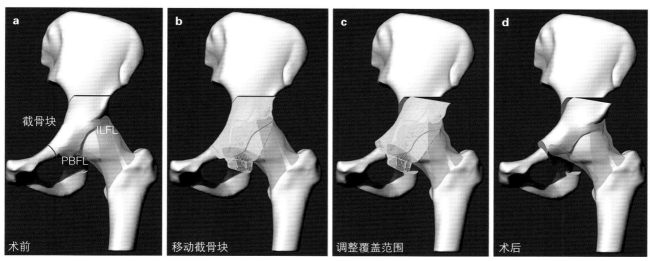

图 5.7　左侧髋关节模型的前视图显示髋臼周围截骨术（PAO）的不同阶段：（a）可见到 PAO 术前的状况，线条显示髋臼截骨块、拉紧的髂股韧带（ILFL）和耻股韧带（PBFL）。（b）截断并使带髋臼的截骨块可移动。（c）重新调整和定向髋臼骨块的方向。（d）检查术后情况。髋臼重定向使股骨头得到更多的外侧覆盖，但前外侧关节囊松弛

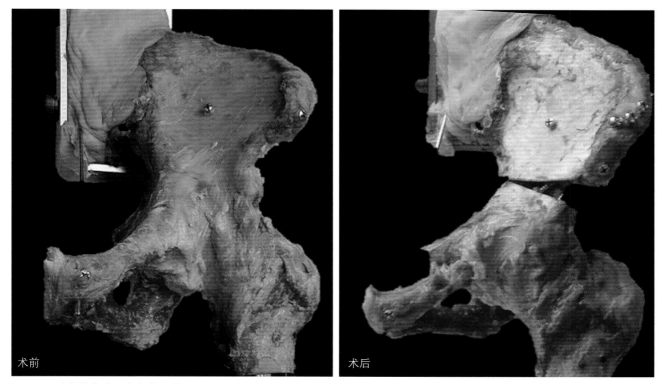

图 5.8　我们的实验研究中的左侧 DDH 髋关节尸体标本的前视图，以检查髋臼周围截骨术（PAO）之前（左）和之后（右）的关节囊力学。PAO 手术保留了关节囊上韧带的附着，但向内下方移动了髋关节中心，从而使前外侧囊松弛

供了股骨头更多的外侧覆盖。然而，由于变松弛的前方关节囊，因此在中立位和伸直过程中对内旋和内收的限制很少。

　　PAO 手术可以成功地提高髋关节骨结构的稳定性，并降低其过度活动，尽管它可能使前外侧关节囊松弛，并增加内收和伸展位不稳定性（图5.9）。这项研究将阐明如何将术后不稳定性归因于髋臼覆盖不足继发的关节囊的不稳定，以及是否

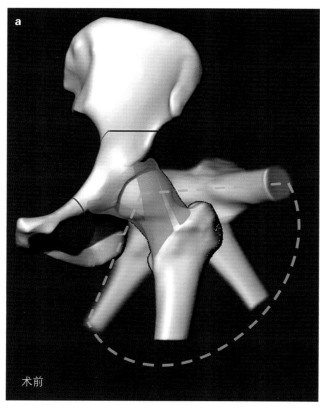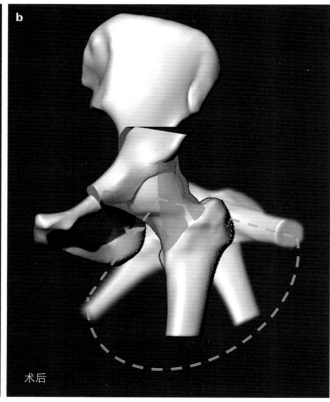

图 5.9　左髋关节模型的前视图，显示出髋臼周围截骨术（PAO）前后的运动范围。（a）术前，髋臼覆盖不足不能提供足够的结构稳定性，导致外展活动度的增加和关节整体高活动度。（b）术后，髋臼重定向提供了更多的骨结构稳定性，减少了高活动度，以及屈曲和外展活动度，但松弛了前外侧关节囊，这可能会导致内收和伸展活动的增加。

需要进行更大的矫正或旋转截骨术进行关节囊重建 / 加固。

　　在前方关节囊松弛的情况下，还需要更多地强调肌肉活动、脊柱骨盆平衡和有效康复的作用，以提供髋关节周围的动态稳定性。这些初步发现支持 DDH 的发病机制，并提示骨性髋臼结构以及关节囊都对平衡关节稳定性起相应的作用。

　　为了保护天然的髋关节并延缓关节退变，在不进一步引起医源性不稳定并损害髋关节活动度和功能的前提下，阐明所需的髋臼重新定向和关节囊改造的程度至关重要，因为髋关节镜手术失败后的 PAO 手术效果也不理想。

总结

　　髋关节不稳定应归因于骨性（即骨覆盖不足或形态不良）和软组织异常（即关节囊功能失效）。髋关节力学的前沿已经趋向于如何更好地对关节囊进行处理。因此，我们着重强调了关节囊的基本特性，以帮助理解和预测关节不稳定、症状、损伤和术后功能。我们重点选择性地探讨了一些体外尸体标本研究，研究了关节囊韧带的材料特征、功能性关节活动度和稳定性，以及外科治疗技术。由于 DDH 和其他常见的年轻髋关节病变的外科手术治疗可以减少负荷以及软骨下骨和软骨发生退行性变的风险，因此下一步可能要检查首先发生变化以响应形态和神经肌肉特征的地方（即软骨下骨、软骨、关节囊），以及这些指标是否在术后得以改善。

　　在外科治疗过程中，要避免破坏轮匝带，因为其类似"衣领"的锁定作用就像骨性髋臼上的一个"倒马蹄"，可能是一个重要的机械装置来对抗关节分离和保护关节边缘负荷。此外，更好地了解关节囊的特性可以制订更合适的手术方

案，以确保术后不稳定不会发生。为了保持髋关节的功能和稳定性，我们应该始终尽可能保持股骨头大小和股骨颈长度，在不破坏轮匝带的部位进入关节，并在不改变关节负荷的情况下修复关节囊。

参考文献

[1] Klaue K, Durnin CW, Ganz R. The acetabular rim syndrome. A clinical presentation of dysplasia of the hip. J Bone Joint Surg Br. 1991;73(3):423–429.

[2] Monazzam S, Bomar JD, Cidambi K, Kruk P, Hosalkar H. Lateral center-edge angle on conven- tional radiography and computed tomography. Clin Orthop Relat Res. 2013;471(7):2233–2237.

[3] Wyles CC, Heidenreich MJ, Jeng J, Larson DR, Trousdale RT, Sierra RJ. The John Charnley award: redefining the natural history of osteoarthritis in patients with hip dysplasia and impingement. Clin Orthop Relat Res. 2017;475(2):336–350.

[4] Wilkin GP, Ibrahim MM, Smit KM, Beaule PEA. Contemporary definition of hip dysplasia and structural instability: toward a comprehensive clas- sification for acetabular dysplasia. J Arthroplast. 2017;32(9S):S20–S27.

[5] Harris MD, MacWilliams BA, Bo Foreman K, Peters CL, Weiss JA, Anderson AE. Higher medially-directed joint reaction forces are a characteristic of dysplastic hips: a comparative study using subject-specific mus- culoskeletal models. J Biomech. 2017;54:80–87.

[6] Chegini S, Beck M, Ferguson SJ. The effects of impingement and dysplasia on stress distributions in the hip joint during sitting and walking: a finite element analysis. J Orthop Surg Res. 2009;27(2):195–201.

[7] Russell ME, Shivanna KH, Grosland NM, Pedersen DR. Cartilage contact pressure elevations in dysplas- tic hips: a chronic overload model. J Orthop Surg Res. 2006;1:6.

[8] Wedge JH, Wasylenko MJ. The natural history of con- genital dislocation of the hip: a critical review. Clin Orthop Relat Res. 1978;(137):154–162.

[9] Harris WH. Etiology of osteoarthritis of the hip. Clin Orthop Relat Res. 1986;(213):20–33.

[10] Ganz R, Leunig M, Leunig-Ganz K, Harris WH. The eti- ology of osteoarthritis of the hip: an integrated mechani- calconcept. Clin Orthop Relat Res. 2008;466(2):264–272.

[11] Smith RW, Egger P, Coggon D, Cawley MI, Cooper C. Osteoarthritis of the hip joint and acetabular dyspla- sia in women. Ann Rheum Dis. 1995;54(3):179–181.

[12] Takenaga RK, Callaghan JJ, Bedard NA, Liu SS, Klaassen AL, Pedersen DR. Cementless total hip arthroplasty in patients fifty years of age or younger: a minimum ten-year follow-up. J Bone Joint Surg Am. 2012;94(23):2153–2159.

[13] Roser W. Über angeborene Hüftverrenkung. Langenbecks Arch Chir. 1879;24:309–313.

[14] Salter RB. Etiology, pathogenesis and possible pre- vention of congenital dislocation of the hip. Can Med Assoc J. 1968;98(20):933–945.

[15] Tannast M, Hanke MS, Zheng G, Steppacher SD, Siebenrock KA. What are the radiographic reference values for acetabular under- and overcoverage? Clin Orthop Relat Res. 2015;473(4):1234–1246.

[16] Wyatt M, Weidner J, Pfluger D, Beck M. The Femoro- Epiphyseal Acetabular Roof (FEAR) index: a new measurement associated with instability in borderline hip dysplasia? Clin Orthop Relat Res. 2017;475(3):861–869.

[17] Kraeutler MJ, Garabekyan T, Pascual-Garrido C, Mei-Dan O. Hip instability: a review of hip dyspla- sia and other contributing factors. Muscles Ligaments Tendons J. 2016;6(3):343–353.

[18] Lerch TD, Steppacher SD, Liechti EF, Tannast M, Siebenrock KA. One-third of hips after Periacetabular osteotomy survive 30 years with good clinical results, no progression of arthritis, or conversion to THA. Clin Orthop Relat Res. 2017;475(4):1154–1168.

[19] McClincy MP, Wylie JD, Kim YJ, Millis MB, Novais EN. Periacetabular osteotomy improves pain and function in patients with lateral center-edge angle between 18 degrees and 25 degrees, but are these hips really borderline dysplastic? Clin Orthop Relat Res. 2019;477(5):1145–1153.

[20] Ganz R, Klaue K, Vinh TS, Mast JW. A new periace- tabular osteotomy for the treatment of hip dysplasias. Technique and preliminary results. Clin Orthop Relat Res. 1988;(232):26–36.

[21] Bullough P, Goodfellow J, Greenwald AS, O'Connor J. Incongruent surfaces in the human hip joint. Nature. 1968;217(5135):1290.

[22] Bullough P, Goodfellow J, O'Conner J. The rela- tionship between degenerative changes and load-bearing in the human hip. J Bone Joint Surg Br. 1973;55(4):746–758.

[23] Martin HD, Savage A, Braly BA, Palmer IJ, Beall DP, Kelly B. The function of the hip capsular ligaments: a quantitative report. Arthroscopy. 2008;24(2):188–195.

[24] Myers CA, Register BC, Lertwanich P, Ejnisman L, Pennington WW, Giphart JE, et al. Role of the acet- abular labrum and the iliofemoral ligament in hip stabil- ity: an in vitro biplane fluoroscopy study. Am J Sports Med. 2011;39 Suppl:85S–91S.

[25] Smith MV, Costic RS, Allaire R, Schilling PL, Sekiya

JK. A biomechanical analysis of the soft tissue and osseous constraints of the hip joint. Knee Surg Sports Traumatol Arthrosc. 2014;22(4):946–952.

[26] Stewart KJ, Edmonds-Wilson RH, Brand RA, Brown TD. Spatial distribution of hip capsule structural and material properties. J Biomech. 2002;35(11):1491–1498.

[27] van Arkel RJ, Amis AA, Cobb JP, Jeffers JR. The capsular ligaments provide more hip rotational restraint than the acetabular labrum and the liga- mentum teres: an experimental study. Bone Joint J. 2015;97-B(4):484–491.

[28] van Arkel RJ, Amis AA, Jeffers JR. The envelope of passive motion allowed by the capsular ligaments of the hip. J Biomech. 2015;48(14):3803–3809.

[29] Weidner J, Buchler L, Beck M. Hip capsule dimen- sions in patients with femoroacetabular impinge- ment: a pilot study. Clin Orthop Relat Res. 2012;470(12):3306–3312.

[30] Bedi A, Galano G, Walsh C, Kelly BT. Capsular management during hip arthroscopy: from femoro- acetabular impingement to instability. Arthroscopy. 2011;27(12):1720–1731.

[31] Ortiz-Declet V, Mu B, Chen AW, Litrenta J, Perets I, Yuen LC, et al. Should the capsule be repaired or pli- cated after hip arthroscopy for labral tears associated with femoroacetabular impingement or instability? A systematic review. Arthroscopy. 2018;34(1):303–318.

[32] Telleria JJ, Lindsey DP, Giori NJ, Safran MR. A quan- titative assessment of the insertional footprints of the hip joint capsular ligaments and their spanning fibers for reconstruction. Clin Anat. 2014;27(3):489–497.

[33] Maldonado DR, Perets I, Mu BH, Ortiz-Declet V, Chen AW, Lall AC, et al. Arthroscopic capsular plica- tion in patients with labral tears and borderline dys- plasia of the hip: analysis of risk factors for failure. Am J Sports Med. 2018;46(14):3446–3453.

[34] Dangin A, Tardy N, Wettstein M, May O, Bonin N. Microinstability of the hip: a review. Orthop Traumatol Surg Res. 2016;102(8S):S301–S309.

[35] Devitt BM, Smith BN, Stapf R, Tacey M, O'Donnell JM. Generalized joint hypermobility is predictive of hip capsular thickness. Orthop J Sports Med. 2017;5(4):2325967117701882.

[36] Frank CB. Ligament structure, physiology and function. J Musculoskelet Neuronal Interact. 2004;4(2):199–201.

[37] Bland YS, Ashhurst DE. The hip joint: the fibrillar collagens associated with development and ageing in the rabbit. J Anat. 2001;198(Pt 1):17–27.

[38] Oda H, Igarashi M, Hayashi Y, Karube S, Inoue S, Sakaguchi R, et al. Soft tissue collagen in congenital dislocation of the hip. Biochemical studies of the liga- mentum teres of the femur and the hip joint capsule. Nihon Seikeigeka Gakkai Zasshi. 1984;58(3):331–338.

[39] Jensen BA, Reimann I, Fredensborg N. Collagentype III predominance in newborns with congenital disloca- tion of the hip. Acta Orthop Scand. 1986;57(4):362–365.

[40] Hosseininia S, Weis MA, Rai J, Kim L, Funk S, Dahlberg LE, et al. Evidence for enhanced collagen type III deposition focally in the territorial matrix of osteoarthritic hip articular cartilage. Osteoarthr Cartil. 2016;24(6):1029–1035.

[41] Matsumoto F, Trudel G, Uhthoff HK. High colla- gen type I and low collagen type III levels in knee joint contracture: an immunohistochemical study with histological correlate. Acta Orthop Scand. 2002;73(3):335–343.

[42] O'Donnell JM, Devitt BM, Arora M. The role of the ligamentum teres in the adult hip: redundant or rele- vant? A review. J Hip Preserv Surg. 2018;5(1):15–22.

[43] Cerezal L, Arnaiz J, Canga A, Piedra T, Altonaga JR, Munafo R, et al. Emerging topics on the hip: liga- mentum teres and hip microinstability. Eur J Radiol. 2012;81(12):3745–3754.

[44] Jo S, Hooke AW, An KN, Trousdale RT, Sierra RJ. Contribution of the ligamentum teres to hip stabil- ity in the presence of an intact capsule: a cadaveric study. Arthroscopy. 2018;34(5):1480–1487.

[45] Martin HD, Hatem MA, Kivlan BR, Martin RL. Function of the ligamentum teres in limit- ing hip rotation: a cadaveric study. Arthroscopy. 2014;30(9):1085–1091.

[46] Mikula JD, Slette EL, Chahla J, Brady AW, Locks R, Trindade CA, et al. Quantitative anatomic analysis of the native ligamentum teres. Orthop J Sports Med. 2017;5(2):2325967117691480.

[47] Malagelada F, Tayar R, Barke S, Stafford G, Field RE. Anatomy of the zona orbicularis of the hip: a magnetic resonance study. Surg Radiol Anat. 2015;37(1):11–18.

[48] Hewitt J, Guilak F, Glisson R, Vail TP. Regional mate- rial properties of the human hip joint capsule liga- ments. J Orthop Res. 2001;19(3):359–364.

[49] Rakhra KS, Bonura AA, Nairn R, Schweitzer ME, Kolanko NM, Beaule PE. Is the hip capsule thicker in diseased hips? Bone Joint Res. 2016;5(11):586–593.

[50] Muldoon M, Gosey G, Healey R, Santore R. Hypermobility: a key factor in hip dysplasia. A prospective evaluation of 266 patients. J Hip Preserv Surg. 2016;3(Suppl 1):hnw030.4.

[51] Philippon MJ, Michalski MP, Campbell KJ, Rasmussen MT, Goldsmith MT, Devitt BM, et al. A quantitative analysis of hip capsular thickness. Knee Surg Sports Traumatol Arthrosc. 2015;23(9):2548–2553.

[52] Ito H, Song Y, Lindsey DP, Safran MR, Giori NJ. The proximal hip joint capsule and the zona orbicularis contribute to hip joint stability in distraction. J Orthop Res. 2009;27(8):989–995.

[53] Fagotti L, Kemler BR, Utsunomiya H, Storaci HW, Krob JJ, Brady AW, et al. Effects of capsular recon-

struction with an iliotibial band allograft on distrac- tive stability of the hip joint: a biomechanical study. Am J Sports Med. 2018;46(14):3429–3436.

[54] Wuerz TH, Song SH, Grzybowski JS, Martin HD, Mather RC, Salata MJ, et al. Capsulotomy size affects hip joint kinematic stability. Arthroscopy. 2016;32(8):1571–1580.

[55] Khair MM, Grzybowski JS, Kuhns BD, Wuerz TH, Shewman E, Nho SJ. The effect of capsulotomy and capsular repair on hip distraction: a cadaveric investi- gation. Arthroscopy. 2017;33(3):559–565.

[56] Bayne CO, Stanley R, Simon P, Espinoza-Orias A, Salata MJ, Bush-Joseph CA, et al. Effect of capsulotomy on hip stability-a consideration dur- ing hip arthroscopy. Am J Orthop (Belle Mead NJ). 2014;43(4):160–165.

[57] Abrams GD, Hart MA, Takami K, Bayne CO, Kelly BT, Espinoza Orias AA, et al. Biomechanical evalua- tion of capsulotomy, capsulectomy, and capsular repair on hip rotation. Arthroscopy. 2015;31(8):1511–1517.

[58] Philippon MJ, Trindade CA, Goldsmith MT, Rasmussen MT, Saroki AJ, Loken S, et al. Biomechanical assessment of hip capsular repair and reconstruction procedures using a 6 degrees of freedom robotic system. Am J Sports Med. 2017;45(8):1745–1754. https://doi. org/10.1177/0363546517697956.

[59] Weber AE, Neal WH, Mayer EN, Kuhns BD, Shewman E, Salata MJ, et al. Vertical extension of the T-capsulotomy incision in hip arthroscopic sur- gery does not affect the force required for hip distrac- tion: effect of capsulotomy size, type, and subsequent repair. Am J Sports Med. 2018;46(13):3127–3133.

[60] Chambers CC, Monroe EJ, Flores SE, Borak KR, Zhang AL. Periportal capsulotomy: technique and outcomes for a limited capsulotomy during hip arthroscopy. Arthroscopy. 2019;35(4):1120–1127.

[61] Monroe EJ, Chambers CC, Zhang AL. Periportal Capsulotomy: a technique for lim-ited violation of the hip capsule during arthroscopy for femoroacetabular impingement. Arthrosc Tech. 2019;8(2):e205–e208.

[62] Aoki SK. Editorial commentary: hip arthros- copy capsular approaches: periportal, puncture, Interportal, T-cut...Does it really matter? Arthroscopy. 2019;35(4):1128–1129.

[63] Harris JD, Gerrie BJ, Lintner DM, Varner KE, McCulloch PC. Microinstability of the hip and the splits radiograph. Orthopedics. 2016;39(1):e169–e175.

[64] Bolia I, Chahla J, Locks R, Briggs K, Philippon MJ. Microinstability of the hip: a previously unrec- ognized pathology. Muscles Ligaments Tendons J. 2016;6(3):354–360.

[65] Canham CD, Domb BG, Giordano BD. Atraumatic hip instability. JBJS Rev. 2016;4(5):1–9.

[66] Omeroglu H, Bicimoglu A, Agus H, Tumer Y. Measurement of center-edge angle in developmen- tal dysplasia of the

hip: a comparison of two meth- ods in patients under 20 years of age. Skelet Radiol. 2002;31(1):25–29.

[67] Hanson JA, Kapron AL, Swenson KM, Maak TG, Peters CL, Aoki SK. Discrepancies in measuring ace- tabular coverage: revisiting the anterior and lateral cen- ter edge angles. J Hip Preserv Surg. 2015;2(3):280–286.

[68] Ito H, Matsuno T, Hirayama T, Tanino H, Yamanaka Y, Minami A. Three-dimensional computed tomog- raphy analysis of non-osteoarthritic adult acetabular dysplasia. Skelet Radiol. 2009;38(2):131–139.

[69] Gaffney BMM, Hillen TJ, Nepple JJ, Clohisy JC, Harris MD. Statistical shape modeling of femurshape variability in female patients with hip dysplasia. J Orthop Res. 2019;37(3):665–673.

[70] Goronzy J, Franken L, Hartmann A, Thielemann F, Postler A, Paulus T, et al. What are the results of surgical treatment of hip dysplasia with con- comitant cam deformity? Clin Orthop Relat Res. 2017;475(4):1128–1137.

[71] Wells J, Millis M, KimYJ, Bulat E, Miller P, Matheney T. Survivorship of the Bernese periacetabular osteot- omy: what factors are associated with long-term fail- ure? Clin Orthop Relat Res. 2017;475(2):396–405.

[72] Ng KCG, El Daou H, Bankes MJK, Rodriguez y Baena F, Jeffers JRT. Hip joint torsional loading before and after cam femoroacetabular impingement surgery. Am J Sports Med. 2019;47(2):420–430.

[73] Ng KCG, El Daou H, Bankes MJK, Rodriguez y Baena F, Jeffers JRT. Hip centre of rotation and microinstability after cam FAI surgery. Orthopaedic Research Society Annual Meeting 2019, Austin.

[74] Menschik F. The hip joint as a conchoid shape. J Biomech. 1997;30(9):971–973.

[75] Maeyama A, Naito M, Moriyama S, Yoshimura I. Evaluation of dynamic instability of the dysplastic hip with use of triaxialaccelerometry. J Bone Joint Surg Am. 2008;90(1):85–92.

[76] Han S, Alexander JW, Thomas VS, Choi J, Harris JD, Doherty DB, et al. Does capsular laxity lead to microinstability of the native hip? Am J Sports Med. 2018;46(6):1315–1323.

[77] Jackson TJ, Peterson AB, Akeda M, Estess A, McGarry MH, Adamson GJ, et al. Biomechanical effects of capsular shift in the treatment of hip micro- instability: creation and testing of a novel hip instabil- ity model. Am J Sports Med. 2016;44(3):689–695.

[78] Johannsen AM, Behn AW, Shibata K, Ejnisman L, Thio T, Safran MR. The role of anterior capsular laxity in hip microinstability: a novel biomechanical model. Am J Sports Med. 2019;47(5):1151–1158. https:// doi. org/10.1177/0363546519827955.

[79] Bierma-Zeinstra SMA, Bohnen AM, Verhaar JAN, Prins A, Ginai-Karamat AZ, Laméris JS. Sonography for hip joint effusion in adults with hip pain. Ann Rheum Dis.

2000;59(3):178–182.

[80] Matsuda DK. Editorial commentary: hip capsule: to repair or not? Arthroscopy. 2017;33(1):116–117.

[81] Abrams GD. Editorial commentary: the importance of capsular closure in hip arthroscopy: is there a limit to the benefit? Arthroscopy. 2018;34(3):864–865.

[82] Domb BG, Philippon MJ, Giordano BD. Arthroscopic capsulotomy, capsular repair, and capsular plication of the hip: relation to atraumatic instability. Arthroscopy. 2013;29(1):162–173.

[83] Levy DM, Kuhns BD, Frank RM, Grzybowski JS, Campbell KA, Brown S, et al. High rate of return to running for athletes after hip arthroscopy for the treatment of femoroacetabular impingement and capsular plication. Am J Sports Med. 2017;45(1):127–134.

[84] Chandrasekaran S, Darwish N, Martin TJ, Suarez-Ahedo C, Lodhia P, Domb BG. Arthroscopic capsular plication and labral seal restoration in borderline hip dysplasia: 2-year clinical outcomes in 55 cases. Arthroscopy. 2017;33(7):1332–1340.

[85] Strickland CD, Kraeutler MJ, Brick MJ, Garabekyan T, Woon JTK, Chadayammuri V, et al. MRI evaluation of repaired versus unrepaired interportal capsulotomy in simultaneous bilateral hip arthroscopy: a double- blind, randomized controlled trial. J Bone Joint Surg Am. 2018;100(2):91–98.

[86] Frank RM, Lee S, Bush-Joseph CA, Kelly BT, Salata MJ, Nho SJ. Improved outcomes after hip arthroscopic surgery in patients undergoing T-capsulotomy with complete repair versus partial repair for femoroacetabular impingement: a comparative matched-pair analysis. Am J Sports Med. 2014;42(11):2634–2642.

[87] Hebert C, Smyth MP, Woodard E, Bills CC, Mihalko MJ, Mihalko WM. Effects of hip joint transverse plane range of motion with a modeled effusion and capsular tear: a cadaveric study. Clin Biomech. 2017;42:115–119.

[88] Babst D, Steppacher SD, Ganz R, Siebenrock KA, Tannast M. The iliocapsularis muscle: an important stabilizer in the dysplastic hip. Clin Orthop Relat Res. 2011;469(6):1728–1734.

[89] Haefeli PC, Steppacher SD, Babst D, Siebenrock KA, Tannast M. An increased iliocapsularis-to-rectus-femoris ratio is suggestive for instability in borderline hips. Clin Orthop Relat Res. 2015;473(12):3725–3734.

[90] El Daou H, Ng KCG, van Arkel R, Jeffers JRT, Rodriguez y Baena F. Robotic hip joint testing: development and experimental protocols. Med Eng Phys. 2019;63:57–62.

[91] Ng KCG, Mantovani G, Modenese L, Beaule PE, Lamontagne M. Altered walking and muscle patterns reduce hip contact forces in individuals with symptomatic cam femoroacetabular impingement. Am J Sports Med. 2018;46(11):2615–2623.

[92] Ng KCG, Lamontagne M, Jeffers JRT, Grammatopoulos G, Beaule PE. Anatomic predictors of sagittal hip and pelvic motions in patients with a cam deformity. Am J Sports Med. 2018;46(6):1331–1342.

[93] van Arkel RJ, Ng KCG, Muirhead-Allwood SK, Jeffers JRT. Capsular ligament function after total hip arthroplasty. J Bone Joint Surg Am. 2018;100(14):e94.

[94] Logishetty K, van Arkel RJ, Ng KCG, Muirhead-Allwood SK, Cobb JP, Jeffers JRT. Hip capsule biomechanics after arthroplasty: the effect of implant, approach and surgical repair. Bone Joint J. 2019;101-B(4):426–434. https://doi.org/10.1302/0301-620X.101B4.BJJ-2018-1321.R1.

第六章 传统影像：髋关节发育不良的常规 X 线片、三维 CT 以及磁共振检查

Jocelyn N. Todd, Andrew E. Anderson, Christopher L. Peters, Jeffrey A. Weiss

关键学习要点

· 常规 X 线片是 DDH 诊断、制订治疗计划和术后评估的主要检查方式。

· 普通 X 线片是复杂的三维解剖结构的二维投影，并且受以下参数的影响很大：圆锥投影，胶片球管距离，患者胶片的距离，X 线束的居中和对齐以及影像采集时的骨盆方向。

· 由于常规 X 线片的居中位置会改变 X 线片上的投影解剖结构，因此在保髋手术中不建议使用髋关节为中心或低位投照角度的 X 线片。

· 基于 CT 的三维重建可以帮助接受髋臼周围截骨术（PAO）手术的 DDH 患者进行术前诊断，术前计划和术中导航。

· MR 成像有助于手术决策，因为明确的髋关节不稳定症状，例如盂唇肥大、盂唇旁囊肿和 Inside-Out 撕裂等病变，可以作为支持髋臼矫形手术的证据。

引言

髋关节发育不良（DDH）长久以来一直被认为是大多数年轻患者和女性患者髋部疼痛和骨关节炎发展的原因。据报道，DDH 的自然发病进程与需要行全髋关节置换术（THA）的骨关节炎（OA）的早期发展有关。根据患者的年龄和骨骼的成熟程度，多种不同的骨盆截骨术如 Bernese 髋臼周围截骨术（PAO）被报道用于这种疾病的手术治疗。所有的手术治疗都有共同的目标，即通过解决髋关节异常的生物力学来改善髋关节疼痛和功能。目的是缓解疼痛并延迟或防止 OA 进展，以保护原生的髋关节。

随着对发育不良的髋关节生物力学问题的认识不断深入，对 X 线片、CT 和 MRI 等诊断工具

M. S. Hanke (✉) · F. Schmaranzer · T. D. Lerch
S. D. Steppacher · K. A. Siebenrock
Inselspital, University of Bern, Department of Orthopaedic and Trauma Surgery, Bern, Switzerland
e-mail: markus.hanke@insel.ch;
florian.schmaranzer@insel.ch; till.lerch@insel.ch;
simon.steppacher@insel.ch;
klaus.siebenrock@insel.ch

M. Tannast
Inselspital, University of Bern, Department of Orthopaedic and Trauma Surgery, Bern, Switzerland

HFR, University of Fribourg, Department of Orthopaedic Surgery, Fribourg, Switzerland
e-mail: moritz.tannast@insel.ch

© Springer Nature Switzerland AG 2020
P. E. Beaulé (ed.), *Hip Dysplasia*, https://doi.org/10.1007/978-3-030-33358-4_6

的评估也得到了改善，可以对术前形态和生物力学特征进行复杂的术前分析，并尽早认识到可能影响变性的退行性改变，并影响治疗的远期疗效。

在这一章中，我们旨在探讨使用骨盆 X 线片，磁共振成像（MRI），计算机断层扫描（CT）扫描和 3D 重建的影像学评估方法。

髋关节 X 线成像

常规 X 线片是诊断 DDH 的主要影像学手段。必须强调的是，尽管现代成像技术的可用性不断提高，但传统的骨盆 X 线成像并未在髋关节发育不良的术前检查中失去其作用。常规 X 线成像仍然是 DDH 术前评估、制订治疗计划以及矫形手术后疗效评估的必不可少的工具。此外，在传统的 X 线片上已确定并验证了大多数预测 PAO 术后预后的影像学因素（术前和术后）。

常规的术前检查包括骨盆的正位 X 线片和髋关节的侧位片。侧位影像包括穿桌位（Cross-Table View）、蛙式位（Frog-Leg View）、Lauestein 位和 Dunn-Rippstein-Müller 位片。假斜位片，骨盆正侧位片和功能位片（如外展位片）都可以作

为辅助检查。

放射影像技术原则

为了正确解读 X 线片，必须了解 X 线成像的技术原理。普通 X 线影像是复杂的三维解剖结构的二维投影，并且受以下参数的影响很大：圆锥投影，胶片球管距离，患者到胶片的距离，X 线束的居中和对齐，以及摄片过程中的骨盆方向。由于普通 X 线影像的居中位置会改变 X 线片上的投影解剖结构，因此在保髋手术中不建议使用以髋关节为中心或低位中心的视角。透视图像与常规 X 线拍片的不同之处在于中心确定，透视为后前而不是前后光路，并且对焦与胶片的距离更短。这将主要影响髋臼的前倾角的投影。

圆锥形投影

由于点状 X 线光源具有圆锥形投影的特性，在 X 线片上无法避免骨盆解剖结构的变形。因此，物体与 X 线摄像源的距离越近，就会被投射到更外侧的区域（图 6.1）。相反，用平行的 X 线束获得影像的 CT 则没有图像失真的问题。

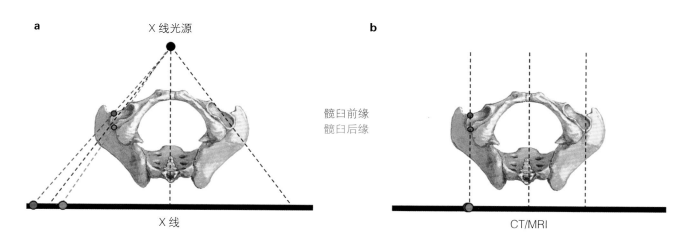

图 6.1 （a）普通 X 线片基于点状 X 线光源和圆锥形投影。解剖的扭曲是不可避免的。通常情况下，物体的前部越靠近 X 线光源（蓝色前缘），投射越靠外侧。（b）计算机断层扫描（CT）和磁共振成像（MR）是基于平行射线，因此，这些成像方式不会导致影像变形和失真

胶片 - 球管距离

　　髋部的解剖结构，例如 X 线片上的髋臼方向受胶片球管距离的影响。测量的髋臼前倾随着胶片球管距离的增加而增加。与之相反，当胶片球管距离减小，则测量的前倾角减小并且髋臼在 X 线片上可能表现为后倾（图 6.2）

患者 - 胶片距离

　　在髋关节结构转换到 X 线片过程中，患者与胶片之间的距离对成像形变的影响很小。即使患者存在个体间差异，但不同患者与胶片的距离通常也保持一致。即使在非常肥胖的患者中，体量的增加也主要影响身体的前部，因此髋关节与摄

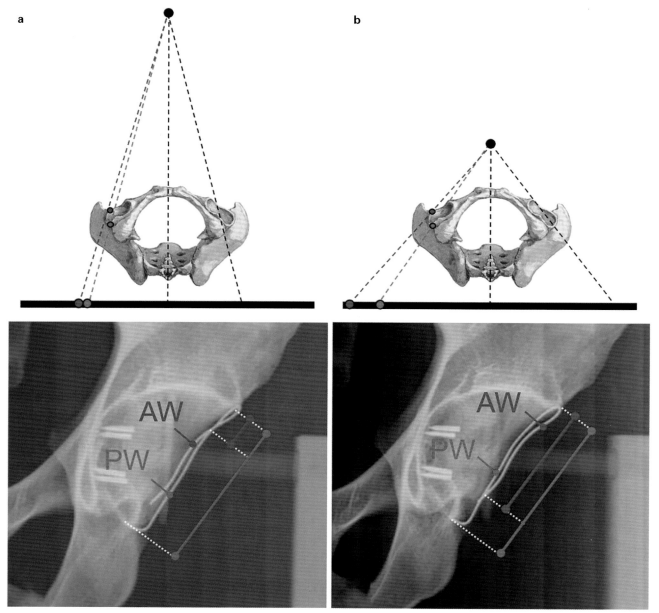

图 6.2　常规 X 线片上髋关节的解剖取决于胶片球管距离。（a）在常规的胶片球管距离下，髋臼前壁（AW）和后壁（PW）交叉表明存在髋臼后倾。（b）通过减少胶片球管的距离，后倾变得更加明显，这是由前壁（AW）和后壁（PW）在更靠近远端的位置交叉造成的

影床之间的距离变化较小。

X 线投射的中心化和校准

X 线束的中心作为 X 线片上最重要的因素之一，会影响髋关节的解剖结构的显示。在标准的正位骨盆 X 线片上，光束中心指向耻骨联合上缘与髂前上棘连线之间的中点（图 6.3）。通过降低 X 线束的中心（低位 AP 骨盆正位片）（图 6.4）以及通过将射线中心从骨盆中心移动到髋关节中心（图 6.5），可以明显增加髋臼前倾角。

不建议使用低投照中心（低位骨盆正位）或以髋关节为中心（单侧髋关节正位）的 X 线片进行保髋手术的术前计划，因为描述骨盆形态的 X 线影像参数是在以骨盆为中心的 X 线片上进行定义的。

骨盆的方向

在拍摄 X 线片时，骨盆的位置可能会发生很大变化。骨盆倾斜，骨盆旋转和骨盆前后倾的变化主要对成像的髋臼的形状有较大影像（图 6.6）。骨盆的倾斜或错误旋转可以通过标准化的图像采集技术来校正。另外，在髋关节覆盖率测量中使用解剖参考线可提供影像的校正。因此，可以将泪滴之间的连接线用作解剖学参考水平线。

当尾骨的尖端垂直于耻骨联合裂隙并且双侧闭孔对称时，此时骨盆旋转处于中立位。骨盆向右旋转会导致右侧髋臼的前倾减少，而左侧髋臼的投影前倾角则会增加，反之亦然。

对于骨盆前后倾的粗略估计，可以通过测量骶尾部交界处与耻骨联合上边缘之间的距离来实现（图 6.6）。

粗略的参考值为男性 3cm，女性 5cm；但是，骨盆前倾容易因为个体差异产生波动。骨盆前倾的减小导致该距离的减小和双侧髋臼前倾角的增大，反之亦然。

普通 X 线片的基本影像

骨盆前后位（正位 AP）

由于骨盆正位片对骨盆和股骨近端整体形态的良好的显示，可用于髋部的基本放射线评估。它可以比较症状性髋部和对侧的形态。AP 骨盆视

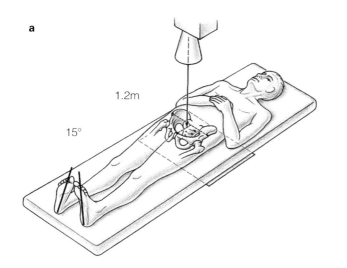
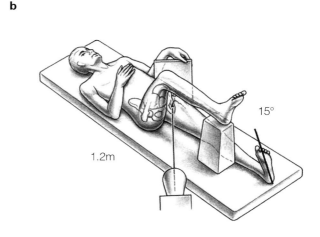

图 6.3 （a）标准骨盆正位 X 线片拍摄时，患者仰卧位，将双下肢向内旋转 15° 以代偿股骨前倾，X 线束的中心点位于耻骨联合的上缘和髂前上棘连线之间的中点处。同时可以拍摄骨盆真实侧位片以评估骨盆前倾。（b）穿桌位轴位片：患者仰卧位，X 线束成 45° 角，并以腹股沟褶皱为投照中心

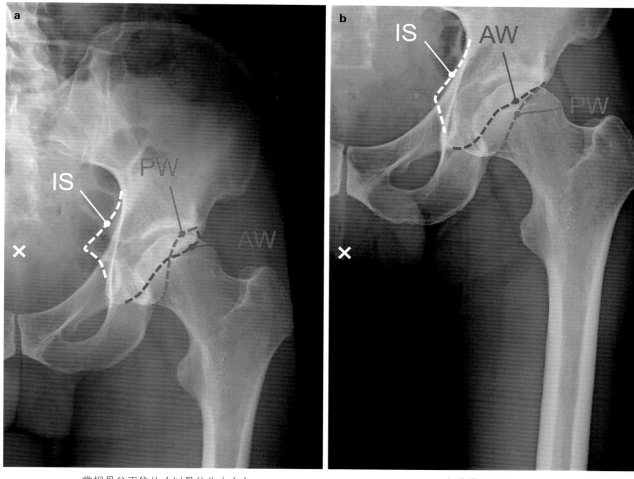

常规骨盆正位片（以骨盆为中心）　　　　　　　低位骨盆正位片

图 6.4　X 线投照中心的位置会直接影响普通 X 线片上显示的髋关节解剖结构，比如髋臼的前倾。（a）在以骨盆为中心的 X 线片上（白叉代表 X 线投照光束的中心点），髋臼后倾，髋臼前壁（AW）和后壁（PW）交叉，并且坐骨棘征阳性［坐骨棘（IS）向内突出至骨盆边缘］。（b）在低位投照中心的 X 线片上（低位骨盆正位），交叉征和坐骨棘征均为阴性，因此，髋臼后倾可能被漏诊

图可仰卧或站立进行。建议在仰卧位进行骨盆 X 线片检查，因为它们可以直接与术中或早期康复和限制负重的随访中进行的骨盆 X 线片检查相比较。下肢内旋 15° 能够代偿股骨的前倾，为股骨头颈交接处提供更好的观察。

胶片聚焦距离为 1.2m。投照中心点位于耻骨联合上缘与两侧髂前上棘连线之间的中点（图 6.3）。

轴向穿桌位片

为了评估股骨头颈连接处的前后轮廓，可拍摄经典的轴向穿桌位 X 线片，患者取仰卧位和同侧下肢内旋 15° 以补偿股骨的前倾。

对侧髋关节屈曲，下肢抬高。焦点 - 胶片距离约 1.2m，X 线成 45° 侧位，其投照中心位于腹股沟皱褶处（图 6.3）。

补充常规 X 线片影像

Dunn-Rippstein 位片起初是用来测量精确的股骨前倾的。然而，与基于 CT 的测量相比，由于患者体位的摆放失误，这种方法也存在着一定的误差。Dunn-Rippstein 位可以作为轴向穿桌位的替代，以评估股骨头颈交界处的前后方轮廓。Dunn-

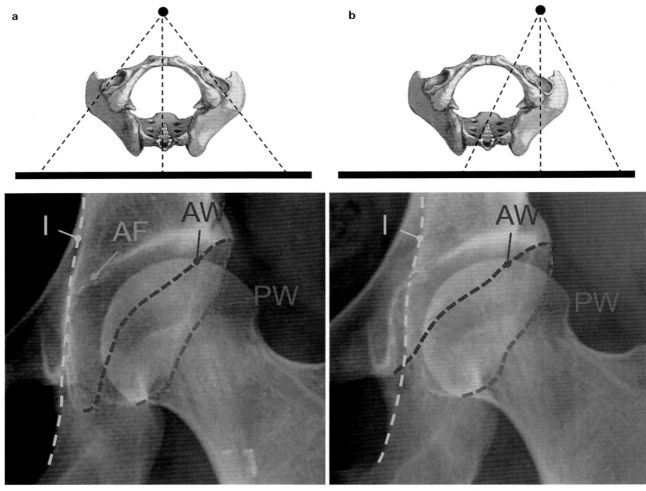

图 6.5 X 线片上髋部的解剖直接取决于 X 线的投照中心。当 X 线投照中心从（a）骨盆中心移动到（b）髋关节中心，髋臼前壁（AW）和髋臼后壁（PW）的距离变得更远，使得髋臼表现得更加前倾。此外，髋臼显得更深，髋臼内陷征阳性［髋臼窝（AF）与髂坐线（I）交叉］

Rippstein 位可提供相同的诊断信息，并且与穿桌位片相比具有更少的放射线暴露，因此推荐用于评估新患者。Lauenstein 位和蛙式位片均被用作穿桌位的替代检查方法，以评估股骨头 – 颈部交界处的前部和后部轮廓。而为了评估股骨头的前方髋臼覆盖程度或股骨头前上方的半脱位（在发育不良的髋关节特别重要），将拍摄假斜位片。此外，假斜位片还可以量化后下方的关节间隙。而真骨盆侧位片检查可以评估骨盆前后倾的程度。

功能位片

关节匹配度的评估，可以通过拍摄功能位片

实现。外展位片可以帮助区分半脱位和关节间隙变窄（图 6.7）。特别是在发育不良的髋关节中，由于存在半脱位，通常会有显示出明显的关节间隙变窄。从外展位片观察股骨头与髋臼重新对线后，显示出髋关节关节间隙得到改善。保髋手术的一个相对禁忌证是在外展位片关节间隙不一致，因为这是软骨缺损的表现。

不推荐的 X 线片

不建议将低位骨盆正位片用于保髋手术，因为 X 线束的不同中心位置会对髋关节解剖结构投影产生影响。低位骨盆正位片通常应用在全髋关

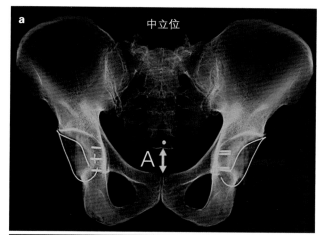
中立位

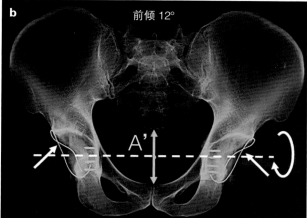
前倾 12°

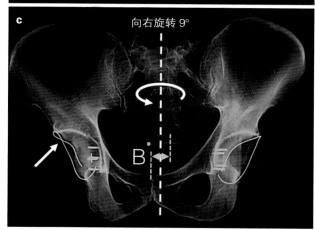
向右旋转 9°

图 6.6　X 线片拍摄过程中骨盆的位置会影响髋关节的解剖投影像。（a）尸体标本骨盆的髋臼前后壁用金属线进行标记，中立位置安装在固定装置中。双侧髋臼均显示前倾。X 线摄片过程中骨盆前倾是通过骶尾关节与耻骨联合之间的垂直距离（距离 A）估算的。（b）通过增加骨盆 12° 的前倾，双侧髋臼都显示为后倾（箭头标示交叉征阳性）。骨盆倾斜的增加反映在增加的距离 A' 上。（c）向右侧旋转 9° 会导致右侧髋臼后倾和左髋臼前倾的增加。骨盆旋转由水平距离 B 的宽度进行估算。理想情况下，距离 B 为 0cm

节置换术后，以完整显示臼杯和股骨柄。

在髋关节正位片中，X 线束的不同位置会对髋关节解剖结构投影产生影响。因此，不建议在保髋手术中使用。以髋关节为中心的视图主要用于全髋关节置换术。由于缺少对侧解剖标志（例如泪滴），因此无法获得手术需要的解剖学参照物。

影像参数

描述髋臼和股骨近端形态的影像学参数分组如下：髋臼深度、髋臼覆盖度、髋臼方向、头颈圆球度、关节匹配度和其他参数（图 6.8 和表 6.1）。

髋臼覆盖

侧向中心边缘（LCE）角是测量髋臼覆盖范围最重要的角度。LCE 角由髋臼外侧边缘、股骨头中心和垂直解剖参考线（与泪滴线垂直的线）构成。< 23° 的 LCE 角被定义为发育不良，> 33° 的角被视为髋臼过度覆盖，> 39° 的角被视为严重髋臼过度覆盖。骨盆倾斜和旋转的变化不会显著干扰 LCE 角度的测量。髋臼顶的倾斜度是通过髋臼指数（AI）（也称为髋臼顶角）来测量的，该髋臼顶角是由一条水平线和一条穿过髋臼顶的外侧和内侧边缘的线构成的。AI ≥ 14° 被定义为发育不良；AI ≤ 2° 被认为是髋臼过度覆盖；AI < -8° 被认为是严重髋臼过度覆盖。

突出指数（EI）是指未被髋臼覆盖的股骨头宽度的百分比。EI > 27% 被定义为发育不良，12%~16% 的 EI 被认为是过度覆盖，EI < 11% 被认为是严重过度覆盖。

髋臼壁指数（AWI）可以用来量化髋臼前或后覆盖度。髋臼前（后）壁宽度除以股骨头半径计算出的比例为髋臼前（后）壁指数。该指数与来自经过验证的计算机分析模型的前、后髋臼覆盖面积的基于面积的测量高度相关。前覆盖度是

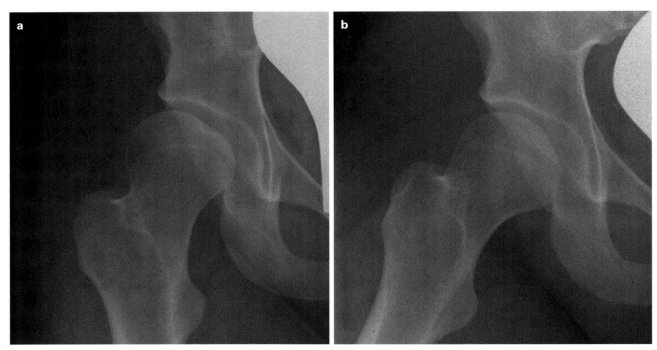

图 6.7　20 岁女性髋关节发育不良患者的骨盆正位片显示右髋关节半脱位。（a）由于半脱位出现典型的外侧关节间隙变窄。外展位片（b）显示股骨头重新对准髋臼后关节间隙得到改善，表明存在半脱位而实际关节间隙并未变窄

在 AP 方向上由髋臼前缘覆盖的股骨头的百分比。后覆盖率是髋臼后缘在后方向覆盖的股骨头的百分比。

髋臼深度

臼底深陷征（Coxa Profunda Sign）被描述为髋臼窝底部向髂坐线的内侧突出。该影像学征象与髋臼过度覆盖增加了股骨头的髋臼覆盖率有关。

但是，最近的观察结果表明，该影像学征象并非特定于钳夹型病理形态。可以证明与正常髋关节相比，在夹钳型撞击的髋关节中臼底深陷征的发生率没有增加。臼底深陷征出现在发育不良的髋关节中也可能是不正确的，因为有可能是由于髋臼前倾的增加产生的假象。因此，臼底深陷征只能与髋臼覆盖的其他参数一起共同参考进行判断。

髋臼内陷征被描述为 X 线上股骨头接触或穿过髂坐线。与臼底深陷征形成对比的是，髋臼内陷征仅发生在非常深的髋关节。必须与继发性的髋臼内陷相区别，例如终末期骨关节炎或髋臼骨折。

髋臼方向

髋臼的前后倾方向与髋臼前壁和后壁的位置相对应。要评估髋臼前倾，在许多情况下，首先从髋臼后壁轮廓的尾端开始对于定位很有帮助，然后可以勾勒出髋臼前壁的轮廓。

正常的髋臼是前倾的，这意味着前壁在后壁的内侧。从生理上讲，髋臼的前倾从头端到尾端逐渐增加。相应地在骨盆正位片中，前壁比后壁更向内侧突出。

相反，在髋臼后倾时，前壁较后壁更偏向外侧。在骨盆正位 X 线片上，前壁的投影也位于后壁的外侧。大多数情况下，只有髋臼近端后倾，在向远端延伸的过程中，前壁的轮廓与后壁形成交叉。文献中将这种情况下形成的类似数字"8"的图形描述为"交叉征"。这导致前壁的髋臼覆盖增加，并通常与钳夹型 FAI 相关。在评估前壁时，应注意髂前下棘的突起可能会因投影而产生类似

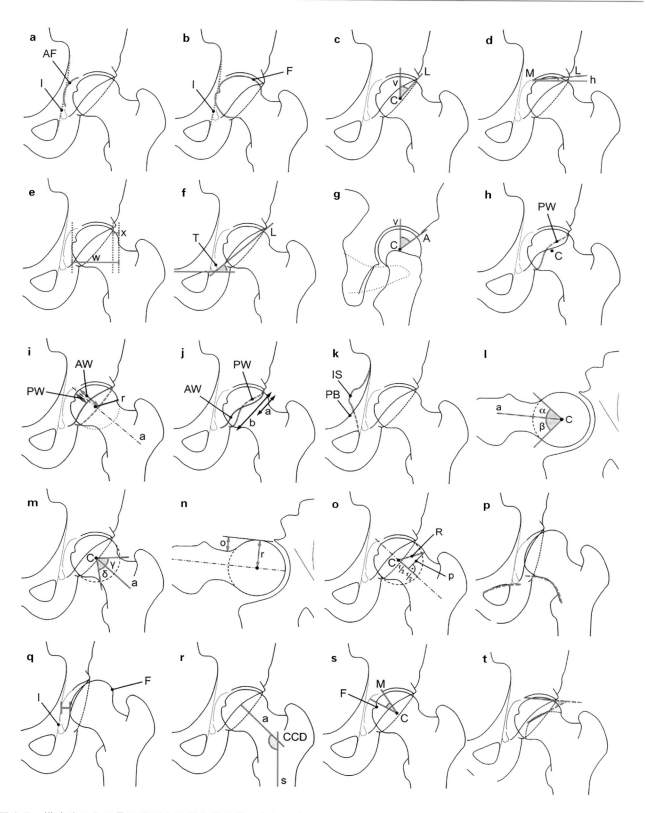

图 6.8 描述髋臼和股骨近端形态的影像学参数，定义见表 6.1。(a) 臼底内陷，(b) 髋臼内陷，(c) 外侧中心边缘角（LCE 角），(d) 髋臼指数，(e) 突出指数，(f) Sharp 角，(g) 前方中心边缘角（ACE 角），(h) 后壁征，(i) 前壁和后壁指数，(j) 交叉征与后倾指数，(k) 坐骨棘征，(l) α 角和 β 角，(m) γ 角和 δ 角，(n) 偏距和偏距比，(o) 三角指数，(p) Shenton 氏线，(q) 股骨头外移，(r) 颈干角（CCD），(s) 股骨头凹 δ 角，(t) FEAR 指数

表 6.1 描述髋臼和股骨近端形态的影像学参数（见图 6.8 的举例说明）

分类	参数	X 线片	定义
髋臼深度	臼底内陷（阳性 / 阴性）	骨盆正位	髋臼马蹄窝底窝（AF）与髂坐线（I）接触或交叉
	髋臼内陷（阳性 / 阴性）	骨盆正位	股骨头（F）与髂坐线（I）接触或交叉
髋臼覆盖	外侧 CE（LCE）角（°）	骨盆正位	由垂直线（v）和一条从股骨头中心（C）到髋臼外侧边缘（L）的连线形成的夹角
	髋臼指数（°）	骨盆正位	Angle 由水平线（h）和一条从髋臼顶内缘（M）到髋臼顶外缘（L）连线形成的夹角
	突出指数（%）	骨盆正位	股骨头未被髋臼覆盖的宽度（x）占股骨头宽度（w）的百分比
	Sharp 角（°）	骨盆正位	水平线（h）以及一条连接泪滴（T）和髋臼外缘的连线（L）形成的夹角
	前 CE（ACE）角（°）	假斜位	由垂直线（v）和一条从股骨头中心（C）到髋臼前缘（A）的连线形成的夹角
髋臼方向	后壁征（阳性 / 阴性）	骨盆正位	如果后壁（PW）边缘在股骨头中心（C）内侧则为阳性
	前壁和后壁指数	骨盆正位	沿着股骨头颈中轴线（a）测量的髋臼前壁的宽度（AW）/ 后壁的宽度（PW）除以股骨头半径（r）的比值
	交叉征（阳性 / 阴性）	骨盆正位	前壁与后壁交叉
	后倾指数（%）	骨盆正位	髋臼后倾开口的宽度（a）除以髋臼整体开口宽度（b）的百分比
	坐骨棘征（阳性 / 阴性）	骨盆正位	如果坐骨棘（IS）从骨盆边缘（PB）向内侧突出则为阳性
头颈圆球度	α（β）角（°）	轴位	股骨头颈轴线（a）与股骨头中心（C）和前方（后方）头颈轮廓超过股骨头半径的点之间的连线形成的夹角
	δ 角（°）	骨盆正位	股骨头颈轴线（a）与股骨头中心（C）和头端（尾端）头颈轮廓超过股骨头半径的点之间的连线形成的夹角
	偏距（mm）	轴位	股骨头半径（r）与颈部半径（n）的差值（o）
	偏距比率（%）	轴位	偏距（o）与股骨头半径之比（r）
	三角指数（%）	轴位	从股骨头半径（r）的中点画一条垂直线（p）。距离（R）是股骨头中心点（C）到 P 线与股骨头前方接触的点的连线
关节匹配度	Shenton 氏线（连续 / 中断）	骨盆正位	如果股骨头颈下方轮廓和闭孔的上缘没有形成一个圆滑的弧线则为 Shenton 氏线中断
	股骨头外移（mm）	骨盆正位	股骨头内缘（F）与髂坐线（I）之间的最短距离
其余表现	颈干角（CCD 角）（°）	骨盆正位	股骨头颈部轴线（a）与股骨干轴线（s）的夹角
	股骨头凹 δ 角（°）	骨盆正位	髋顶内侧缘（M）和股骨头中心（C）的连线与股骨头凹外侧边缘（F）和股骨头中心（C）的连线形成的角度
	FEAR 指数（°）	骨盆正位	由股骨头骺的笔直的中央部分和臼顶硬化骨的最内侧和外侧点形成的角度。正 FEAR 指数定义为外侧指向角，其顶点由股骨头骨骺和 AI 指向内侧

交叉征的影像。为了量化这种髋臼朝向错位的程度，后倾的髋臼部分与从头端到尾端的髋臼直径之间的比率被称为后倾指数。后壁征是另一个髋臼后倾的影像学征象，它被定义为髋臼后壁向股骨头中心的内突出。"坐骨棘征"则代表了坐骨棘向骨盆入口平面的突出。这 3 个髋臼后倾的影像学表现，代表整个半侧骨盆处于外旋的错误方向。与髋臼正常前倾且臼顶正常的髋关节相比，这些髋关节的月状面并未扩大，甚至往往更小。因此，明确的髋臼后倾的病理机制并非局灶性的前方髋臼覆盖的增大，而是具有正常的大小和面积的髋臼处于错误的旋转位置。

股骨解剖

不同的髋臼覆盖与不同的股骨近端解剖相关，因此对股骨形态的分析至关重要。发育不良的髋关节通常与椭圆形股骨头相关联，其股骨头骨骺高度降低，骨骺延伸不明显，头颈偏距减少。通常来说股骨头头颈轮廓呈球面和凹形，如果髋关节存在凸轮型股骨髋臼撞击征（FAI），则头颈轮廓呈非球面形。该畸形的位置通常位于头颈前上象限，并在屈曲动作时限制内旋。头颈球度可以用 α 角、偏距、偏距比或三角指数来进行量化。头颈交界前上象限的非球面畸形在髋关节轴位（穿桌位、Dunn 位或 Lauenstein 位）X 线片影像上最容易观察到，但在正位骨盆片上常常比较隐蔽。α 角定义为股骨头颈轴线和穿过股骨头中心及前方头颈轮廓线超过头部半径的点的连线之间的夹角。正常的 α 角 < 50°，α 角 > 50° 被定义为凸轮型撞击。股骨头 – 颈交界的非球面形状也可以用股骨偏距来代表。股骨头偏距定义为股骨头半径与股骨颈半径的差值。偏距比是偏距除以股骨头半径的比值。

由股骨颈轴和股骨干轴形成颈干角（CCD），在评估 FAI 和发育不良的病理形态时应加以考虑。CCD 角介于 125° ~139° 被认为是正常的范围。据报道存在后方关节外撞击合并股骨前倾角 > 25° 的

患者，其外翻畸形的 CCD 角 > 139°。尽管髋关节发育不良可能与髋外翻相关，但髋关节发育不良的患者可能具有正常的颈干角，或较少见的髋内翻。因此，将颈干角作为诊断标准的价值有限。

然而，由于它可能会影响治疗决策和手术计划，因此颈干角仍然具有重要的临床意义。

关节匹配度

髋关节发育不良的半脱位引起的关节不匹配最好通过髋关节外展功能位片来进行评估。另外，头侧半脱位可以通过 Shenton 氏线的连续性进行评估。如果股骨头颈下方轮廓和闭孔的上缘在骨盆正位片上形成连续的弧线，则认为 Shenton 氏线是完整的（图 6.9）。Shenton 氏线的中断意味着股骨头半脱位或脱位，高度提示髋臼发育不良的存在。股骨头的外移可以通过股骨头的最内缘和髂坐线之间的距离来量化。假斜位片可用于确定关节在后侧的匹配度。

传统上，Wiberg 的外侧中心边缘角（LCE 角）被用来将髋关节分为正常（LCE > 25°）、发育不良（LCE < 20°）或临界型发育不良（LCE20° ~25°）。通常对于临界型的髋关节，尚不清楚应将髋关节归类为存在撞击（稳定）还是发育不良（不稳定）。因此，很难确定是应该通过手术来处理可疑的凸轮型 FAI（在发育不良的情况下，即使髋臼后倾，也不可能发生钳夹型 FAI）还是应该重定向髋臼（髋臼周围截骨）以治疗不稳定的、发育不良的髋关节。LCE 角无法预测临界髋关节的稳定性或适合的手术方式。

Wyatt 等描述了股骨头骺臼顶指数（FEAR 指数）。股骨头的骨骺线通常具有稍微不规则但恒定的形状。从放射影像上看，中间 1/3 是一条直线，然后内侧和外侧均向远端弯曲至股骨颈。识别这条直线的最外侧和内侧点，并将其连线。第二部分是由髋臼顶硬化骨最内侧和外侧点的点连线而成。作者将一个 FEAR 阳性指数定义为开口朝外的角，由股骨头骺线和 AI 线形成的顶点指向

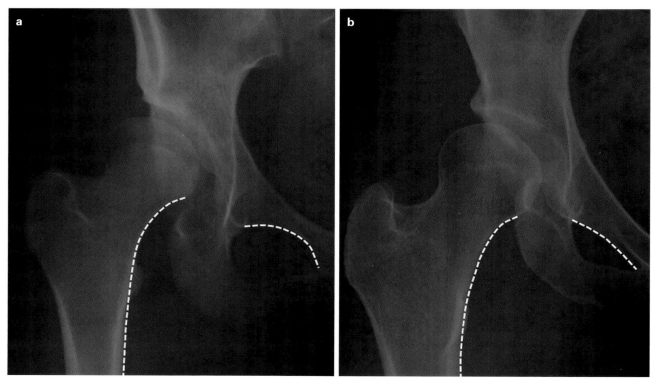

图 6.9 Shenton 氏线评估髋关节发育不良的半脱位。(a) 34 岁女性，髋部发育不良，股骨头颈下方轮廓和闭孔的上缘在骨盆正位片上没有形成连续的弧线，因此认为 Shenton 氏线中断。(b) 一名 29 岁女性，右髋关节发育不良，Shenton 氏线完整

内侧。阴性指数被定义为开口向内的角，由股骨髁和 AI 形成的顶点指向外侧。作者的结论是，如果出现疼痛症状的髋关节的 LCE ≤ 25°，且 FEAR 指数小于 5°，则关节可能是稳定的，在这种情况下，诊断重点应该更多考虑股骨髋臼撞击是患者疼痛的潜在原因，而不是不稳定（图 6.10）。

作为成人发育不良髋关节的潜在影像学诊断标志，Nötzli 等报道了股骨头凹的异常偏高的部分，也称为"高位股骨头凹"。在正位片中，可利用 δ（Delta）角定量测量股骨头凹在股骨头的位置（图 6.11）。从股骨头的中心到臼顶内缘和股骨头凹的上边缘的连线之间形成的夹角为 δ 角。正常的 δ 角 > 10°，发育不良的髋关节股骨头凹的 δ 角 ≤ 10°。

骨盆定位对 X 线参数的影响

在影像采集的过程中，骨盆定位对 DDH 相关的许多 X 线参数（即骨盆倾斜、旋转和前后倾）有相当大的影响。Tannast 等报道测量髋臼前后覆盖、后壁征和交叉征必须先纠正骨盆倾斜和旋转。

与骨盆前倾或旋转无关的是 Sharp 角、远近端的髋臼覆盖、AI、LCE、EI 和 ACM 角。Jackson 等报告，与站立位的骨盆正位片相比，仰卧位骨盆正位片的骨盆后倾增加。这导致髋臼前倾的改变，而 LCE 角则保持不变。

髋臼覆盖不足和过度覆盖的参考指标

髋臼覆盖不足（髋关节发育不良）和过度覆盖钳夹型股骨髋臼撞击（髋臼内陷）都会引起髋关节骨关节炎。在髋臼覆盖不足时，由于较高的关节接触应力引起静态过载，导致髋臼软骨退变和随后的关节退变。在最近的一项回顾性比较研究中，Tannast 等提出了髋臼覆盖不足盖和过度覆盖的参考值（表 6.2）。他们用一个专门的软件评估了 11 个常见影像学参数，分布曲线的交点确定了每个参数的阈值（表 6.2）。

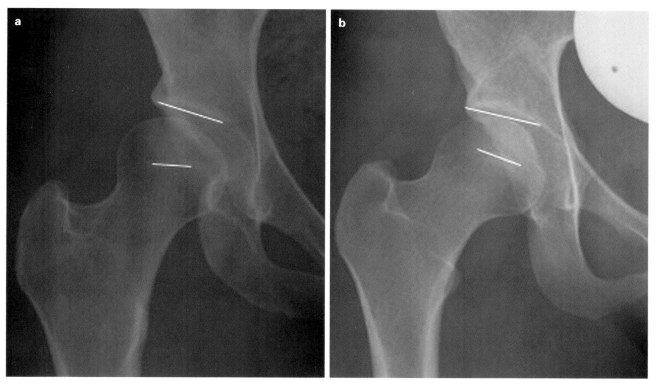

图 6.10 （a）一名 30 岁女性，髋关节发育不良患者的右髋关节（LCEA19°），FEAR 阳性指数为 11°，视为潜在不稳定性的一种表现。（b）19 岁女性，临界型髋关节发育不良患者的右髋关节（LCEA23°），FEAR 指数为 –5°

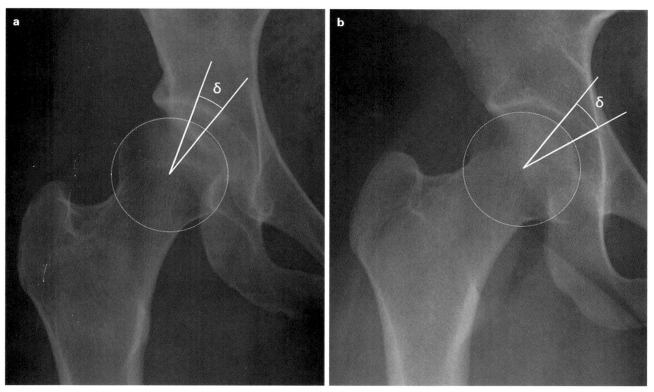

图 6.11 （a）一名 29 岁女性，右髋关节发育不良，δ 角为负角，称为"高位股骨头凹"。（b）一名 20 岁女性，右髋关节，髋臼覆盖正常，δ 角≥ 10°

表 6.2 根据 Tannast 等的研究，在骨盆正位 X 线片上基于髋臼解剖的 X 线参考值

参数	发育不良	正常	钳夹型	髋臼内陷
LCE（°）	< 22	23~33	34~39	> 40
MCE（°）	> 45	35~44	34~29	< 28
髋臼弧度（°）	< 60	61~65	66~69	> 69
突出指数（%）	> 27	17~27	12~16	< 11
髋臼指数（°）	> 14	3~13	（-7）~2	< -8
Sharp 角（°）	> 43	38~42	34~37	< 34
交叉征（% 阳性）	阳性	阴性	阴性	阴性
后壁征（% 阳性）	阳性	阴性	阳性或阴性	阴性
前方覆盖（%）	< 14	15~26	27~32	> 33
后方覆盖（%）	< 35	36~47	48~55	> 56
头尾覆盖（由近端到远端）（%）	< 69	70~83	84~93	> 93

LCE，外侧中心边缘角；MCE，内侧中心边缘角

髋关节发育不良的分型：Crowe 分型

Crowe 分型是成人髋关节发育不良最常用的分型系统，基于 3 个易于识别的解剖标志：①骨盆的高度；②患髋内侧头颈交界处；③髋臼的下缘（泪滴）。这些测量在骨盆的正位片上进行。考虑到这是一种相对的测量，因此髋关节发育不良是根据半脱位的程度分类的：Ⅰ型，< 50% 脱位；Ⅱ型，50%~75% 脱位；Ⅲ型，75%~100%，Ⅳ型，100%（图 6.12）。

此外，Hartofilakidis 分型将先天性髋关节发育不良分为 3 种类型并应用于成人。在Ⅰ型中，股骨头位于在真性髋臼中；在Ⅱ型（低位脱位）中，股骨头位于假髋臼，假臼下唇接触或重叠真臼的上唇，使髋臼重叠；在Ⅲ型（高位脱位）中，股骨头向后上方移位，并且真臼和假臼之间没有接触。

CT 扫描和三维重建

髋臼发育不良的经典形态学描述包括髋臼前上方的缺损。然而，据报道每 7 个髋臼发育不良里就有一例会出现髋臼后倾。CT 扫描的 3D 重建能够帮助精确地了解骨缺损，以进行准确的手术矫形。轻度、中度和重度髋关节发育不良可表现出不同的髋臼缺陷和形态。

髋臼覆盖缺陷的 3 种类型以大致相似的比例出现，包括前上覆盖缺陷、整体覆盖缺陷和后上覆盖缺陷。作为对髋臼发育不良的公认疗法，PAO 可以在所有 3 个平面上重定向髋臼。因此，了解每个髋关节的髋臼形态对于规划 PAO 术前的矫形计划至关重要。髋臼矫正程度似乎在 PAO 的结果中起重要作用。PAO 对髋臼发育异常的过度矫正可能会导致关节活动度受限和医源性股骨髋臼撞击。

随着技术的发展，越来越多的现代图像分割应用程序可用于三维的术前计划。这些应用之一就是我们所使用的方法（图 6.13）。该方法使用术前 CT 数据重建的 3D 模型，该模型提供了一个包括经典参数（表 6.1）的诊断模块，用于评估髋关节形态，股骨头覆盖率和模拟髋臼重新定向。该软件算法基于以下模块：自动髋臼边缘检测模块，假设软骨厚度相等的髋关节旋转中心的定义以及相对于骨盆前平面（APP）的髋臼开口平面的计算。

通过虚拟的方法围绕髋臼周围模拟截下一个

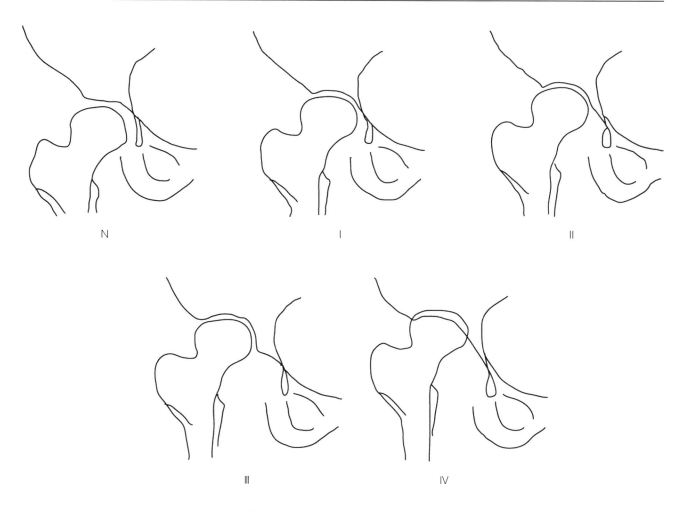

图 6.12 Crowe 分型：发育不良的髋关节根据其半脱位的程度进行分型的：N 型，无半脱位；Ⅰ型，< 50% 半脱位；Ⅱ型，50%~75% 半脱位；Ⅲ型，75%~100%；Ⅳ型，100% 半脱位

球体，可以实现髋臼的虚拟重新定向。这是对实际截骨手术的模拟或简化。用户可以在 3 个平面（屈曲 / 伸展、旋转和外展 / 内收）中执行逐步的髋臼重新定向。计算并实时显示影像学参数和股骨头覆盖率的模拟变化。如果实现了所需的重新定向程度，则可以对运动范围和髋部撞击进行模拟，以避免术后可能发生的撞击。

另一个不依赖于专有第三方软件的可用 3D 规划工具是 "Move Forward 3D 运动仿真"（Clinical Graphics；Zimmer Biomet）。该软件基于 CT 或 MRI 数据，可用于计划髋臼周围截骨术和 3D 运动模拟范围。该软件起初开发用于股骨髋臼撞击运动分析和骨性结构的碰撞检测。同时，也包含进行 PAO 的术前计划的工具。该公司提供 3D 骨骼模型

的分割和重建以及运动分析。生成的交互式 PDF 报告将提供给临床医生。

评估髋臼重定位效果的另一种方法是基于关节的生物力学。这种方法通常依赖于峰值接触应力和接触面积的估计。离散元分析或有限元分析已被应用于此。其潜在的优势包括可在术中应用术前计划，视觉反馈和手术导航。最早的一项研究报道了 Hipp 等在虚拟 PAO 进行髋臼重新定向后关节接触应力显著降低的结果。Mechlenburg 等的另一项研究测量了 PAO 前后的关节负重面积。在 PAO 之后负重面积得到改善。另一项研究描述了基于 CT 数据的 PAO 的生物力学引导系统（BGS）。BGS 旨在将术前计划与术中骨块跟踪，几何参数评估以及实时生物力学三者相结合。

另一种可以进行诊断、术前计划和术中导航的方法是使用 PAO 的增强标记跟踪（图 6.14 和图 6.15）。该系统由一个附着在患者骨盆上的跟踪单元，一个附着在髋臼截骨块上的增强标记以及一个进行所有计算和可视化的主机组成。增强标记由面向跟踪单元的外部平面 Aruco 标记和用于测量其方向的内部惯性测量单元（IMU）组成。

展望

可以使用基于 MRI 而不是 CT 扫描的 3D 模型来重建 3D 模型。这就需要对髋关节进行特殊的 MRI 检查，包括或不涉及整个骨盆的关节造影，以获取 APP 的界标。未来的研究可能会评估基于 MRI 的 3D 模型在 PAO 术前计划中的可行性。

髋关节磁共振成像（MRI）

MRI 技术与规范

由于 MRI 没有电离辐射，可提供无与伦比的软组织对比度，并且 MRI 成像仪器的不断增加，MRI 的可用性不断提高，适合保髋手术患者的髋关节 MRI 已被作为二线高级成像技术广泛用于诊断。为了获得良好的图像质量，应在 1.5T 或 3.0T 机器上进行髋部 MRI。用于评估 DDH 发育不良患者的髋部 MRI 方案应遵循与 FAI 继发的关节脱位评估相同的一般原则。在使用小视场角（FOV）获取有症状的髋关节图像之前，强烈建议获取整个骨盆，包括骶髂关节的关节流体敏感序列（T2 加速 / 快速自旋回波序列，具有脂肪抑制或 STIR 像）。由于临床发现可能是非特异性的，因此这些序列对于筛查骨髓和软组织水肿非常有用，可以大致排除风湿病、感染或过度使用的损伤，并在发现病变的情况下进行并排比较（图 6.16）。随后，在 3 个正交平面［包括冠状位、矢状位、轴位和 / 或斜轴位（沿股骨颈长轴）］中获取髋关节

的小 FOV 图像。对于高分辨率成像，建议使用 16~20cm 的 FOV 和 256×256 的矩阵。最常见的是质子密度加权或 T1 加权的涡轮脊柱回波序列用于评估关节内病变。但是，由于它们的快速获取以及对薄而连续的图像进行多平面重建的可能性，因此经常获得三维序列。协议还应包括围绕股骨颈轴旋转的二维或重组的放射状图像。放射影像是评估股骨近端非球面度的金标准，因为仅靠放射影像无法可靠地排除凸轮畸形。最近，股骨前倾已被整合到髋关节退行性病变的病理力学概念中。据报道，异常的股骨前倾会影响活动范围，从而导致代偿不稳定或髋部撞击，在评估髋关节保留关节手术的患者中，多达 1/6 的患者存在该情况。为了在 MRI 上获得可靠的股骨前倾的测量，必须采集两个快速的真实轴向序列。该序列应一个接一个地连续进行，以防止患者移动，否则会导致股骨前倾测量产生错误的结果。

髋部的 MRI 成像可以不加造影剂，也可以直接 / 间接（关节内 / 静脉内）注射造影剂行关节核磁造影。其原理是将造影剂注入关节后，以扩大关节囊的侧隐窝，从而改善盂唇撕裂和软骨缺损的可视性。根据文献的系统性回顾，直接注射造影剂行关节核磁造影仍被认为是检测软骨 – 盂唇病变和圆韧带撕裂的术前金标准。然而，目前讨论的是将来 3.0T 场强的非对比 MRI 是否可以代替 1.5T MR 关节造影。相反，据报道 MR 关节造影比在相同场强下进行的非对比检查更准确。进行直接 MR 关节造影的优势之一是可以添加局部麻醉剂以确认髋关节疼痛是否为关节内起源。除此之外，直接 MR 关节造影可以与轴向下肢牵引相结合，这是作者单位对无或轻度影像学退变（Tönnis 0 型和 I 型）的患者的诊断标准。

在透视引导下关节腔内注射后的 MRI 过程中施加牵引力，以促进造影剂在髋关节中央间室中积聚，否则该造影剂很难分散在直接对应接触的股骨和髋臼软骨之间，从而难以使用标准关节核磁造影来检测软骨分层。初步结果表明，牵引下 MR 关节造影的诊断性高；然而，该技术尚待与标

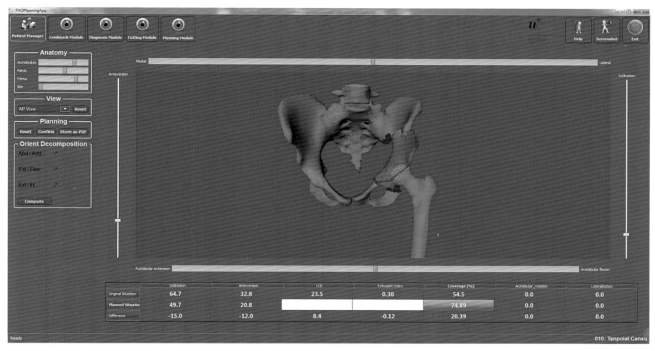

图 6.13　PAO 术前规划软件显示股骨头覆盖的计算（绿色标记）

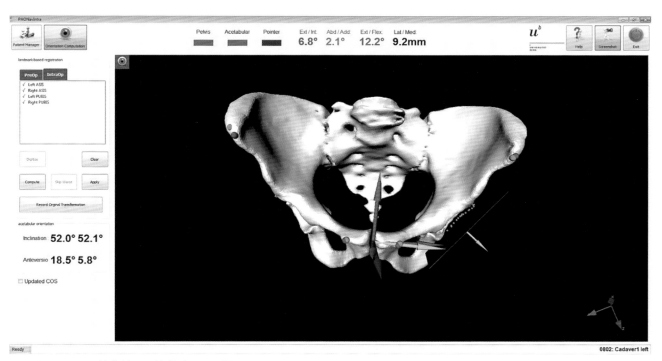

图 6.14　PAO 导航软件显示计算髋臼开口平面

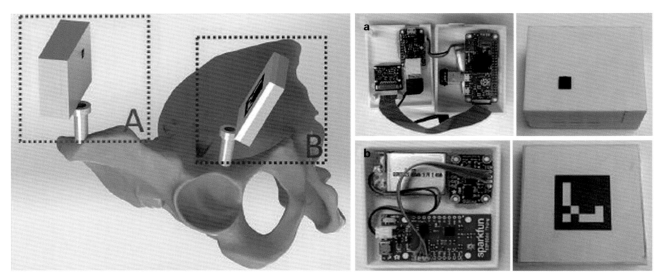

图 6.15　图示为使用了增强标记跟踪的 PAO 导航系统。跟踪单元（a）连接到骨盆。增强标记（b）固定在髋臼截骨块上

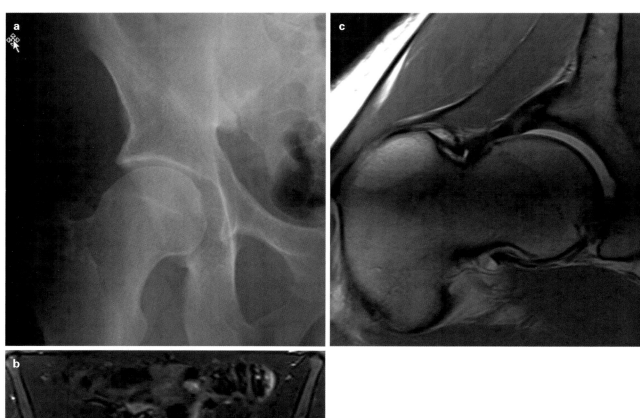

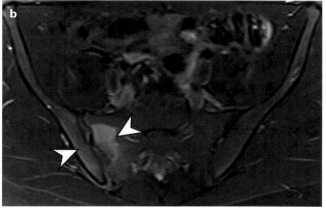

图 6.16　（a）25 岁男性患者，腹股沟和腰部疼痛病史，临床和 X 线片表现（箭头）显示凸轮 FAI。患者在牵引下行磁共振关节造影检查。（b）轴向 STIR 序列显示高强度关节旁骨髓水肿（箭头），伴有硬化和与慢性骶髂关节炎相伴的关节表面糜烂。（c）径向质子密度加权涡轮自旋回波图像显示无软骨 – 盂唇病变。该患者被转诊至风湿科，以评估疑似的中轴脊椎关节炎

准的直接 MR 关节造影和髋关节非对比造影成像相比较。

髋关节发育不良的 MRI

除了 FAI，继发于 DDH 的髋关节不稳是进行髋关节 MRI 患者中第二常见的骨性畸形。与 FAI 治疗手术不同，传统形态学 MRI 在预测 DDH 青少年和成人手术治疗成功方面的价值尚未确立。相比之下，磁共振延迟增强软骨成像（dGEMRIC）可以可靠地预测 PAO 治疗 DDH 的失败。

在 DDH 的患者中，评估 DDH 相关的凸轮畸形对于确定 PAO 术中是否需要行骨软骨成形术以防止 PAO 后可能出现的撞击和随后的失败很重要。该评估在轴向图像上进行，图像可基于骨性标志可靠且可重现地反映凸轮进行的位置。为了便于解剖上定位股骨畸形，将大转子的最突出点用作 12 点钟位置的标志（图 6.17）。对于髋臼侧，髋臼泪滴是 6 点钟位置的解剖标志（图 6.17）。对于临床常规评估而言，获取 12 张的剖面图像就足够了，因为每个切片将对应于时钟刻度上的"半小时"的移位。

尽管进行关节镜下盂唇修复手术的益处尚未得到证实，但在接受 PAO 截骨矫形的 DDH 患者中，越来越多同时进行了髋关节镜的检查。因此，

对于 DDH 患者，明确术前关节内的病变变得越来越重要。与 FAI 髋关节相比，发育异常的 MRI 显示了不同的关节内损伤模式。髋臼缘的慢性静态超负荷会导致导致盂唇适应性肥大并伴有黏液样信号改变、盂唇内撕裂以及盂唇旁囊肿。

股骨头半脱位常常导致软骨 – 盂唇复合体由内而外的分层。这些软骨 – 盂唇组织瓣通常较大，并且可能不稳定。根据我们的经验，牵引位下由于股骨头与髋臼的轻微分离，造影剂会进入软骨 – 盂唇复合体内，此时 MR 关节造影有助于发现这些病变（图 6.18）。

尽管 PAO 在重度和中度发育异常中的作用是无可争议的，但对于临界型髋关节发育不良的最佳治疗尚存在争议，尤其是在存在相关的凸轮畸形的情况下。MR 成像有助于手术决策，因为明确的髋关节不稳定症状包括盂唇肥大，盂唇旁囊肿和 Inside-Out 盂唇撕裂等能够支持髋臼截骨矫形的决策（图 6.18）。

相比之下，典型的凸轮 FAI 损伤模式为分离但质地正常的盂唇和软骨由外向内（Out-side-In）的分层，此时建议将股骨软骨成形术和盂唇修补术作为首选治疗方法（图 6.19）。轴向 MRI 上髋关节不稳的另一个次要诊断标志是髂关节囊肌的横截面比股直肌大得多，这是一种适应性肥大的表现（图 6.20）。

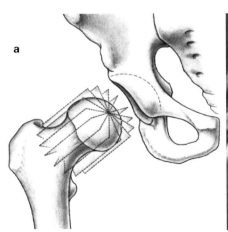
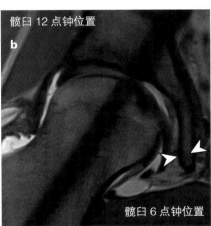
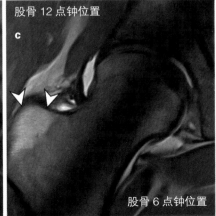

图 6.17 （a）用于获取轴向图像的旋转平面的方向与股骨颈长轴一致，以实现股骨头 – 颈部交界处的环周正交平面的评估。（b，c）二维径向质子密度加权涡轮自旋回波图像。（b）髋臼泪滴（箭头）可作为 6 点钟位置的标志。（c）大转子最突出点可作为 12 点钟位置的解剖标志

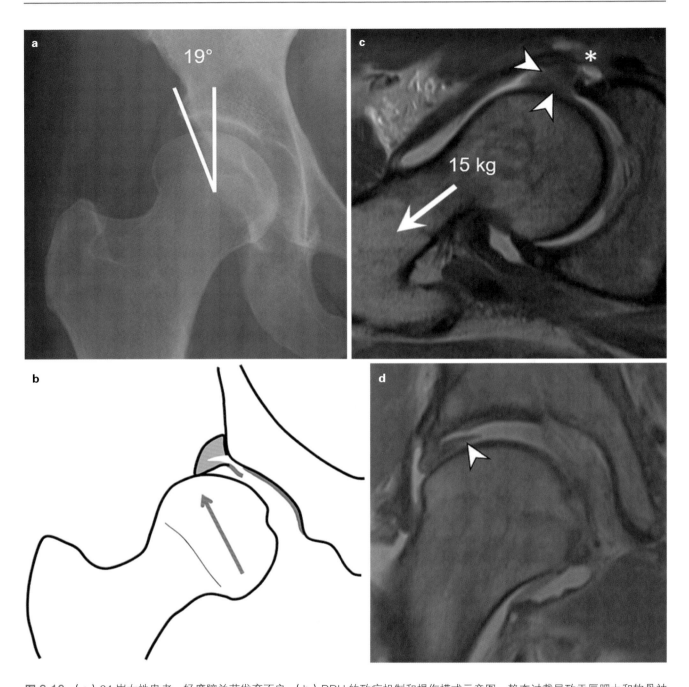

图 6.18 （a）24 岁女性患者，轻度髋关节发育不良。（b）DDH 的致病机制和损伤模式示意图。静态过载导致盂唇肥大和软骨袖套撕脱，撕脱从软骨－盂唇复合体过渡延伸到盂唇内（Inside-Out 撕裂）。（c）斜轴位以及（d）冠状放射状子密度加权的涡轮旋转回波图像，该图像为 1.5T 场强下持续 15kg 牵引下的成像。（c）伴有变性（箭头）和盂唇旁囊肿（星号）的盂唇萎缩和适应性肥大。（d）通过牵引实现了关节间隙的分离，能够使造影剂在关节中央间室中聚集，并可以显示软骨－盂唇复合体的由内而外的（Inside-Out）撕裂

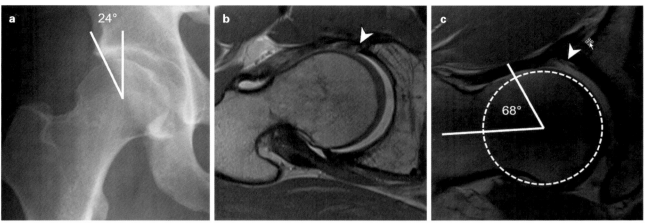

图 6.19 （a）一名 28 岁的男性患者，临界的发育不良和凸轮畸形。（b）斜轴位以及（c）1.5T 场强及持续 18kg 牵引下获得的冠状二维径向质子密度加权涡轮自旋回波图像。（b）前方盂唇基底和髋臼缘之间的高对比度造影剂表明盂唇与髋臼缘部分分离。（c）软骨下造影剂的聚集能够检测出从边缘周围向关节中央间室（箭头）延伸的软骨瓣，这是凸轮 FAI 的典型表现。异常 α 角约 68°

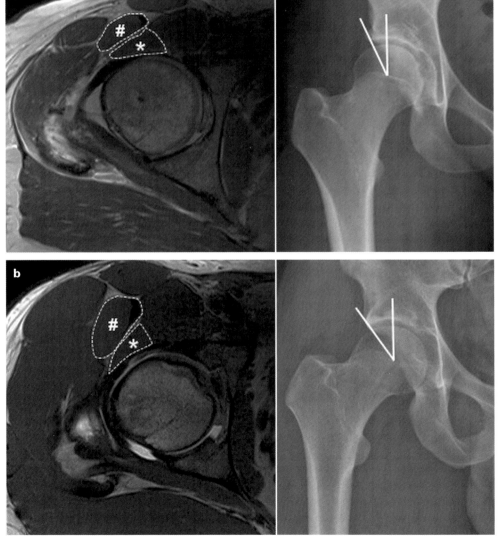

图 6.20 （a）一名 31 岁女性，髋关节发育不良患者在轴向 T1 加权 TSE 图像上显示适应性肥大的髂关节囊肌（＊）与股直肌（＃）。（b）20 岁男性患者，右髋显示髋臼覆盖率增加，在轴向 T1 加权 TSE 图像上，与股直肌（＃）相比，没有发现髂关节囊肌（＊）的适应性肥大

参考文献

[1] Ziegler J, Thielemann F, Mayer-Athenstaedt C, Günther K-P. The natural history of developmental dysplasia of the hip. A meta-analysis of the pub- lished literature. Orthopade. 2008;37(6):515–516, 518–524

[2] Steppacher SD, Tannast M, Ganz R, Siebenrock KA. Mean 20-year followup of Bernese periacetabular osteotomy. Clin Orthop Relat Res. 2008;466(7):1633–1644.

[3] Lerch TD, Steppacher SD, Liechti EF, Siebenrock KA, Tannast M. Bernese periacetabular osteotomy: indications, technique and results 30 years after the first description. Orthopade. 2016;45(8):687–694.

[4] Lerch TD, Steppacher SD, Liechti EF, Tannast M, Siebenrock KA. One-third of hips after periacetabu- lar osteotomy survive 30 years with good clinical results, no progression of arthritis, or conversion to THA. Clin Orthop Relat Res. 2017;475(4):1154–1168.

[5] Ganz R, Klaue K, Vinh TS, Mast JW. A new periace- tabular osteotomy for the treatment of hip dyspla- sias. Technique and preliminary results. Clin Orthop Relat Res. 1988;232:26–36.

[6] Albers CE, Steppacher SD, Ganz R, Tannast M, Siebenrock KA. Impingement adversely affects 10-year survivorship after periacetabu- lar osteotomy for DDH. Clin Orthop Relat Res. 2013;471(5):1602–1614.

[7] Hartig-Andreasen C, Troelsen A, Thillemann TM, Gelineck J, Søballe K. Risk factors for the need of hip arthroscopy following periacetabular osteotomy. J Hip Preserv Surg. 2015;2(4):374–384.

[8] Tannast M, Siebenrock KA, Anderson SE. Femoroacetabular impingement: radiographic diagnosis--what the radiologist should know. AJR Am J Roentgenol. 2007;188(6):1540–1552.

[9] Clohisy JC, Carlisle JC, Beaulé PE, Kim Y-J, Trousdale RT, Sierra RJ, et al. A systematic approach to the plain radiographic evaluation of the young adult hip. J Bone Joint Surg Am. 2008;90(Suppl 4):47–66.

[10] Lauenstein C. Nachweis der 'Kocherschen Verbiegung' des Schenkelhalses bei der Coxa vara durch Röntgenstrahlen. Fortschr Röntgenstr. 1901;4:61–64.

[11] Dunn DM. Anteversion of the neck of the femur; a method of measurement. J Bone Joint Surg Br. 1952;34-B(2):181–186.

[12] Rippstein J. Determination of the antetorsion of the femur neck by means of two x-ray pictures. Z Orthop Ihre Grenzgeb. 1955;86(3):345–360.

[13] Lequesne M, de SEZE. False profile of the pelvis. A new radiographic incidence for the study of the hip. Its use in dysplasias and different coxopathies. Rev Rhum Mal Osteoartic. 1961;28:643–652.

[14] Steppacher SD, Albers CE, Tannast M, Siebenrock KA. Plain radiographic evaluation of the hip. In: Nho SJ, Leunig M, Larson CM, Bedi A, Kelly BT, editors. Hip arthroscopy and hip joint preserva- tion surgery [Internet]. New York: Springer; 2015. p. 33–51. [zitiert 2. March 2019]. Verfügbar unter. https://doi.org/10.1007/978-1-4614-6965-0_3.

[15] Büchler L, Schwab JM, Whitlock PW, Beck M, Tannast M. Intraoperative evaluation of acetabular morphology in hip arthroscopy comparing standard radiography versus fluoroscopy: a cadaver study. Arthroscopy. 2016;32(6):1030–1037.

[16] Tannast M, Siebenrock KA. Imaging: plain radio- graphs. In: Sekiya JK, Safran MR, Ranawat A, Leunig M, editors. Techniques in hip arthroscopy and joint preservation surgery. 1st ed. Philadelphia: Elsevier Saunders; 2010. p. 23–34.

[17] Burckhardt K. Theoretical study to the sub-project 'Interactive software for 2D and 3D standardiza- tion of pelvic radiographs and CT-scans for accurate evaluation of hip joint morphology' under CO-ME Project 4. Swiss Federal Institute of Technology. 2003;Report no. 267.

[18] Tannast M, Zheng G, Anderegg C, Burckhardt K, Langlotz F, Ganz R, et al. Tilt and rotation correc- tion of acetabular version on pelvic radiographs. Clin Orthop Relat Res. 2005;438:182–190.

[19] Tannast M, Murphy SB, Langlotz F, Anderson SE, Siebenrock KA. Estimation of pelvic tilt on antero- posterior X-rays – a comparison of six parameters. Skelet Radiol. 2006;35(3):149–155.

[20] Siebenrock KA, Kalbermatten DF, Ganz R. Effect of pelvic tilt on acetabular retroversion: a study of pelves from cadavers. Clin Orthop Relat Res. 2003;407:241–248.

[21] Eijer H, Leunig M, Mahomed MN, Ganz R. Cross- table lateral radiographs for screening of anterior femoral head-neck offset in patients with femoroac- etabular impingement. Hip Int. 2001;11(1):37–41.

[22] Wissing H, Buddenbrock B. Determining rota- tional errors of the femur by axial computerized tomography in comparison with clinical and con- ventional radiologic determination. Unfallchirurgie. 1993;19(3):145–157.

[23] Young M, Dempsey M, Rocha ADL, Podeszwa DA. The cross-table lateral radiograph results in a significantly increased effective radiation dose com- pared with the Dunn and single frog lateral radio- graphs. J Pediatr Orthop. 2015;35(2):157–161.

[24] Meyer DC, Beck M, Ellis T, Ganz R, Leunig M. Comparison of six radiographic projections to assess femoral head/neck asphericity. Clin Orthop Relat Res. 2006;445:181–185.

[25] Tannast M, Hanke MS, Zheng G, Steppacher SD, Siebenrock KA. What are the radiographic reference values for acetabular under- and overcoverage? Clin Orthop Relat Res. 2015;473(4):1234–1246.

[26] Tannast M, Fritsch S, Zheng G, Siebenrock KA, Steppacher SD. Which radiographic hip parameters do not have to be corrected for pelvic rotation and tilt? Clin Orthop Relat Res. 2015;473(4):1255–1266. https://doi.org/10.1007/s11999-014-3936-8.

[27] Tönnis D, Heinecke A. Acetabular and femoral anteversion: relationship with osteoarthritis of the hip. J Bone Joint Surg Am. 1999;81(12):1747–1770.

[28] Tannast M, Albers CE, Steppacher SD, Siebenrock KA. Hip pain in the young adult. In: Bentley G, editor. European instructional lectures, vol. 11. New York: Springer; 2011.

[29] Siebenrock KA, Kistler L, Schwab JM, Büchler L, Tannast M. The acetabular wall index for assess- ing anteroposterior femoral head coverage in symptomatic patients. Clin Orthop Relat Res. 2012;470(12):3355–3360.

[30] Nepple JJ, Brophy RH, Matava MJ, Wright RW, Clohisy JC. Radiographic findings of femoro- acetabular impingement in National Football League Combine athletes undergoing radio- graphs for previous hip or groin pain. Arthroscopy. 2012;28(10):1396–1403.

[31] Schmaranzer E, Lerch TD, Steppacher SD, Tannast M. Röntgendiagnostik der Hüfte [in ger- man]. Diagnostik des Hüftgelenkes – AGA. 2017;26:20–32.

[32] Alexander C. The aetiology of primary protrusio acetabuli. Br J Radiol. 1965;38:567–580.

[33] Gilmour J. Adolescent deformities of the acetabu- lum an investigation into the nature of protrusio acetabuli. Br J Surg. 1939;26(104):670–699.

[34] Jamali AA, Mladenov K, Meyer DC, Martinez A, Beck M, Ganz R, et al. Anteroposterior pelvic radiographs to assess acetabular retroversion: high validity of the "cross-over-sign". J Orthop Res. 2007;25(6):758–765.

[35] Zaltz I, Kelly BT, Hetsroni I, Bedi A. The crossover sign overestimates acetabular retroversion. Clin Orthop Relat Res. 2013;471(8):2463–2470.

[36] Reynolds D, Lucas J, Klaue K. Retroversion of the acetabulum. A cause of hip pain. J Bone Joint Surg Br. 1999;81(2):281–288.

[37] Kalberer F, Sierra RJ, Madan SS, Ganz R, Leunig M. Ischial spine projection into the pelvis: a new sign for acetabular retroversion. Clin Orthop Relat Res. 2008;466(3):677–683.

[38] Steppacher SD, Lerch TD, Gharanizadeh K, Liechti EF, Werlen SF, Puls M, et al. Size and shape of the lunate surface in different types of pincer impinge- ment: theoretical implications for surgical therapy. Osteoarthr Cartil. 2014;22(7):951–958.

[39] Steppacher SD, Tannast M, Werlen S, Siebenrock KA. Femoral morphology differs between deficient and excessive acetabular coverage. Clin Orthop Relat Res. 2008;466(4):782–790.

[40] Nötzli HP, Wyss TF, Stoecklin CH, Schmid MR, Treiber K, Hodler J. The contour of the femo- ral head-neck junction as a predictor for the risk of anterior impingement. J Bone Joint Surg Br. 2002;84(4):556–560.

[41] Siebenrock KA, Steppacher SD, Haefeli PC, Schwab JM, Tannast M. Valgus hip with high antetorsion causes pain through poste- rior extraarticular FAI. Clin Orthop Relat Res. 2013;471(12):3774–3780.

[42] Hoaglund FT, Low WD. Anatomy of the femo- ral neck and head, with comparative data from Caucasians and Hong Kong Chinese. Clin Orthop Relat Res. 1980;152:10–16.

[43] Toogood PA, Skalak A, Cooperman DR. Proximal femoral anatomy in the normal human population. Clin Orthop Relat Res. 2009;467(4):876–885.

[44] Beltran LS, Rosenberg ZS, Mayo JD, De Tuesta MD, Martin O, Neto LP, et al. Imaging evaluationof developmental hip dysplasia in the young adult. AJR Am J Roentgenol. 2013;200(5):1077–1088.

[45] Rhee P, Woodcock J, Clohisy J, Millis M, Sucato D, Beaulé P, et al. The Shenton line in the diagnosis of acetabular dysplasia in the skeletally mature patient. J Bone Joint Surg. 2011;93(Supplement_2):35–39.

[46] Wyatt M, Weidner J, Pfluger D, Beck M. The Femoro-Epiphyseal Acetabular Roof (FEAR) index: a new measurement associated with instability in borderline hip dysplasia? Clin Orthop Relat Res. 2017;475(3):861–869.

[47] Domb BG, Stake CE, Lindner D, El-Bitar Y, Jackson TJ. Arthroscopic capsular plication and labral pres- ervation in borderline hip dysplasia: two-year clini- cal outcomes of a surgical approach to a challenging problem. Am J Sports Med. 2013;41(11):2591–2598.

[48] Zaltz I, Kelly BT, Larson CM, Leunig M, Bedi A. Surgical treatment of femoroacetabular impinge- ment: what are the limits of hip arthroscopy? Arthroscopy. 2014;30(1):99–110.

[49] Nötzli HP, Müller SM, Ganz R. The relation- ship between fovea capitis femoris and weight bearing area in the normal and dysplastic hip in adults: a radiologic study. Z Orthop Ihre Grenzgeb. 2001;139(6):502–506.

[50] Tannast M, Mistry S, Steppacher SD, Reichenbach S, Langlotz F, Siebenrock KA, et al. Radiographic analysis of femoroacetabular impingement with Hip2Norm-reliable and validated. J Orthop Res. 2008;26(9):1199–1205.

[51] Zheng G, Tannast M, Anderegg C, Siebenrock KA, Langlotz F. Hip2Norm: an object-oriented cross-platform program for 3D analysis of hip joint morphology using 2D pelvic radiographs. Comput Methods Prog Biomed. 2007;87(1):36–45.

[52] Tönnis D. General radiography of the hip joint. In: Tönnis D, editor. Congenital dysplasia and dislocation of the hip. Heidelberg: Springer; 1987. p. 100–142.

[53] Wiberg G. The anatomy and roentgenographic appearance of a normal hip joint. Acta Chir Scand. 1939;83:7–38.

[54] Murphy SB, Ganz R, Müller ME. The prognosis in untreated dysplasia of the hip. A study of radio- graphic factors that predict the outcome. J Bone Joint Surg Am. 1995;77(7):985–989.

[55] Idelberger K, Frank A. A new method for determination of the angle of the pelvic acetabulum in child and in adult. Z Orthop Ihre Grenzgeb. 1952;82(4):571–577.

[56] Jackson TJ, Estess AA, Adamson GJ. Supine and standing AP pelvis radiographs in the evaluation of pincer femoroacetabular impingement. Clin Orthop Relat Res. 2016;474(7):1692–1696.

[57] Hipp JA, Sugano N, Millis MB, Murphy SB. Planning acetabular redirection osteotomies based on joint contact pressures. Clin Orthop Relat Res. 1999;364:134–143.

[58] Jacobsen S, Sonne-Holm S, Søballe K, Gebuhr P, Lund B. Hip dysplasia and osteoarthrosis: a survey of 4151 subjects from the Osteoarthrosis Substudy of the Copenhagen City Heart Study. Acta Orthop. 2005;76(2):149–158.

[59] Crowe JF, Mani VJ, Ranawat CS. Total hip replacement in congenital dislocation and dysplasia of the hip. J Bone Joint Surg Am. 1979;61(1):15–23.

[60] Hartofilakidis G, Stamos K, Karachalios T, Ioannidis TT, Zacharakis N. Congenital hip disease in adults. Classification of acetabular deficiencies and operative treatment with acetabuloplasty combined with total hip arthroplasty. J Bone Joint Surg Am. 1996;78(5):683–692.

[61] Li PLS, Ganz R. Morphologic features of congenital acetabular dysplasia: one in six is retroverted. Clin Orthop Relat Res. 2003;416:245–253.

[62] Nepple JJ, Wells J, Ross JR, Bedi A, Schoenecker PL, Clohisy JC. Three patterns of acetabular defi- ciency are common in young adult patients with acetabular dysplasia. Clin Orthop Relat Res. 2017;475(4):1037–1044.

[63] McClincy MP, Wylie JD, Kim Y-J, Millis MB, Novais EN. Periacetabular osteotomy improves pain and function in patients with lateral center-edge angle between 18° and 25°, but are these hips really borderline dysplastic? Clin Orthop Relat Res. 2019;477(5):1145–1153. https://doi.org/10.1097/CORR.0000000000000516.

[64] Chu C, Chen C, Liu L, Zheng G. FACTS: fullyautomatic CT segmentation of a hip joint. Ann Biomed Eng. 2015;43(5):1247–1259.

[65] Liu L, Ecker T, Xie L, Schumann S, Siebenrock K, Zheng G. Biomechanical validation of computer assisted planning of periacetabular osteotomy: a pre- liminary study based on finite element analysis. Med Eng Phys. 2015;37(12):1169–1173.

[66] Pflugi S, Vasireddy R, Lerch T, Ecker TM, Tannast M, Boemke N, et al. Augmented marker tracking for peri-acetabular osteotomy surgery. Conf Proc IEEE Eng Med Biol Soc. 2017;2017:937–941.

[67] Pflugi S, Vasireddy R, Lerch T, Ecker TM, Tannast M, Boemke N, et al. Augmented marker tracking for peri-acetabular osteotomy surgery. Int J Comput Assist Radiol Surg. 2018;13(2):291–304.

[68] Ecker TM, Puls M, Steppacher SD, Bastian JD, Keel MJB, Siebenrock KA, et al. Computer-assisted femoral head-neck osteochondroplasty using a sur- gical milling device an in vitro accuracy study. J Arthroplast. 2012;27(2):310–316.

[69] Puls M, Ecker TM, Steppacher SD, Tannast M, Siebenrock KA, Kowal JH. Automated detection of the osseous acetabular rim using three-dimensional models of the pelvis. Comput Biol Med. 2011;41(5):285–291.

[70] Rudolph T, Puls M, Anderegg C, Ebert L, Broehan M, Rudin A, et al. Marvin: a medical research appli- cation framework based on open source software. Comput Methods Prog Biomed.2008;91(2):165–174.

[71] Puls M, Ecker TM, Tannast M, Steppacher SD, Siebenrock KA, Kowal JH. The equidistant method – a novel hip joint simulation algorithm for detection of femoroacetabular impingement. Comput Aided Surg. 2010;15(4–6):75–82.

[72] Tannast M, Kubiak-Langer M, Langlotz F, Puls M, Murphy SB, Siebenrock KA. Noninvasive three- dimensional assessment of femoroacetabular impingement. J Orthop Res. 2007;25(1):122–131.

[73] Liu L, Zheng G, Bastian JD, Keel MJB, Nolte LP, Siebenrock KA, et al. Periacetabular osteotomy through the pararectus approach: technical feasibil- ity and control of fragment mobility by a validated surgical navigation system in a cadaver experiment. Int Orthop. 2016;40(7):1389–1396.

[74] Steppacher SD, Zurmühle CA, Puls M, Siebenrock KA, Millis MB, Kim Y-J, et al. Periacetabular oste- otomy restores the typically excessive range of motion in dysplastic hips with a spherical head. Clin Orthop Relat Res. 2015;473(4):1404–1416.

[75] Kubiak-Langer M, Tannast M, Murphy SB, Siebenrock KA, Langlotz F. Range of motion in anterior femoroacetabular impingement. Clin Orthop Relat Res. 2007;458:117–124.

[76] Röling MA, Visser MI, Oei EHG, Pilot P, Kleinrensink G-J, Bloem RM. A quantitative non- invasive assessment of femoroacetabular impingement with CT-based dynamic simulation – cadaveric validation study. BMC Musculoskelet Disord. 2015;16:50.

[77] Armand M, Lepistö J, Tallroth K, Elias J, Chao E. Outcome of periacetabular osteotomy: joint con- tact pressure calculation using standing AP radio- graphs, 12 patients followed for average 2 years. Acta Orthop.

2005;76(3):303–313.

[78] Zhao X, Chosa E, Totoribe K, Deng G. Effect of periacetabular osteotomy for acetabular dysplasia clarified by three-dimensional finite element analy- sis. J Orthop Sci. 2010;15(5):632–640.

[79] Zou Z, Chávez-Arreola A, Mandal P, Board TN, Alonso-Rasgado T. Optimization of the position of the acetabulum in a ganz periacetabular oste- otomy by finite element analysis. J Orthop Res. 2013;31(3):472–479.

[80] Harris MD, Anderson AE, Henak CR, Ellis BJ, Peters CL, Weiss JA. Finite element prediction of cartilage contact stresses in normal human hips. J Orthop Res. 2012;30(7):1133–1139.

[81] Liu L, Ecker TM, Schumann S, Siebenrock K-A, Zheng G. Evaluation of constant thickness cartilage models vs. patient specific cartilage models for an optimized computer-assisted planning of periacetab- ular osteotomy. PLoS One. 2016;11(1):e0146452.

[82] Pflugi S, Liu L, Ecker TM, Schumann S, Larissa Cullmann J, Siebenrock K, et al. A cost-effective surgical navigation solution for periacetabular oste- otomy (PAO) surgery. Int J Comput Assist Radiol Surg. 2016;11(2):271–280.

[83] Mechlenburg I, Nyengaard JR, Rømer L, Søballe K. Changes in load-bearing area after Ganz peri- acetabular osteotomy evaluated by multislice CT scanning and stereology. Acta Orthop Scand. 2004;75(2):147–153.

[84] Armiger RS, Armand M, Lepisto J, Minhas D, Tallroth K, Mears SC, et al. Evaluation of a comput- erized measurement technique for joint alignment before and during periacetabular osteotomy. Comput Aided Surg. 2007;12(4):215–224.

[85] Armiger RS, Armand M, Tallroth K, Lepistö J, Mears SC. Three-dimensional mechanical evalu- ation of joint contact pressure in 12 periacetabular osteotomy patients with 10-year follow-up. Acta Orthop. 2009;80(2):155–161.

[86] Lepistö J, Armand M, Armiger RS. Periacetabular oste- otomy in adult hip dysplasia – developing a computer aided real-time biomechanical guiding system (BGS). Suom Ortoped Traumatol. 2008;31(2):186–190.

[87] Sutter R, Zanetti M, Pfirrmann CWA. New developments in hip imaging. Radiology. 2012;264(3):651–667.

[88] Schmaranzer F, Todorski IAS, Lerch TD, Schwab J, Cullmann-Bastian J, Tannast M. Intra-articular lesions: imaging and surgical correlation. Semin Musculoskelet Radiol. 2017;21(5):487–506.

[89] Agten CA, Sutter R, Buck FM, Pfirrmann CWA. Hip imaging in athletes: sports imaging series. Radiology. 2016;280(2):351–369.

[90] Sutter R, Pfirrmann CWA. Update on Femoroacetabular impingement: what is new, and how should we assess it? Semin Musculoskelet Radiol. 2017;21(5):518–528.

[91] Dudda M, Albers C, Mamisch TC, Werlen S, Beck M. Do normal radiographs exclude asphericity of the femoral head-neck junction? Clin Orthop Relat Res. 2009;467(3):651–659.

[92] Domayer SE, Ziebarth K, Chan J, Bixby S, Mamisch TC, Kim YJ. Femoroacetabular cam-type impinge- ment: diagnostic sensitivity and specificity of radio- graphic views compared to radial MRI. Eur J Radiol. 2011;80(3):805–810.

[93] Kraeutler MJ, Chadayammuri V, Garabekyan T, Mei- Dan O. Femoral version abnormalities sig- nificantly outweigh effect of cam impingement on hip internal rotation. J Bone Joint Surg Am. 2018;100(3):205–210.

[94] Lerch TD, Todorski IAS, Steppacher SD, Schmaranzer F, Werlen SF, Siebenrock KA, et al. Prevalence of femoral and acetabular version abnor- malities in patients with symptomatic hip disease: a controlled study of 538 hips. Am J Sports Med. 2018;46(1):122–134.

[95] Schmaranzer F, Lerch TD, Siebenrock KA, Tannast M, Steppacher SD. Differences in femoral torsion among various measurement methods increase in hips with excessive femoral torsion. Clin Orthop Relat Res. 2019;477(5):1073–1083. https://doi. org/10.1097/CORR.0000000000000610.

[96] Sutter R, Dietrich TJ, Zingg PO, Pfirrmann CWA. Femoral antetorsion: comparing asymptom- atic volunteers and patients with femoroacetabular impingement. Radiology. 2012;263(2):475–483.

[97] Hesham K, Carry PM, Freese K, Kestel L, Stewart JR, Delavan JA, et al. Measurement of femoral ver- sion by MRI is as reliable and reproducible as CT in children and adolescents with hip disorders. J Pediatr Orthop. 2017;37(8):557–562.

[98] Llopis E, Fernandez E, Cerezal LMR. CT arthrog- raphy of the hip. Semin Musculoskelet Radiol. 2012;16(1):42–56.

[99] Saied AM, Redant C, El-Batouty M, El-Lakkany MR, El-Adl WA, Anthonissen J, et al. Accuracy of magnetic resonance studies in the detection of chon- dral and labral lesions in femoroacetabular impinge- ment: systematic review and meta-analysis. BMC Musculoskelet Disord. 2017;18(1):83. https://doi. org/10.1186/s12891-017-1443-2.

[100] Smith TO, Hilton G, Toms AP, Donell ST, Hing CB. The diagnostic accuracy of acetabular labral tears using magnetic resonance imaging and mag- netic resonance arthrography: a meta-analysis. Eur Radiol. 2011;21(4):863–874.

[101] Shakoor D, Farahani SJ, Hafezi-Nejad N, Johnson A, Vaidya D, Khanuja HS, et al. Lesions of ligamen- tum teres: diagnostic performance of MRI and MR arthrography-a systematic review and meta-analysis.

AJR Am J Roentgenol. 2018;211(1):W52–W63.

[102] Chopra A, Grainger AJ, Dube B, Evans R, Hodgson R, Conroy J, et al. Comparative reliability and diag- nostic performance of conventional 3T magnetic resonance imaging and 1.5T magnetic resonance arthrography for the evaluation of internal derange- ment of the hip. Eur Radiol. 2018;28(3):963–971. https://doi.org/10.1007/s00330-017-5069-4.

[103] Sutter R, Zubler V, Hoffmann A, Mamisch-Saupe N, Dora C, Kalberer F, et al. Hip MRI: how use- ful is intraarticular contrast material for evalu- ating surgically proven lesions of the labrum and articular cartilage? AJR Am J Roentgenol. 2014;202(1):160–169.

[104] Magee T, Hinson G. Association of paralabral cysts with acetabular disorders. AJR Am J Roentgenol. 2000;174(5):1381–1384.

[105] Pfirrmann CWA, Duc SR, Zanetti M, Dora C, Hodler J. MR arthrography of acetabular cartilage delami- nation in femoroacetabular cam impingement. Radiology. 2008;249(1):236–241.

[106] Anderson LA, Peters CL, Park BB, Stoddard GJ, Erickson JA, Crim JR. Acetabular cartilage delami- nation in femoroacetabular impingement. Risk fac- tors and magnetic resonance imaging diagnosis. J Bone Joint Surg Am. 2009;91(2):305–313.

[107] Schmaranzer F, Lerch TD, Strasser U, Vavron P, Schmaranzer E, Tannast M. Usefulness of MR arthrography of the hip with and without leg traction in detection of intra-articular bodies. Acad Radiol. 2018. pii:S1076-6332(18)30472-0. [Epub ahead of print]. https://doi.org/10.1016/j.acra.2018.10.008.

[108] Schmaranzer F, Klauser A, Kogler M, Henninger B, Forstner T, Reichkendler M, et al. MR arthrography of the hip with and without leg traction: assessing the diagnostic performance in detection of ligamen- tum teres lesions with arthroscopic correlation. Eur J Radiol. 2016;85(2):489–497.

[109] Schmaranzer F, Klauser A, Kogler M, Henninger B, Forstner T, Reichkendler M, et al. Diagnostic performance of direct traction MR arthrogra- phy of the hip: detection of chondral and labral lesions with arthroscopic comparison. Eur Radiol. 2015;25(6):1721–1730.

[110] Schmaranzer F, Klauser A, Kogler M, Henninger B, Forstner T, Reichkendler M, et al. Improving visu- alization of the central compartment of the hip with direct MR arthrography under axial leg traction: a feasibility study. Acad Radiol. 2014;21(10):1240–1247.

[111] Hanke MS, Steppacher SD, Anwander H, Werlen S, Siebenrock KA, Tannast M. What MRI findings predict failure 10 years after surgery for femoro- acetabular impingement? Clin Orthop Relat Res. 2017;475(4):1192–1207.

[112] Cunningham T, Jessel R, Zurakowski D, Millis MB, Kim Y-J. Delayed gadolinium-enhanced magnetic resonance imaging of cartilage to predict early fail- ure of Bernese periacetabular osteotomy for hip dys- plasia. J Bone Joint Surg Am. 2006;88(7):1540–1548.

[113] Klenke FM, Hoffmann DB, Cross BJ, Siebenrock KA. Validation of a standardized mapping system of the hip joint for radial MRA sequencing. Skelet Radiol. 2015;44(3):339–343.

[114] Adler KL, Giordano BD. The utility of hip arthros- copy in the setting of acetabular dysplasia: a system- atic review. Arthroscopy. 2019;35(1):237–248.

[115] Stelzeneder D, Mamisch TC, Kress I, Domayer SE, Werlen S, Bixby SD, et al. Patterns of joint damage seen on MRI in early hip osteoarthritis due to structural hip deformities. Osteoarthr Cartil. 2012;20(7):661–669.

[116] Magerkurth O, Jacobson JA, Girish G, Brigido MK, Bedi A, Fessell D. Paralabral cysts in the hip joint: findings at MR arthrography. Skelet Radiol. 2012;41(10):1279–1285.

[117] Ross JR, Zaltz I, Nepple JJ, Schoenecker PL, Clohisy JC. Arthroscopic disease classification and interven- tions as an adjunct in the treatment of acetabular dys- plasia. Am J Sports Med. 2011;39(Suppl):72S–78S.

[118] Leunig M, Podeszwa D, Beck M, Werlen S, Ganz R. Magnetic resonance arthrography of labral disor- ders in hips with dysplasia and impingement. Clin Orthop Relat Res. 2004;418:74–80.

[119] Pfirrmann CWA, Mengiardi B, Dora C, Kalberer F, Zanetti M, Hodler J. Cam and pincer femo- roacetabular impingement: characteristic MR arthrographic findings in 50 patients. Radiology. 2006;240(3):778–785.

[120] Haefeli PC, Steppacher SD, Babst D, Siebenrock KA, Tannast M. An increased iliocapsularis-to- rectus- femoris ratio is suggestive for instabil- ity in borderline hips. Clin Orthop Relat Res. 2015;473(12):3725–3734.

第七章　髋关节进阶影像：软骨

Gerd Melkus, Kawan S. Rakhra

关键学习要点

· 了解定量髋关节软骨映射的生化敏感 MRI 方法的基本概念。

· 了解目前可应用的髋关节软骨定量映射序列。

· 概述生化敏感 MRI 在髋关节发育不良评估中的应用。

· 了解从 MRI 数据采集到成功的数据分析所必需的后期处理步骤。

· 了解进行髋部软骨定量 MRI 检查所必要的设备。

G. Melkus (✉) · K. S. Rakhra
Department of Radiology and Division of
Orthopaedic Surgery, University of Ottawa, Ottawa,
ON, Canada

Department of Medical Imaging, The Ottawa
Hospital, Ottawa, ON, Canada
e-mail: gmelkus@toh.ca; krakhra@toh.ca

© Springer Nature Switzerland AG 2020
P. E. Beaulé (ed.), *Hip Dysplasia*, https://doi.org/10.1007/978-3-030-33358-4_7

介绍

髋关节发育不良是髋关节骨关节炎（OA）的主要原因之一。关节接触面积的减少和接触应力的增加会导致功能丧失、疼痛和软骨退行性变。髋臼发育不良与髋关节骨性关节炎的发生风险的增加相关。保留关节的非手术疗法，例如物理疗法、整骨疗法、整脊疗法和运动医学以及外科手术方法，例如截骨术，可以减轻症状。在这种情况下，评估髋关节发育不良患者的骨关节炎状况就非常重要，可以帮助制订和应用最佳的保留关节的治疗方法。

当前，存在各种成像技术来评估髋关节的发育不良，包括放射线成像（X 线片）、计算机断层扫描（CT）和磁共振成像（MRI）。尽管这些技术可以评估发育不良的髋关节的解剖结构和结构变化，但透明软骨的状况是决定预后和优化治疗计划的关键因素。传统的 MRI 序列已经有效地识别了与总厚度和完整性有关的软骨质地的宏观变化。但是，这些总体结构改变通常在 OA 发展的后期出现，此时治疗选择可能只能采用侵入性，外科重建手术。

因此，开发出先进的 MRI 技术，希望能够在发生大分子、形态学损伤等不可逆的变化发生之前，检测出软骨大分子基质中的生化变化。

在 OA 中，软骨变性始于组织基质中水合的变化和大分子含量的降解，这是经典解剖 MR 序列无法检测到的。早期软骨变性的特征是细胞外基质中蛋白聚糖（PG）的丢失和水合增加。随着 OA 的持续进行，软骨内的胶原蛋白变薄并破坏，这导致变性过程的后期脱水和软骨损失。在过去的 15 年中，开发了几种对软骨的生化成分敏感的 MRI 技术，可以用作早期软骨退变的生物标志物。这些定量 MRI 方法已在体外进行了评估，并与组织学软骨分析相关联，证实了它们对软骨生化变化的敏感性。在各个关节中也进行了一些人体研究，但主要是膝关节，其次是髋关节。

软骨测绘的基础

虽然研究表明生化敏感性 MR 方法在评价 OA 早期软骨变化中的成功应用，但这些序列还没有完全找到进入医学实践的方法。造成这种情况的原因是 MRI 扫描仪上的高级序列的可用性、运行新的 MRI 序列的复杂性、与后处理软件的可用性，以及分割和解读的专门知识。此外，这些序列可以为整个检查过程增加相当长的扫描时间。

为了在临床环境中进行高级 MR 成像和数据分析，需要一个多学科团队，涵盖从临床方面到研究的技术组成部分的所有内容。一个成功的团队由骨科医生和肌骨影像医生组成，他们评估临床状况，制订患者的治疗策略，并为软骨评估设定必要的时间点。如果 MR 序列和后处理技术不可用，则需要具有访问源代码和扫描仪研究模式（两者对于修改和实现新序列都是必需的）的 MRI 物理学家。此外，需要具有用于数据后处理的图像软件编程知识的图像分析师或 MRI 物理学家来分析数据。对于定制的编程序列，需要建立自己的数据处理管道，以将 MRI 机器中的原始数据转换为可以分割和评估的定量图。最后但很重要的一点是，需要一位知识丰富的 MRI 技术人员，他必须明白如何操作高级 MR 序列，如果出现图像伪影可能会产生干扰，并且对解决与成像有关的困难的技术有详细的了解。

MRI 设备要求

髋关节软骨评估的 MR 定量成像可以在 1.5T，3.0T 和 7.0T 时进行。在临床实践中 1.5T 和 3.0T 是最常用的方法，而 7.0T 研究仅限于可以使用人类高场 MRI 的大型研究中心。用于定量髋关节软骨成像的标准硬件设置是 MR 内置的人体线圈，用于射频（RF）传输，柔性表面接收线圈阵列缠绕在髋部（单侧或双侧），用于信号接收（图 7.1）。如果要单侧进行扫描，则应将检查对象一侧的髋关节放置在尽可能靠近磁体中心的位置，以确保主磁场（B0）的最佳均匀性以及发送射频场的良好均匀性（B1+）。

与定量膝关节软骨成像或椎间盘标测相比，髋关节软骨成像面临的挑战是髋关节位于人体深处，从而导致信噪比（SNR）降低。可以通过更长的扫描时间和 / 或通过降低空间分辨率来补偿 SNR。髋关节的球状外形会导致任何切面方向的软骨部分体积效应。

MRI 软骨测绘技术

本章讨论的用于髋关节软骨的先进 MR 成像技术均对软骨的生化含量敏感，但它们不能直接测量软骨中的 PG 或胶原蛋白浓度，而是通过分析水的含量间接地进行测量。在环境中。只有稍后讨论的 dGEMRIC 技术可以定量氨基葡聚糖（GAG）的浓度；然而，这在临床上并不简单。讨论的方法基于质子（^1H）MRI，这几乎是临床上唯一使用的方法。^1H MR 软骨成像技术基于组织内游离水分子的质子。

这些水分子周围的化学环境（软骨基质中 PG 和胶原蛋白的含量）会影响游离水分子的 MR 特异特性，可以使用先进的技术进行测量：软骨的生化含量变化会导致水质子信号的 ^1H MR 可测量参数的改变。下文将详细讨论的所有高级技术

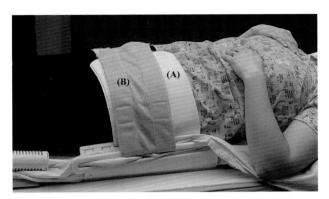

图7.1 单侧髋部MRI检查的局部设置。在将检查患者移入磁力线圈内之前，让其平躺在扫描台上，柔性MR信号表面接收器线圈阵列[(A)，白色]缠绕在左髋关节周围。接收器线圈用缠绕在双髋上并绑在桌子上的环装胶带[(B)，灰色]固定

均会测量称为"弛豫时间"的特定于MR的定量参数。

与临床MRI序列相比，用于髋关节软骨评估的生化敏感技术要求空间分辨率从平面内0.4mm×0.4mm到0.5mm×0.5mm，且切片厚度为2~3mm。为了避免由于股骨头和髋臼软骨的球形形状而引起的局部体积影响，需要更高的分辨率。尽管这样的分辨率仍然可以对健康受试者的股骨头和髋臼软骨进行单独的分析，但如果受试者伴有严重的OA和软骨变薄或在较低的磁场强度（1.5T）中进行。尽管上述分辨率是T2和T1ρ测绘的典型可实现分辨率，但dGEMRIC（T1GD）和T2*测绘技术在临床可接受的扫描时间（<20min）中能够达到0.8~1.0mm³的各向同性分辨率（表7.1）。

MRI图像后期处理与数据分析

对于软骨数据分析，需要几个后期处理步骤。商用MRI上可用的某些定量序列可能已经执行了部分处理步骤，而对于其他一些则需要建立或编程后处理步骤。需要4个主要步骤来处理来自MRI的数据并检索定量结果。

下面概述了T1ρ测绘的处理（图7.2），但是这些步骤也适用于其他弛豫时间测绘技术，例如T2、T2*和dGEMRIC。对于第一步，可能需要重新对齐，因为在不同自旋锁定时间（TSL）处获取

表7.1 髋关节定量软骨测绘参数概述

	dGEMRIC	T2	T2*	T1ρ
是否需要造影剂？	是	否	否	否
是否有商用检查序列可用？	不是所有供应商	是	是	否
是否需要额外的后期处理？	是	是	是	是
生物化学敏感性	与GAG含量直接相关	水分含量；与胶原含量的相关性纤维走向	水分含量；与胶原含量的相关性纤维走向	水分含量；与蛋白多糖含量的相关性
典型分辨率	0.8~1.0mm³各向同性	0.5mm×0.5mm×3.0mm	0.8~1.0mm³各向同性	0.5mm×0.5mm×3.0mm
典型扫描时间（3D获取）	10min	15min	5min	15min
优点	技术成熟；对GAG含量敏感；高分辨率成像	成熟技术；序列可用性	获取时间短；高分辨率成像；序列可用性	对PG含量的敏感性
缺点	需要造影剂；造影剂在实际扫描60~90min前的应用	对早期软骨退变的敏感性较低；对魔术效应的敏感性；获取时间长	对整体磁场不均匀性和匀场的敏感性	序列可用性；获取时间长
软骨退变的弛豫时间变化	dGEMRIC指数（TGD）↓	T2↑	T2*↓	T1ρ↑

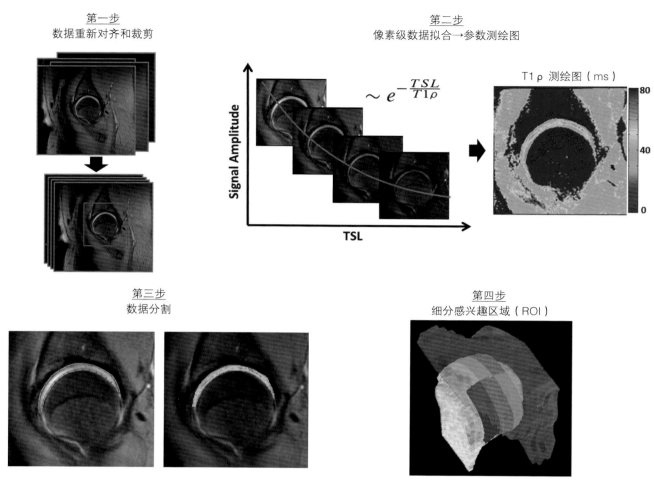

第一步
数据重新对齐和裁剪

第二步
像素级数据拟合→参数测绘图

$$\sim e^{-\frac{TSL}{T1\rho}}$$

T1ρ 测绘图（ms）

Signal Amplitude

TSL

第三步
数据分割

第四步
细分感兴趣区域（ROI）

图 7.2　髋关节软骨定量分析的后期处理步骤（显示为 T1ρ 测绘图）。第一步，执行原始数据重新对齐和裁剪。第二步，将数据拟合到指数信号衰减模型中，以生成定量的 T1ρ 弛豫时间图（此处显示为颜色编码图）。第三步，在第一个 T1ρ 加权数据集上对软骨进行分割，并将分割蒙版应用于 T1ρ 测绘，以获取软骨 T1ρ 值。第四步，将软骨细分为感兴趣区域（ROI），以研究局部 T1ρ 差异（示例性地显示了股骨头上 6 个颜色编码的软骨 ROI）

的数据集可能会由于对象移动而无法对齐。图像对齐对于第二个处理步骤至关重要，在第二个处理步骤中，将数据集每个像素的信号衰减拟合到单指数衰减函数以生成定量弛豫时间图。第三步，进行髋关节软骨分割。可以在第一个 T1ρ 加权数据集上进行分割。如果可以使用其他高分辨率的解剖数据，则可以应用联合注册将高分辨率数据注册到第一个 T1ρ 加权数据集。

根据软骨分割，生成二进制掩码，将其应用于 T1ρ 测绘以检索髋关节 T1ρ 值。髋关节软骨分割可以手动或半自动进行。最近，提出了更全自动的髋关节软骨分割方法，这大大减少了后处理时间。通常，最后一步涉及将髋关节软骨细分为不同的关注区域，以便在研究对象之间进行分析和比较。因此需要建立一种方法，能够以标准化区域的位置，实现跨中心的重现性比较以及对单个受试者的纵向随访。Surowiec 等的技术研究评估了 3 位混合型 FAI 患者的髋关节软骨 T2 图，并将软骨细分为 12 个区域（髋臼侧 6 个，股骨侧 6 个），以建立标准化的系统来定位和描述定量测绘值。

Anwander 等的研究，比较了将髋关节软骨上部细分为不同区域的不同方法，这些方法用于评估 Cam–FAI 对象和对照组的 T1ρ 值。而对健康志愿者在 1.5T 和 3.0T 下进行的研究表明，髋部 T1ρ 不均匀。

软骨延迟增强磁共振成像（dGEMRIC）

软骨延迟增强的 MRI（dGEMRIC）是一种间接测量透明软骨中 PG 含量的技术。该技术对软骨组织中 PG 的细胞外 GAG 的负电荷敏感。

该技术基于静脉内或关节内注射带负电的 T1 改变造影剂（基于钆 –Gd），可以扩散到软骨基质中。透明软骨中 Gd 的积累程度与 GAG 浓度成正比。GAG 带负电，因此 GAG 的损失会导致带正电的环境吸引带负电的 Gd。因此，软骨变性和 GAG 含量降低的区域将吸收大量 Gd。另一方面，健康软骨区域的 Gd 含量较低。软骨中 Gd 的局部存在减少了弛豫时间 T1，可使用 MRI 技术对其进行测量和绘制。

因此，在退变的软骨中，观察到 Gd 给药后 T1 弛豫时间较短，而健康软骨中 T1 值较长。对于 dGEMRIC，建议的造影剂剂量为 0.2mmol/kg，是建议的临床剂量的 2 倍。在 dGEMRIC 研究中，通常在 MR 扫描前 45~90min 内将 Gd 造影剂进行静脉内（或关节内）注射。注射后，受试者必须进行运动（步行 10~20min），等待 30~90min，造影剂通过扩散分布在软骨中，然后再进行 dGEMRIC（T1GD 测绘）扫描。T1 弛豫时间转换为绝对 GAG 浓度是困难的，因此大多数临床研究报告 T1GD 弛豫时间也称为 "dGEMRIC 指数"，它与 GAG 含量成反比。dGEMRIC 指数图显示了软骨的 T1GD 值，其中 T1GD 的降低等于 dGEMRIC 指数的降低和 GAG 含量的降低。

髋关节发育不良的 dGEMRIC

dGEMRIC 软骨标测技术是在髋关节发育不良研究和应用最广泛的技术。该技术可提供关于软骨病变的程度和分布的先进知识。dGEMRIC 指数是一种用于量化软骨健康的指标，已显示与临床疼痛评分相关，并且可以预测髋关节发育不良的手术（即髋臼周围截骨）的结果。最重要的是，dGEMRIC 可以在软骨总体变薄之前检测出软骨中早期生化 GAG 消耗。截骨术失败的髋关节可在 X 线片上发现 OA 程度增加以及 dGEMRIC 指数较低。对关节负重区的集中分析表明，dGEMRIC 指数与发育异常的严重程度相关。另外，已经发现软骨的微观变化普遍发生在关节中，这表明发育不良的髋关节骨关节炎会影响整个关节。

Jessel 等的研究，采用 dGEMRIC 技术对 96 例发育不良的髋关节进行了研究，发现 dGEMRIC 的平均指数 [（473 ± 104）ms] 明显低于形态正常的髋关节 [（570 ± 90）ms，$P < 0.001$]。OA 与年龄增长和发育不良的严重程度有关，dGEMRIC 能够检测到 OA 的严重程度。对髋关节发育不良继发性 OA 不同阶段的软骨退变的放射状分布模式进行的研究发现，与没有 OA 的组相比，患有轻度 OA 的髋关节前上部分至上方部分区域的 dGEMRIC 指数区域降低。观察到中度至重度 OA 的亚组，dGEMRIC 指数总体下降。例如，图 7.3a~e 显示了一名 27 岁的女性，有慢性左髋痛和左髋轻度发育不良的影像学结果和诊断结果。解剖背景图像上的髋关节斜矢状定向彩色编码的 dGEMRIC 索引图如图 7.3f 所示。在 3.0TMR 进行 dGEMRIC 扫描前 45min 给患者注射 Gd–DOTA [Ⅳ，0.4mL/kg，0.2mmol Gd/kg，Dotarem（Guerbet），Metapharm Inc.，Brantford，ON，加拿大]，并被要求造影剂给药后步行 15min。图中较低的 T1GD 弛豫时间表明 GAG 含量降低导致基于 Gd 的造影剂浓度较高。髋关节的整体 dGEMRIC 指数为 T1GD=（670 ± 122）ms。在髋关节软骨的前部和后部发现 T1GD 降低 [T1GD=（453 ± 57）ms]。

T2 测绘

T2 测绘是经过充分研究的用于软骨评估的生物标志物。T2 测绘不需要使用外源性造影剂，并且在大多数商业临床 MRI 机器上，成像序列都可以作为标准序列使用。

T2 弛豫时间对早期软骨变化敏感，包括水分

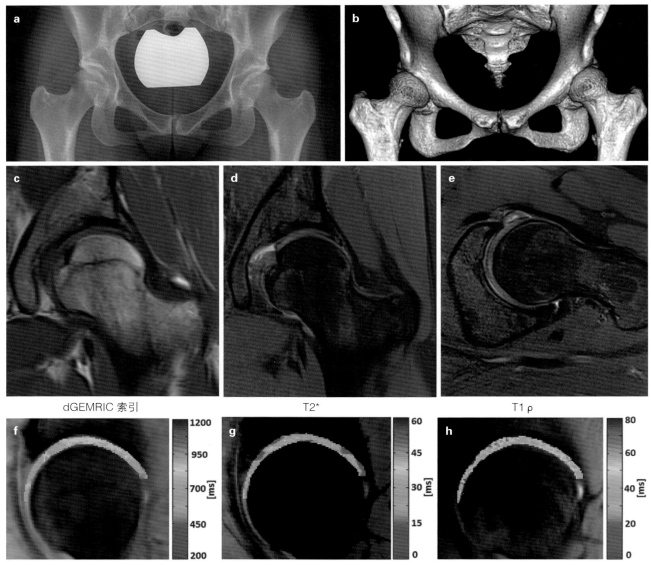

图 7.3　一名 27 岁慢性左髋疼痛女性的髋部成像结果和诊断结果。（a）AP 骨盆显示左髋轻度发育不良，髋臼顶指数增加，股骨头轻度覆盖不足。（b）CT 重建表面表现为左侧股骨头前上方骨性覆盖不足。（c~e）斜冠状位 T1，质子密度加权脂肪饱和（PD-FS）和斜轴位 PD-FS MRI 图像显示轻度的上唇肥大，伴有泪液和唇旁囊肿。（f~h）解剖背景图像上的斜矢状彩色编码的定量软骨 MRI 图：（f）dGEMRIC 索引图，（g）T2* 图和（h）T1ρ 图

含量和胶原纤维方向。在 OA 的早期阶段，胶原非均质性的丧失和水分含量的增加导致软骨内 T2 弛豫时间的增加。

因此，T2 测绘代表了水和胶原蛋白含量以及纤维方向的视觉评估。软骨 T2 值增加表明水分增加，胶原蛋白分解和／或胶原蛋白结构转变。

在对年轻健康志愿者的研究中观察到了髋关节软骨 T2 值的地形变化。T2 测绘受魔术效应的影响，该角度导致胶原纤维与主磁场方向成 54.7° 对

齐的区域中 T2 的延长，评估 T2 测绘时需要考虑这一条件。靠近软骨下板 T2 弛豫时间较短，这是由于径向区胶原的高阶性所致。

髋关节发育不良的 T2 测绘

已针对髋关节发育不良进行了 T2 软骨定位，表明与正常对照相比，发育不良的髋关节软骨轮廓发生了显著变化。最近，T2 测绘也已用于检测和监测发育不良的髋关节行矫正手术后透明软骨

软骨 T2 谱的变化。术前 T2 值与术后功能评分相关，因此也可能具有预后价值。

T2* 测绘

尽管 T2* 测绘对其他成分变化（如软骨钙化）更敏感，但是对于胶原蛋白状态，T2* 测绘被证明可能与 T2 相似。T2* 与 T2 相关，因此它也反映了水和胶原蛋白含量以及纤维方向。T2* 与 T2 的差异在于其对微观磁化率差异的敏感性，这导致 T2* 值降低伴软骨变性。降低的 T2* 值表明软骨组织变性，而 OA 受影响的软骨中的 T2* 弛豫时间减少了。T2* 测绘是一种快速且高质量的成像技术，可在大多数商用 MRI 机器上使用。

髋关节发育不良的 T2* 测绘

迄今为止，尚无关于 T2* 测绘在髋关节发育不良中的应用的已发表的数据。T2* 软骨测绘已经在髋关节进行了应用，但仅限于正常和股骨髋臼撞击的髋关节。在 10 位健康成人对照组的髋臼股骨软骨中测量的 T2* 范围为 23.06~29.83ms。一项针对 47 位无症状健康志愿者的髋关节 T2* 的研究发现，髋关节前方的 T2* 值高于后方。而出现症状的股骨髋臼撞击患者的 T2* 定位图显示，随着形态学上明显的损伤增加，T2* 值降低（$P < 0.001$）。这些技术也同样适合于髋关节发育不良的软骨测绘。

需要使用基于非造影剂下的 T2*MRI 软骨成像的进一步研究来确定其在研究髋关节发育不良中的作用，并与得到更深入研究的 dGEMRIC 技术进行比较。图 7.3g 显示了髋关节发育不良患者的髋关节软骨 T2* 颜色编码图。使用 3.0TMR 的 3D 多梯度回波序列和 0.5mm × 0.5mm（3mm 切片厚度）的空间面内分辨率执行 T2* 测绘。总体 T2* 值（整个软骨的 T2*）为（25.5 ± 8.5）ms，其中在前部和后部区域检测到的 T2* 弛豫时间减少［T2*=（18.3 ± 4.1）ms］。T2* 弛豫的降低表明胶原蛋白 / 大分子含量和 / 或胶原纤维的方向发

生了变化。

T1ρ 测绘

T1ρ（T1-Rho）测绘是另一种基于非对比度的技术，可提供有关透明软骨的 PG 含量的信息。它也不需要静脉注射钆造影剂。T1ρ 弛豫时间提供了一种内在的对比机制，该机制对低频运动过程和生物组织中的化学交换敏感。研究表明，在软骨退行性变早期，T1ρ 对 PG 损失的变化更为敏感。

多种不同的 MR 成像技术均可以成功完成髋关节软骨的 T1ρ 测绘。髋关节软骨 T1ρ 的大多数应用都使用 400~500Hz 的 B1 自旋锁定磁场强度。B1 的增加与能量在组织中的沉积增加和吸收率（SAR- 组织内能量 / 热量积累的量度）增加有关，这有可能导致患者 / 组织发热。

软骨 T1ρ 测绘可以将水和 PG 含量的分布可视化，其中 T1ρ 值增加与 PG 含量降低有关，意味着软骨组织退化。另一方面，较低的 T1ρ 值与健康的软骨组织相关。

髋关节发育不良的 T1ρ 测绘

颜色编码的软骨 T1ρ 图的一个例子可见图 7.3h。在 3.0T 下使用 3D 涡轮自旋回波序列进行 T1ρ 成像，其中 T1ρ 准备脉冲的频率为 B1=500Hz（CUBE QUANT，空间分辨率 =0.5mm × 0.5mm，切片厚度 =3mm），类似于 Nemeth 等的方法。T1ρ 弛豫时间的增加与 PG 含量的下降有关，表明软骨变性。软骨的总 T1ρ 值为 T1ρ=（48.8 ± 5.9）ms，在前部和后部区域具有较高的局部 T1ρ 弛豫时间［T1ρ=（57.1 ± 6.3）ms］。在 3.0T 使用该 MR 序列时，来自健康受试者的对照 T1ρ 值报告为 T1ρ=50.1~53.0ms，尽管在健康对照中使用基于梯度回波的采集技术测得了较低的 T1ρ 弛豫时间。Li 等研究并比较了不同位置和 MR 机器上的 T1ρ 测绘，发现 MR 系统和线圈的不同模型之间的 T1ρ 值存在显著差异。

T1ρ 定位主要在正常 / 健康和股髋撞击综合

征的髋关节上进行。1.5T 和 3.0T 的 T1ρ 髋关节软骨定位方案显示出中等至优良的可重复性。在 3.0T 进行的一项研究比较了 30 位志愿者的髋关节软骨，发现女性的 T1ρ 值在统计学上显著高于男性，但年龄、体重指数（BMI）或体育活动没有明显影响。

结论和展望

定量 MRI 软骨测绘法是临床研究人员检查髋关节发育不良中软骨结构和生化变化的最有前景的工具。但是，需要对更多的样本进行进一步的研究，以使用生物化学敏感的 MR 方法来表征髋关节发育不良中的软骨状态。需要进行类似于膝关节 OA 研究或髋关节 FAI 的研究，将测绘参数与临床关节功能和手术后结果相关联。定量 MRI 软骨成像可能能够满足快速增长的医学需求，对髋关节发育不良的软骨状态进行可靠、客观、非侵入性的定量研究。

先进的生化成像技术可以更早地发现变化，并且可以用作物理疗法或矫形手术后软骨变化和健康状况的标记。未来在临床和研究中，定量 MRI 方法可作为监测软骨变化进程和治疗效果的工具。

参考文献

[1] Harris WH. Etiology of osteoarthritis of the hip. Clin Orthop Rel Res. 1986;213:20–33.

[2] Hipp JA, Sugano N, Millis MB, Murphy SB. Planning acetabular redirection osteotomies based on joint contact pressures. Clin Orthop Rel Res. 1999;364:134–143.

[3] Lane NE, Lin P, Christiansen L, Gore LR, Williams EN, Hochberg MC, et al. Association of mild acetabular dysplasia with an increased risk of incident hip osteoarthritis in elderly white women: the study of osteoporotic fractures. Arthritis Rheum. 2000;43(2):400–404.

[4] Anwar MM, Sugano N, Matsui M, Takaoka K, Ono K. Dome osteotomy of the pelvis for osteoarthritis secondary to hip dysplasia. An over five-year follow-up study. J Bone Joint Surg Br. 1993;75(2):222–227.

[5] Nishii T, Shiomi T, Tanaka H, Yamazaki Y, Murase K, Sugano N. Loaded cartilage T2 mapping in patients with hip dysplasia. Radiology. 2010;256(3):955–965.

[6] Kim Y-J, Jaramillo D, Millis MB, Gray ML, Burstein D. Assessment of early osteoarthritis in hip dysplasia with delayed gadolinium-enhanced magnetic reso- nance imaging of cartilage. J Bone Joint Surg Am. 2003;85-A(10):1987–1992.

[7] Cunningham T, Jessel R, Zurakowski D, Millis MB, Kim Y-J. Delayed gadolinium-enhanced magnetic resonance imaging of cartilage to predict early failure of Bernese periacetabular osteotomy for hip dyspla- sia. J Bone Joint Surg Am. 2006;88(7):1540–1548.

[8] Rakhra KS, Lattanzio P-J, Cárdenas-Blanco A, Cameron IG, Beaulé PE. Can T1-rho MRI detect acetabular cartilage degeneration in femoroacetabular impingement?: a pilot study. J Bone Joint Surg Br. 2012;94(9):1187–1192.

[9] Dijkgraaf LC, de Bont LG, Boering G, Liem RS. The structure, biochemistry, and metabolism of osteo

[10] Li X, Majumdar S. Quantitative MRI of articular cartilage and its clinical applications. J Magn Reson Imaging. 2013;38(5):991–1008.

[11] Matzat SJ, van Tiel J, Gold GE, Oei EHG. Quantitative MRI techniques of cartilage composition. Quant Imaging Med Surg. 2013;3(3):162–174.

[12] Riley GM, McWalter EJ, Stevens KJ, Safran MR, Lattanzi R, Gold GE. Magnetic resonance imaging of the hip for the evaluation of femoroacetabular impingement; past, present, and future. J Magn Reson Imaging. 2015;41(3):558–572.

[13] Akella SVS, Reddy Regatte R, Gougoutas AJ, Borthakur A, Shapiro EM, Kneeland JB, et al. Proteoglycan-induced changes in T1ρ-relaxation of articular cartilage at 4 T. Magn Reson Med. 2001;46(3):419–423.

[14] Li X, Cheng J, Lin K, Saadat E, Bolbos RI, Jobke B, et al. Quantitative MRI using T1ρ and T2 in human osteoarthritic cartilage specimens: correlation with biochemical measurements and histology. Magn Reson Imaging. 2011;29(3):324–334.

[15] Taylor C, Carballido-Gamio J, Majumdar S, Li X. Comparison of quantitative imaging of carti- lage for osteoarthritis: T2, T1ρ, dGEMRIC, and contrast-enhanced CT. Magn Reson Imaging. 2009;27(6):779–784.

[16] Gray ML, Burstein D, Kim Y-J, Maroudas A. 2007 Elizabeth Winston Lanier Award Winner. Magnetic resonance imaging of cartilage glycosaminoglycan: basic principles, imaging technique, and clinical applications. J Orthop Res. 2008;26(3):281–291.

[17] Binks DA, Hodgson RJ, Ries ME, Foster RJ, Smye SW, McGonagle D, et al. Quantitative paramet- ric MRI of articular cartilage: a review of progress and open challenges. Br J Radiol. 2013;86(1023). https://doi.org/10.1259/bjr.20120163.

[18] Choi JA, Gold G. MR imaging of articular carti- lage physiology. Magn Reson Imaging Clin N Am. 2011;19(2):249–282.

[19] Gold GE, Cicuttini F, Crema MD, Eckstein F, Guermazi A, Kijowski R, et al. OARSI clini- cal trials recommendations: hip imaging in clini- cal trials in osteoarthritis. Osteoarthritis Cartilage. 2015;23(5):716–731.

[20] Subburaj K, Valentinitsch A, Dillon AB, Joseph GB, Li X, Link TM, et al. Regional variations in MR relax- ation of hip joint cartilage in subjects with and with- out femoralacetabular impingement. Magn Reson Imaging. 2013;31(7):1129–1136.

[21] Lazik A, Theysohn JM, Geis C, Johst S, Ladd ME, Quick HH, et al. 7 Tesla quantitative hip MRI: T1, T2 and T2* mapping of hip cartilage in healthy volun- teers. Eur Radiol. 2016;26(5):1245–1253.

[22] Bittersohl B, Hosalkar HS, Hesper T, Tiderius CJ, Zilkens C, Krauspe R. Advanced Imaging in Femoroacetabular Impingement: Current State and Future Prospects. Front Surg. 2015;2:34.

[23] Nemeth A, Marco L, Boutitie F, Sdika M, Grenier D, Rabilloud M, et al. Reproducibility of in vivo mag- netic resonance imaging T1rho and T2 relaxation time measurements of hip cartilage at 3.0 T in healthy vol- unteers. J Magn Reson Imaging. 2018;47(4):1022–1033.

[24] Anwander H, Rakhra KS, Melkus G, Beaulé PE. T1ρ hip cartilage mapping in assessing patients with cam morphology: how can we optimize the regions of inter- est? Clin Orthop Relat Res. 2017;475(4):1066–1075.

[25] Pedoia V, Gallo MC, Souza RB, Majumdar S. Longitudinal study using voxel-based relaxometry: association between cartilage T1ρ and T2 and patient reported outcome changes in hip osteoarthritis. J Magn Reson Imaging. 2017;45(5):1523–1533.

[26] Surowiec RK, Lucas EP, Wilson KJ, Saroki AJ, Ho CP. Clinically relevant subregions of articular cartilage of the hip for analysis and reporting quantitative mag- netic resonance imaging. Cartilage. 2014;5(1):11–15.

[27] Rakhra KS, Cárdenas-Blanco A, Melkus G, Schweitzer ME, Cameron IG, Beaulé PE. Is the T1ρ MRI profile of hyaline cartilage in the normal hip uni- form? Clin Orthop Relat Res. 2015;473(4):1325–1332.

[28] Burstein D, Velyvis J, Scott KT, Stock KW, Kim YJ, Jaramillo D, et al. Protocol issues for delayed Gd(DTPA)(2-)-enhanced MRI (dGEMRIC) for clini- cal evaluation of articular cartilage. Magn Reson Med. 2001;45(1):36–41.

[29] Bittersohl B, Hosalkar HS, Kim Y-J, Werlen S, Trattnig S, Siebenrock KA, et al. T1 assessment of hip joint cartilage following intra-articular gado- linium injection: a pilot study. Magn Reson Med. 2010;64(4):1200–1207.

[30] Zilkens C, Tiderius CJ, Krauspe R, Bittersohl B. Current knowledge and importance of dGEMRIC techniques

[31] Hingsammer A, Chan J, Kalish LA, Mamisch TC, Kim Y-J. Is the damage of cartilage a global or localized phenomenon in hip dysplasia, mea- sured by dGEMRIC? Clin Orthop Relat Res. 2013;471(1):301–307.

[32] Jessel RH, Zurakowski D, Zilkens C, Burstein D, Gray ML, Kim Y-J. Radiographic and patient factors associated with pre-radiographic osteo- arthritis in hip dysplasia. J Bone Joint Surg Am. 2009;91(5):1120–1129.

[33] Xu L, Su Y, Kienle K-P, Hayashi D, Guermazi A, Zhang J, et al. Evaluation of radial distribution of cartilage degeneration and necessity of pre-contrast measurements using radial dGEMRIC in adults with acetabular dysplasia. BMC Musculoskelet Disord. 2012;13:212.

[34] Gold SL, Burge AJ, Potter HG. MRI of hip cartilage: joint morphology, structure, and composition. Clin Orthop Relat Res. 2012;470(12):3321–3331.

[35] Watanabe A, Boesch C, Siebenrock K, Obata T, Anderson SE. T2 mapping of hip articular cartilage in healthy volunteers at 3T: a study of topographic varia- tion. J Magn Reson Imaging. 2007;26(1):165–171.

[36] Lüsse S, Claassen H, Gehrke T, Hassenpflug J, Schünke M, Heller M, et al. Evaluation of water con- tent by spatially resolved transverse relaxation times of human articular cartilage. Magn Reson Imaging. 2000;18(4):423–430.

[37] Nieminen MT, Töyräs J, Rieppo J, Hakumäki JM, Silvennoinen J, Helminen HJ, et al. Quantitative MR microscopy of enzymatically degraded articular carti- lage. Magn Reson Med. 2000;43(5):676–681.

[38] Mosher TJ, Smith H, Dardzinski BJ, Schmithorst VJ, Smith MB. MR imaging and T2 mapping of femoral cartilage: in vivo determination of the magic angle effect. AJR Am J Roentgenol. 2001;177(3):665–669.

[39] Nishii T, Tanaka H, Sugano N, Sakai T, Hananouchi T, Yoshikawa H. Evaluation of cartilage matrix disorders by T2 relaxation time in patients with hip dysplasia. Osteoarthritis Cartilage. 2008;16(2):227–233.

[40] Shoji T, Yamasaki T, Izumi S, Sawa M, Akiyama Y, Yasunaga Y, et al. Evaluation of articular cartilage following rotational acetabular osteotomy for hip dysplasia using T2 mapping MRI. Skeletal Radiol. 2018;47(11):1467–1474.

[41] Chavhan GB, Babyn PS, Thomas B, Shroff MM, Haacke EM. Principles, techniques, and applications of T2*-based MR imaging and its special applica- tions. Radiographics. 2009;29(5):1433–1449.

[42] Bittersohl B, Hosalkar HS, Hughes T, Kim Y-J, Werlen S, Siebenrock KA, et al. Feasibility of T2* mapping for the evaluation of hip joint cartilage at 1.5 T using

in diagnosis of hip joint diseases. Skeletal Radiol. 2015;44(8):1073–1083.

a three-dimensional (3D), gradient-echo (GRE) sequence: a prospective study. Magn Reson Med. 2009;62(4):896–901.

[43] Bittersohl B, Miese FR, Hosalkar HS, Mamisch TC, Antoch G, Krauspe R, et al. T2* mapping of acetabular and femoral hip joint cartilage at 3T: a prospective controlled study. Investig Radiol. 2012;47(7):392–397.

[44] Miese FR, Zilkens C, Holstein A, Bittersohl B, Kröpil P, Mamisch TC, et al. Assessment of early cartilage degeneration after slipped capital femoral epiphysis using T2 and T2* mapping. Acta Radiol. 2011;52(1):106–110.

[45] Hesper T, Schleich C, Buchwald A, Hosalkar HS, Antoch G, Krauspe R, et al. T2* Mapping of the Hip in Asymptomatic Volunteers with Normal Cartilage Morphology: An Analysis of Regional and Age-Dependent Distribution. Cartilage. 2018;9(1):30–37.

[46] Wáng Y-XJ, Zhang Q, Li X, Chen W, Ahuja A, Yuan J. T1ρ magnetic resonance: basic physics principles and applications in knee and inter- tebral disc imaging. Quant Imaging Med Surg. 2015;5(6):858–885.

[47] Carballido-Gamio J, Link TM, Li X, Han ET, Krug R, Ries MD, et al. Feasibility and reproducibility of relaxometry, morphometric, and geometrical measurements of the hip joint with magnetic resonance imaging at 3T. J Magn Reson Imaging.

2008;28(1):227–235.

[48] Wyatt C, Kumar D, Subburaj K, Lee S, Nardo L, Narayanan D, et al. Cartilage T1ρ and T2 relaxation times in patients with mild-to-moderate radiographic hip osteoarthritis. Arthritis Rheumatol. 2015;67(6):1548–1556.

[49] Li X, Pedoia V, Kumar D, Rivoire J, Wyatt C, Lansdown D, et al. Cartilage T1ρ and T2 relax- ation times: longitudinal reproducibility and varia- tions using different coils, MR systems and sites. Osteoarthritis Cartilage. 2015;23(12):2214–2223.

[50] McGuffin WS, Melkus G, Rakhra KS, Beaulé PE. Is the contralateral hip at risk in patients with unilateral symptomatic cam femoroacetabular impingement? A quantitative T1ρ MRI study. Osteoarthritis Cartilage. 2015;23(8):1337–1342.

[51] Beaulé PE, Speirs AD, Anwander H, Melkus G, Rakhra K, Frei H, et al. Surgical correction of cam deformity in association with femoroacetabular impingement and its impact on the degenerative process within the hip joint. J Bone Joint Surg Am. 2017;99(16):1373–1381.

[52] Samaan MA, Zhang AL, Gallo MC, Schwaiger BJ, Link TM, Souza RB, et al. Quantitative magnetic resonance arthrography in patients with femoroacetabular impingement. J Magn Reson Imaging. 2016;44(6):1539–1545.

第八章 髋关节发育不良关节炎前期疼痛的非手术处理

Kamal Bali, Stéphane Poitras, Sasha Carsen

关键学习要点

· 髋关节发育不良关节炎前期疼痛的非手术治疗方法很重要，但是必须牢记髋关节的基本力学和病理学。

· 在髋关节发育不良的情况下，将动态髋部病理（例如不稳定、撞击和关节外病理学）与静态超负荷病理区分开是很重要的。

· 非手术疗法对治疗动态病理变化可能最有用。而静态病理则需要重建手术来解决其内在缺陷。

· 运动方式改变，姿势矫正，物理疗法和非甾体抗炎药是第一线的非手术疗法。

· 物理治疗对所有患者都是有益的，包括那些接受重建手术的患者，无论是术前还是术后。

· 关节内注射和使用矫形器可以作为接受一线非手术疗法无效的患者的辅助治疗选择。

· 生物骨科、再生治疗技术和其他新兴技术正在被推广应用到年轻患者髋关节疾患中。然而，目前使用这些方法的证据极为有限，在它们被广泛采用之前还需要更好的证据支持。

K. Bali
University of Ottawa, The Ottawa Hospital, Division of Orthopaedic Surgery, Ottawa, ON, Canada
e-mail: kbali@toh.ca

S. Poitras
University of Ottawa, School of Rehabilitation Sciences, Ottawa, ON, Canada
e-mail: stephane.poitras@uottawa.ca

S. Carsen (✉)
University of Ottawa, Children's Hospital of Eastern Ontario (CHEO), Division of Orthopaedic Surgery, Ottawa, ON, Canada
e-mail: scarsen@cheo.on.ca

© Springer Nature Switzerland AG 2020
P. E. Beaulé (ed.), *Hip Dysplasia*, https://doi.org/10.1007/978-3-030-33358-4_8

概述

患有关节炎前期髋关节疼痛的年轻患者给基层医生、矫形外科医生和我们的专职护理人员带来了诊断和治疗上的难题。关节炎前期的髋部疼痛定义为源自关节本身或继发于关节本身，并且发作时不存在终末期骨关节炎或在骨关节炎发生之前的疼痛。髋关节结构异常和损伤会导致多种生物力学变化以及关节外和关节内变化，从而可能导致年轻成年人的严重髋部疼痛和功能障碍。

发育性髋关节发育不良（DDH）是导致成人髋关节骨关节炎发展的最常见的潜在病因之一。

典型的浅髋臼会导致软骨承受的机械应力增加，超出生理上的承受界限，然后导致退行性变，最终导致骨关节炎。但是，发育不良甚至可以在终末期关节炎发作之前就引起症状，这可能是微不稳定或髋关节动态撞击的结果。这些症状通常在年轻人中发生，并表现为腹股沟疼痛的恶化，其机械症状通常是由于次级软组织稳定因素（如髋臼盂唇、髂腰肌和内收肌）过度使用而造成的，可导致撕裂或腱鞘炎。在一项针对接受髋臼周围截骨术（PAO）的关节炎前期髋关节发育不良的研究中，Ginetti 等确定关节内病变的总体患病率高达 89%。常见的病理包括髋臼盂唇损伤、软骨损伤，伴随圆韧带撕裂的凸轮畸形，这与关节的不稳定性相一致。

髋关节发育不良的患者通常存在步态异常，而后摆姿势是常见现象。由于髋关节屈曲和外展肌减弱，患者的髋关节往往处于亚正常状态。然而，外展肌变的足够强壮可以确保大多数患者在步态中的正常功能。另外，髋关节发育不良主要是不稳定的问题。在发育不良的髋部，可能会在关节炎发作之前发展出症状性不稳定，但没有髋关节失稳的症状。发育不良的髋关节过度生理活动可能会导致盂唇撕裂，并延伸到关节囊韧带结构。这导致发育不良的髋臼内的股骨头的运动进一步扩大，从而导致对盂唇和关节囊韧带结构的进一步应力牵张。随着这种情况的发展，疼痛加剧，由于肌肉对稳定性的贡献降低，导致肌肉的失用，肌力下降和症状的进一步加重。重要的是要认识到对于这些发育异常的患者，对其进行早期干预和保守治疗选择，而不是全髋关节置换术或髋臼周围截骨术，会非常有帮助。

对于髋关节发育不良关节炎前期的患者来说，认识到各种疼痛模式和潜在的关节内病理是至关重要的。这包括了解特征性临床表现，检查特征和影像学发现。这些已在本书的其他章节中详细介绍，本章不再赘述。尽管不能解决潜在的解剖异常，但从长期来看，由静态超负荷导致的关节内病理的保守治疗不太可能取得成功，但非手术

治疗可以帮助"争取时间"并在短期内缓解症状。但是，某些具有动态超负荷或病变（例如撞击和/或不稳定）的发育不良的患者可能不一定需要手术干预，而非手术或更微创的选择（包括髋关节镜手术）可能会有所帮助。

尽管关节内病理如盂唇损伤在患有发育不良的关节炎前期髋关节中很常见，但评估患者的关节外病理如股骨转子滑囊炎、髂腰肌滑囊炎和臀中肌、臀小肌、髂腰肌和髋关节的内收肌的肌腱病也十分重要。这些关节外病因通常可导致年轻成年人的髋部疼痛，并在 X 线片上诊断为发育不良而无骨关节炎。对于此类关节外疼痛源，一线治疗和主要治疗仍然是非手术治疗。同样至关重要的是，要在影像学表现为髋关节发育不良的年轻成人的髋关节疼痛中找到其他疼痛源。这些包括但不限于 FAI、应力骨折、滑囊炎/肌腱炎、弹响髋综合征、急性骨折和撕脱伤、腰椎神经根病、耻骨性骨炎、骶髂关节疼痛以及许多非骨科疾病，例如腹股沟疝、腹股沟淋巴结肿大、性腺肿瘤、妇科疾病、血管性跛行，以及皮肤疾病如皮癣。

同样，病史和适当的体格检查以及影像学检查可以帮助识别髋部疼痛的病因并适当解决。Poultsides 等提出了一种涉及机械性髋部疼痛的分层方法，以更好地解释关节内和关节外髋关节疾病。

对于年轻成年患者，单纯的非手术治疗髋关节发育异常的作用是非常有限的。治疗髋关节发育不良疼痛的金标准仍然是保留关节的截骨术或手术重建/人工关节置换术。但是，有限的但很重要的一小部分人群可能会从非手术干预中获得很多受益。根据多位专家的建议，这对于那些由于年龄较大，关节间隙变窄（包括软骨病、关节不匹配和明显发育不良）而不太适合作为外科手术适应证的患者尤为重要。

全髋关节置换术（THA）是对潜在的髋关节发育不良患者进行终末期关节炎最终治疗的首选治疗方法。对于年龄较小（45岁以下）的继发于髋关节发育不良的早期髋关节关节炎的患者，可

以考虑采取几种干预措施，然后再考虑手术治疗方案。由于专门针对年轻患者的文献有限，因此可以使用早期 OA 的文献。这些干预措施包括患者教育、锻炼、体重管理和运动项目调整。教育包括病情进展的风险的信息，以及解决患者对活动增加关节损伤的误解。锻炼计划应针对每个患者，着重于已识别的障碍，例如下肢力量、运动 / 柔韧性和感觉运动缺陷，包括步态训练。为了加强髋关节肌力，应该将注意力集中在髋关节外展肌肉上，因为它们在髋部疼痛患者中似乎很容易萎缩。由于它对 OA 患者的疼痛和功能产生积极影响，因此也应解决心血管健康问题。

由于坚持运动通常是问题所在，并且是获得良好结果的关键，因此应采用诸如依照患者个人喜好和后续随访等策略来重新评估结果和目标。体重管理不仅包括超重或肥胖患者的减肥策略，还包括健康体重患者的维持体重。活动改变涉及工作和休闲 / 运动。应该调整工作量减少繁重的抬举重物，减少专业级别的高冲击力运动。对于不伴有关节炎迹象的发育不良的年轻患者的关节炎前期髋关节疼痛，治疗的标准是外科手术，采取保留关节手术的形式，通过骨盆截骨术（如 PAO）来解决潜在的机械病理学和稳定性。因此，在该亚组患者中，手术管理之外的综合治疗方案定义不清，且受到限制，相对而言，很少有保髋手术的外科医生强烈建议对有关节炎前期的髋关节疼痛患者进行术前非手术治疗的尝试。

通常，可能受益的患者大致分为 3 类：

1. 髋关节发育不良关节炎前期的患者伴有动态超负荷，引起关节内撞击，不稳定和 / 或关节外软组织病理病情并不想进行手术干预。这类患者（尽管是少数）可以作为可能的接受保守治疗的人群。

2. 髋关节发育不良的患者年龄大于 35 岁且 / 或伴有关节间隙狭窄或关节不匹配。

3. 患有或不患有关节炎的髋关节发育不良患者，其治疗目标仅是缓解症状。这可能是由于多种潜在原因，包括与社会、与绩效相关的原因，

或基于合并症或社会经济状况而无法进行重大外科手术干预。这是非手术治疗可能带来最大益处的患者群体。

本章讨论的非手术方式包括：①姿势矫正和活动改变；②镇痛，其他药物和口服补充剂；③物理疗法和手动疗法；④矫形器；⑤关节腔内注射；⑥生物疗法。

姿势矫正、活动改变及患者教育

值得注意的是，绝大多数髋关节前方疼痛的患者都以后倾姿势行走。后倾指的是一种非典型姿势，上身躯干向后方移位，骨盆向后倾斜的同时向前移位。以这种姿势行走会导致身体的重力线经过髋关节后部，与自然姿势相比，已证明会导致更高的峰值髋关节伸展角、髋屈肌力矩和髋屈角冲力。步行过程中髋关节伸展的增加还增加了股骨向髋臼的前向力，导致髋臼缘和盂唇的应力增加。Lewis 等研究表明，姿势矫正实际上可以减轻成年人髋关节发育不良的髋部疼痛。这包括指导患者在步态中保持躯干与骨盆成一直线，以免走路时髋关节和膝关节伸直超过中立。根据 Lewis 和 Sahrmann 的要求，在步态的后期站立阶段，患者应该要比其自身的自然步态地更主动地"屈膝"和足底"滚动"。Lewis 等在他们的研究中指出，尽管姿势矫正可以显著改善髋部疼痛症状，但对患者潜在的髋关节发育不良或盂唇撕裂没有影响。因此尽管有持续的与髋关节发育不良相关的盂唇撕裂，仍可能没有疼痛，而且研究表明，参与者中无症状髋臼盂唇撕裂的患病率高达 69%~85%。正如多位作者所提出的，这为非手术治疗髋臼撕裂的方法奠定了理论基础，即使在竞技运动员中也是如此。

体育活动如冰球、足球、芭蕾舞、高尔夫和长跑等均涉及关节内和关节外髋关节病变。与可疑致病活动（尤其是引起过度伸展、过度弯曲和旋转压力的活动）有关的髋关节特定方向的运动会导致风险增加。具体来说，旋转应力会导致髋

关节发育不良的患者局部旋转松弛，从而导致髂股韧带功能不全，并容易引起髋臼盂唇等关节内结构的异常应力和病理改变。因此，在控制患有关节炎前期髋部疼痛的患者中，运动方式的改变和避免对髋部的影响起着重要的作用。这通常涉及到取消一些特定的运动中的动作，特别是涉及深屈髋关节和髋关节内旋的动作。在急性期也可以改变或减少运动的参与，然后随着症状的改善缓慢地恢复运动。可以进行一些与特定体育相关的动作修改，例如，足球运动员的射门和大脚踢球时的低跟进动作（与高跟进相对）；芭蕾舞演员过渡到髋关节屈曲较少的的舞蹈形式（爵士或抒情）。具体来说，在髋关节发育不良的患者中，由于关节囊松弛和微不稳定性而导致的运动范围增加是一个潜在的问题，因此应努力降低下肢力矩，尤其是髋关节屈曲力矩。研究表明，步行和跑步过程中，下肢力矩随步幅的增加而增加。因此，步行过程中步幅的减小可能会使患者受益。研究表明，对体育运动和锻炼方面的患者教育，在髋关节和膝关节骨关节炎的治疗中起着越来越重要的作用。这在患有非关节炎性髋关节疼痛的年轻人中也有效，因为全面的患者行为教育（包括营养、体育锻炼和自我管理教育）能够让患者对自身的疾病有更深入的了解，这可能会帮助他们遵循保守的治疗原则并保持一些健康的习惯。肥胖和超重患者的体重减轻也已被建议作为一个重要的治疗措施，不仅能够改善髋关节不适症状，也能够改善患者的整体疼痛。通过减轻患者自身负荷从而减轻关节的压力和疼痛，并具有累积效应，可以达到更好的物理治疗效果，有利于进一步减肥和随后的症状改善。

镇痛药物、非甾体类抗炎药和口服补充剂

由于其相对的安全性和有效性，推荐将对乙酰氨基酚作为病理髋关节疼痛的一线治疗药物。根据美国风湿病学院（ACR）和骨关节国际研究协会（OARSI）标准，每天可服用多达 4000mg 对乙酰氨基酚进行症状控制。但是，由于对乙酰氨基酚有关的肝毒性风险，美国骨科医师学会（AAOS）指南建议将每日剂量从 4000mg 减少到 3000mg。

口服或局部使用非甾体类抗炎药（NSAIDs），不仅可提供镇痛作用，而且还可用于髋关节发育不良的炎性关节外病变，例如股骨转子滑囊炎、髂腰肌滑囊炎和髋关节周围的肌肉的肌腱炎。非甾体抗炎药比对乙酰氨基酚显示出更好的止痛效果，但通常处方 2 周以上时应谨慎，因为服用非甾体抗炎药的不良反应高达 30%，并且在使用过程中监测胃肠道溃疡、肾毒性和肝毒性等副作用十分有必要，必要时应考虑同时使用胃黏膜保护剂等预防措施。

阿片类镇痛药应保留用于非甾体抗炎药或对乙酰氨基酚难以起效的急性疼痛发作。阿片类药物的使用会产生副作用和滥用的可能性，因此尽量避免常规使用。其他缓解症状的镇痛方法包括曲马朵和 5- 羟色胺 – 去甲肾上腺素再摄取抑制剂（SNRIs），如度洛西汀。

然而，这些药物对髋部骨关节炎领域以外的疼痛的作用有限，因此它们最好作为第一线镇痛药的辅助药物。

目前已经有许多口服补充剂，用以改善与骨关节炎有关的髋部疼痛症状或改变与疼痛产生有关的结构。这些包括但不限于软骨素、氨基葡萄糖、胶原蛋白、双醋瑞因以及抗氧化剂和 Ω−3 脂肪酸等营养物质。他们提出或声称的软骨保护特性源于，①由于它们是软骨和滑液的基本成分，因此对软骨代谢具有合成代谢作用，②它们的抗炎作用延缓了炎症诱导的软骨分解代谢过程。尽管关于补充剂作为骨关节炎治疗辅助剂的研究已有很多，但有些研究表明它们可用于关节炎前期的关节疼痛，但其疗效和临床适应证尚不清楚。

物理和手法疗法

在考虑任何外科手术干预之前，理想的方法

是对所有非关节炎性髋关节疼痛的患者进行 8~12 周的正规的物理治疗。物理疗法在减少髋部周围炎症和解决诸如滑囊炎和腱炎等关节外病变方面具有重要作用。Hunt 等总结了规范的物理治疗方案的目标，包括：①提高髋关节运动的精度；②防止主动或被动运动所致的髋关节过度伸展；③预防负荷下髋臼相对于股骨头的旋转；④优化腘绳肌的长度和延展性；⑤防止腘绳肌和 / 或股四头肌支配；⑥改善髂腰肌、臀大肌、外展肌、髋关节外旋肌群、腹肌和核心肌肉的肌力；⑦在主动运动和静态姿势维持时进行适当的肌肉再训练以减少股骨前滑；⑧着重进行患者教育并制订切实的家庭锻炼计划。

对于医生而言，评估患者日常活动（如站立、坐着、步行和睡觉的姿势）以确定其能够在无痛状态下进行这些活动的能力是非常重要的。明确可能导致疼痛的运动方式和髋关节力线，并且制订适当的调整策略也很重要。例如，应指导髋关节发育不良并伴有动态髋关节撞击的患者避免采取深坐姿，例如坐在低矮的软椅上，这可能会产生与撞击相关的疼痛。尽管拉伸运动、肌肉柔韧性锻炼和手动疗法有助于增加运动范围并缓解与 FAI 和骨关节炎相关的髋部疼痛，但对于结构不稳的患者，除非用于疼痛缓解，此类疗法对其是禁忌的。但是，肌肉不对称的弱化常常存在并且应该用针对特定弱化的肌肉的髋部力量强化计划。在结构不稳定 / 微不稳定的患者中，应特别注意加强髋外展肌和髋关节旋转肌群，因为旋转稳定性的丧失与该患者人群的髋臼盂唇撕裂有关。并且已经证明，强壮的髋部伸肌与更大的骨盆运动范围相关，并且允许更大的骨盆后倾幅度。这可以潜在地减少某些高活动度和髋关节发育不良患者的动态撞击。物理疗法的另一个重要原则是发展心血管耐力，因为髋部疼痛患者通常会因其疼痛继发的活动水平降低而导致心血管功能失调。通过减少髋部的剪切 / 摩擦负荷的活动来进行锻炼，例如固定自行车、游泳和椭圆机，也可以促进患者整体健康状况。

最后，在神经肌肉训练中本体感觉训练的方法已被证明对下肢疾病非常有益，可以帮助髋关节的稳定性的实现，并被证明是非关节炎性髋痛患者的有效干预措施。对人体髋臼盂唇的解剖学研究显示，盂唇组织中丰富的神经末梢被认为是髋关节深在的本体感受器。

髋臼盂唇撕裂或损伤的患者可能会受益于神经肌肉再教育和本体感觉训练，以减少运动协调障碍并提高髋关节肌肉组织的动态稳定性。

物理疗法应该是治疗发育异常患者非关节炎性髋痛的一线治疗方法。该患者人群的关节外病变，如肌腱病、肌肉痉挛和滑囊炎，几乎总是随着时间和物理治疗而改善。对于正在接受重建手术的患者，在手术前后，加强支持性肌肉袖套以及脊柱 – 骨盆区域的核心肌群也是有效的辅助手段。

矫形及辅助器具

尽管在成人膝关节病变中使用支具有多项研究和受公认的指导原则，但对于髋关节支具潜在益处的文献很少。理论上，髋关节支具可以通过 3 种方式减轻非关节炎性髋关节的疼痛和不适。第一种类型的支架称为"卸荷型髋关节支具"，通常包括一条松紧带，该松紧带沿从远到近、从内到外的方向缠绕大腿下部。其目的是有效减少髋关节内部外展肌的水平高度，这是髋关节负荷应力的主要贡献因素，并且已显示出可以减轻步行时的疼痛的作用；已经使用的第二种类型的髋部支具是"加强型髋部支具"。这种支撑的一个例子是 Wakamaya 医学院开发的"S"形 WISH 髋关节支具。该支具设计用于在运动中加强髋关节，并通过纠正肢体的不适当位置并减少股骨头的向外移动来恢复正常步态。长期使用这种支架来辅助物理治疗可以为患者带来功能上的益处，甚至持续到去除支架后更长的时间；第三种类型的支具，是与髋关节发育不良的患者人群相关性最高的支具，被称为"限制型髋关节支具"。由于发育不良是不稳定、过度松弛和动态撞击的问题，因此通过使用限制髋关节活动范围的髋关节矫形支具可以改善此部分患者的髋关节症状。这种支具类型的一个例子是 Don Joy S.E.R.F（通过股骨外旋增加稳定）支具。该支架由薄而轻的弹性材料制成，并在骨盆、大腿远端和胫骨近端周围使用髋关节大腿三点锚定，并在大腿周围使用斜形绷带。从理论上讲，通过该支架选择性地限制髋部撞击运动，可以从理论上减轻非关节炎性的髋关节疼痛和潜在髋关节发育不良患者有关的动态髋部撞击和微不稳定相关的症状。

尽管关于助行器的研究主要针对髋关节炎的患者，但相同的使用原则和益处同样可以应用于非关节炎性的髋痛患者。诸如拐杖之类的辅助装置可以将髋关节的负荷降低多达 20%～30%。但是，在年轻患者人群中助行器的使用效果可能不太理想，使用方法不当会导致无法有效地去除髋关节的负荷。尽管如此，助行器还是有用的辅助工具，尤其是在治疗急性髋部疼痛时。

髋关节内注射

使用局麻药和皮质类固醇进行的髋关节内注射已成为诊断年轻人髋部疼痛的有效诊断工具。Byrd 和 Jones 的研究证明，在 90% 的患者中，关节内注射后疼痛症状的缓解是诊断关节内病变的可靠指标。尽管没有足够的文献报道治疗性关节腔内注射对非关节炎性髋关节疼痛患者的疗效，但对于存在关节炎前期髋痛和潜在发育不良的年轻患者来说，这可能是一个合理的选择。

据我们所知，尚未有进行髋关节发育不良的关节腔内注射结果的研究的报道。Tangtiphaiboontan 等研究了关节内注射类固醇皮质激素对青少年髋关节疼痛的治疗效果。尽管在存在诸如 FAI 的骨性畸形的情况下，关节腔内注射类固醇皮质激素对髋部疼痛的患者效果不佳，但是即使在 MRI 出现盂唇撕裂的情况下，它们也可以为没有骨性畸形的患者提供长期的症状缓解。Hunt 等的研究也发现了这一结论，单次治疗注射 40mg 曲安奈德和

1% 利多卡因可使 6 例接受随访 1 年的患者症状缓解。经磁共振关节造影证实，所有这 6 例患者均出现唇裂。因此，关节内注射类固醇皮质激素可能会有益于那些没有静态 FAI 的孤立性盂唇撕裂患者，例如髋关节发育不良的患者。但是，相同方法在 FAI 患者中的结果并不一致，因此，没有证据表明应当常规在盂唇撕裂中使用治疗性皮质类固醇注射液。

其他专家研究了对髋关节病变的年轻成年人进行关节内透明质酸（HA）和富血小板血浆（PRP）注射的疗效。有研究表明透明质酸通过与簇决定因子 44（CD44）、细胞内黏附分子 –1（ICAM-1）和透明质酸介导的运动性受体（RHAMM）结合，从而触发各种细胞内信号，如细胞因子释放和刺激细胞周期蛋白。同样，不同分子量的 HA 对特定受体的作用也不同。研究表明，对于髋关节治疗，高分子量 HA（1500~2000kDa）比低分子量 HA 具有更好的疗效。Abate 等的研究表明关节内 HA 注射治疗轻度 FAI 可以获得明显的疼痛减轻和功能改善。Lee 等在他们的前瞻性双盲交叉研究中表明，与关节内激素相比，关节内 HA 的长期疗效更高。Khan 等在他们的系统性综述中还证实了青年患者组中关节内 HA 注射的临床意义和症状的持续改善。

骨关节炎文献的最新研究似乎表明了 PRP 在骨关节炎中的疗效，并将其与 HA 进行了比较。在 Cole 和 Raeissadat 等的随机对照试验中，对膝关节 OA 患者进行 12 个月的随访，PRP 注射与 HA 相比具有更好的疗效和更佳的结果，尽管在 Zhang 等的 Meta 分析未发现这种情况。在髋关节骨关节炎中，Doria 和 Dallari 等最近进行了随机对照试验已显示关节内 PRP 注射可以显著改善关节髋骨关节炎症状，并且具有与 HA 相当的益处。在 Ye 等最近的 Meta 分析中在髋关节骨关节炎中比较 PRP 和 HA，与 HA 相比，发现 PRP 在 2 个月时视觉疼痛评分（VAS）显著降低，但在 6 个月和 12 个月的随访时与 HA 表现相当。因此，关节内 PRP 注射逐渐成为有症状的髋关节骨关节炎的重要治疗

选择。

但是，关于在非关节炎性髋关节内病变中使用 PRP 并没有足够文献提供证据。Redmond 等评估在髋关节镜术中进行 PRP 注射治疗的患者的疗效预后。在他们的研究中，对 306 例患者进行了至少 2 年的随访，术中 PRP 注射似乎并未改善接受髋关节镜检查以进行盂唇治疗的患者的临床效果。关节内 PRP 的疗效似乎可能低于关节内 HA 或皮质类固醇，而且根据专家得出的结论，没有足够的证据证明应该常规使用 PRP 治疗髋关节盂唇撕裂。

关节内注射，尤其是类固醇皮质激素，对于用尽 NSAIDs 和物理疗法的患者可能是合理的治疗选择。皮质类固醇还可以帮助治疗关节周围病变，例如转子滑囊炎和髂腰肌肌腱炎，这些疾病在青年髋关节发育不良的患者中可以经常引起症状。

骨科生物制剂、再生医学和新疗法

术语"骨科生物制剂"（Orthobiologics）是指广泛地用于治疗目的并希望获得肌肉骨骼组织的再生和修复的生物来源的材料。在过去的几年中，关于在髋关节中使用生物标志物和生物疗法的功效的出版物不断增加，这些都显示了保髋手术较好的短期临床结果。使用关节内自体 PRP 和 HA；口服氨基葡萄糖、软骨素、胶原蛋白和鱼油已经在前面的章节中进行了讨论。下面介绍了其他生物疗法的样本，包括一些新兴的非生物疗法选择。

新兴疗法

各种各样的新药已在临床试验中显示出令人鼓舞的结果，并且将来可能成为年轻的非关节炎髋关节患者的重要治疗选择。根据其治疗目标，可以将它们分类为：①软骨生成诱导剂，如 rhBMP-7、rhFGF-18、自体 PRP；②骨生成抑制剂，如 rhPTH、rhPTHrp、hedgehog 信号 Smo 抑制剂；③基质降解抑制剂，例如 MMP13 抑制剂 CL82198、Adamts-5

抑制剂 114810、syndecan-4 特异性抗体；④抗炎细胞因子，例如 IL-1β 受体拮抗剂、IL-1β 受体抗体 AMG108、低分子量级的 5% 人血白蛋白、氨甲蝶呤；⑤软骨下骨靶向治疗，例如 TGFβ1 型受体抑制剂 SB-5-5124、TGFβ 抗体 1D11 和 Wnt 拮抗剂 Dkk-1。最近的研究还显示了常用的血管紧张素转换酶抑制剂，例如卡托普利和血管紧张素受体拮抗剂，例如洛沙坦和更新的直接肾素抑制剂，例如阿利吉仑（Aliskiren），则通过表达血管紧张素 1 受体（AT1R）的关节软骨细胞来促进软骨健康。

肾素 - 血管紧张素 - 醛固酮系统（RAS）与软骨基质中基质金属蛋白酶（MMPs）的表达和组织重塑有关。并阻断 RAS 在髋关节中的作用可能会导致软骨结构的改善和软骨破坏的减少，尤其是在关节炎前期的髋关节和髋关节镜术后等情况下。

尽管这些新疗法代表了未来的希望，但这些药物目前尚无证据可以作为潜在髋关节发育不良青年人关节炎前期疼痛非手术治疗的一线方法。通过进一步的研究，将来这些药物中的一种或多种可能会发挥作用。

干细胞治疗、自体骨髓浓缩物和脂肪来源干细胞

间充质干细胞（MSC）被认为是多能的，可以沿着多种细胞样分化，包括骨骼、软骨、肌肉、肌腱、韧带和神经。除了具有再生潜力外，干细胞还可以调节炎症反应，使它们成为包括骨关节炎在内的关节内病变的一种潜在的选择。骨髓抽吸浓缩物（BMAC）是 MSC 的来源，并且是干细胞疗法最常用的商业来源之一。BMAC 已获得美国食品和药物管理局（FDA）的批准，涉及简单的抽吸，只需对收获的细胞进行最少的操作。由于该过程不涉及任何化学处理或富集培养，因此研究表明 BMAC 仅包含 0.001% ~0.010% 的 MSC。同样，由于 BMAC 是具有不同效价的干细胞的混合物，因此 BMAC 的真正再生潜力可能不是最佳的。

但是，BMAC 确实提供了丰富的生长因子，可促进软骨生成及其抗炎和合成代谢作用。与 PRP 相比，由于存在白介素 1 受体拮抗剂，BMAC 具有更高的抗炎潜力，这可以解释与 PRP 相比，关节内 BMAC 注射的作用更快。BMAC 可能在关节炎前期髋部疼痛中具有潜力，最近已有研究描述了其在髋臼盂唇修复伴软骨 - 盂唇交界处破裂中的应用干细胞治疗涉及从骨髓抽吸中分离细胞，并在实验室中进行 4~6 周的额外接种和细胞扩增，但其未经美国食品和药物管理局（FDA）批准。通过连续培养过程生长和繁殖干细胞的能力可以潜在地产生数百万个具有高再生潜力的间充质干细胞。正如某些研究所描述的，这在理论上有可能作用于临床。但是，尚未在人类中确定干细胞治疗的安全性，包括致癌的风险，其使用剂量、频率和使用时机等。

脂肪干细胞（ASC）是从脂肪组织中获得的 MSC，因此具有分化为包括软骨、骨骼、肌肉和脂肪组织在内的多种细胞系的能力。可以通过微创吸脂抽吸物或皮下脂肪碎片获得 ASC，这些脂肪涉及机械性碎片整理和脂肪的酶消化过程，产生可注射的脂肪抽吸物和基质血管部分（SVF）。SVF 是多种细胞系的异质混合物，被分类为药物，但未经 FDA 批准。但是，美国 FDA 允许单独使用非酶促最小操作技术产生的自体脂解液。ASC 已在动物模型中显示出软骨再生的证据，最近的研究似乎也证明了 ASC 在人类骨关节炎和孤立的软骨损伤中的功效与有用性。尽管目前还没有关于在关节炎前期的髋关节中使用 ASC 治疗关节内疼痛的研究，但关节内 ASC 可能在将来对关节炎前期的髋关节的治疗中具有一定的前景。

组织工程学

组织工程涉及通过细胞移植来再生组织，而这些组织采用其他方法很难治愈，如软骨、半月板或骨骼。支架为这些移植的细胞提供结构支持，以帮助它们在适当的位置以正确的形状生长。对于处于恒定载荷下的髋关节软骨，成功的支架需要在机械结构上相似，并且能够随着时间的推移保持其功能。支架的选择包括许多合成和天然的产物，例如透明质酸、多孔聚丙交酯、丝蛋白/壳聚糖混合物、多层系统，以及最近水凝胶支架植入由于其高度水合的细胞外基质的紧密复制能力，显示出了巨大的前景。自体软骨细胞植入物（ACI）已用于软骨缺损多年。研究表明，脱细胞的软骨可以用作募集天然软骨细胞的支架，并且当其与细胞片工程联合，在体内将软骨细胞引入脱细胞支架中时可以非常成功。还开发了基于细胞的"无支架方法"，涉及接种从各种自体、异体和异种细胞来源分离的足够数量的细胞。由胶原蛋白基质、透明质酸和聚合物基材料组成的"无细胞结构"也在改进中，这些材料需要就地募集细胞。随着组织工程领域的发展，其用途的适应证可能会扩大到包括关节内的非关节炎性病变（如盂唇撕裂和早期软骨损伤）。

快速原型制作和 3D 生物打印

3D 快速原型打印的模型已经应用于复杂的全髋关节置换术患者的术前计划和假体放置中。最近的研究已经利用基于间充质干细胞的新软骨，并将其与 3D 打印技术结合使用，以生成解剖结构，用于填充大的解剖学复杂的软骨缺损和生物关节置换。

3D 生物打印已被证明可以成功地生成软骨植入物（带有聚乙二醇二甲基丙烯酸的人类软骨细胞），该植入物可以逐层组装为骨软骨栓（3D 生物纸）以修复关节的骨软骨缺损。研究还表明，可以使用 PEG 水凝胶和 β-TCP 陶瓷通过 3D 打印技术制造双相骨软骨复合材料，然后将其植入兔膝关节以修复滑车软骨损伤。其他专家也显示了类似的基于 3D 生物打印的软骨修复和软骨下骨重建术，凸显了该技术在预防和治疗易致病人群的软骨损伤中的潜力。

纳米技术

纳米材料是指任何尺寸＜100nm的材料，大多数生物分子（如酶、蛋白质和核酸）都具有类似于纳米材料的尺寸、特性和生物学行为。纳米支架已被越来越多地用于软骨再生，因为它们的小尺寸使其能够模仿天然的软骨细胞纳米纤维基质，从而更有效地诱导细胞内信号修复和再生过程。已证明以纳米形貌或纳米分子的形式在生物材料表面提供纳米化线索可以更好地控制细胞行为和软骨再生。纳米复合水凝胶改善了常规水凝胶的机械性能，使其成功用于软骨再生研究。一些研究人员认为，在不久的将来，先进的纳米材料可能在设计治疗软骨损伤的策略中发挥关键作用。这很可能为非关节炎性关节病的外科手术重建提供替代方案。

总结

年轻人的髋关节发育不良由于其潜在的力学特性和自然进展史，需要得到重视。大多数患者在某个时刻都需要某种形式的外科手术干预，无论是保留关节还是重建手术。即使不是全部，大多数患者也会从其治疗计划的非手术辅助措施中受益，并且有一部分患者可能需要单独进行非手术治疗。干预措施包括药物、物理疗法、矫形器和关节内注射。许多新兴技术和药物也可能在不久的将来发挥作用。

参考文献

[1] Hunt D, Prather H, Harris Hayes M, Clohisy JC. Clinical outcomes analysis of conservative and surgical treatment of patients with clinical indica- tions of prearthritic, intra-articular hip disorders. PM R. 2012;4(7):479–487.

[2] Burnett RS, Della Rocca GJ, Prather H, Curry M, Maloney WJ, Clohisy JC. Clinical presentation of patients with tears of the acetabular labrum. J Bone Joint Surg Am. 2006;88(7):1448–1457.

[3] Nunley RM, Prather H, Hunt D, Schoenecker PL, Clohisy JC. Clinical presentation of symptomatic acetabular dysplasia in skeletally mature patients. J Bone Joint Surg Am. 2011;93(Suppl 2):17–21.

[4] Prather H, Hunt D, Fournie A, Clohisy JC. Early intra-articular hip disease presenting with posterior pelvic and groin pain. PM R. 2009;1(9):809–815.

[5] Gala L, Clohisy JC, Beaulé PE. Hip dyspla- sia in the young adult. J Bone Joint Surg Am. 2016;98(1):63–73.

[6] Murphy SB, Ganz R, Müller ME. The prognosis in untreated dysplasia of the hip. A study of radio- graphic factors that predict the outcome. J Bone Joint Surg Am. 1995;77(7):985–989.

[7] Clohisy JC, Dobson MA, Robison JF, Warth LC, Zheng J, Liu SS, Yehyawi TM, Callaghan JJ. Radiographic structural abnormalities associ- ated with premature, natural hip-joint failure. J Bone Joint Surg Am. 2011;93(Suppl 2):3–9.

[8] Cooperman D. What is the evidence to support acetabular dysplasia as a cause of osteoarthritis? J Pediatr Orthop. 2013;33(Suppl 1):S2–S7.

[9] Mohammed Y, Qazi ZN, Shuler FD, Garabekyan T. Hip pain in the pre-arthritic patient: a guide for the primary care physician. W V Med J. 2016;112(5):48–53.

[10] Ginnetti JG, Pelt CE, Erickson JA, Van Dine C, Peters CL. Prevalence and treatment of intra-articular pathology recognized at the time of periacetabular osteotomy for the dysplastic hip. Clin Orthop Relat Res. 2013;471(2):498–503.

[11] Domb BG, Lareau JM, Baydoun H, Botser I, Millis MB, Yen YM. Is intra-articular pathology com- mon in patients with hip dysplasia undergoing periacetabular osteotomy? Clin Orthop Relat Res. 2014;472(2):674–680.

[12] Sørensen H, Nielsen DB, Jacobsen JS, Søballe K, Mechlenburg I. Isokinetic dynamometry and gait analysis reveal different hip joint status in patients with hip dysplasia. Hip Int. 2019;29(2):215–221.

[13] Lewis CL, Sahrmann SA. Effect of posture on hip angles and moments during gait. Man Ther. 2015;20(1):176–182.

[14] Wilkin GP, Ibrahim MM, Smit KM, Beaulé PEA. Contemporary definition of hip dysplasia and structural instability: toward a comprehensive clas- sification for acetabular dysplasia. J Arthroplast. 2017;32(9S):S20–S27.

[15] Safran MR. Microinstability of the hip-gaining accep- tance. J Am Acad Orthop Surg. 2019;27(1):12–22.

[16] Kirsch JM, Khan M, Bedi A. Does hip arthroscopy have a role in the treatment of developmental hip dysplasia? J Arthroplast. 2017;32(9S):S28–S31.

[17] Dick AG, Houghton JM, Bankes MJK. An approach to hip pain in a young adult. BMJ. 2018;361:k1086.

[18] Poultsides LA, Bedi A, Kelly BT. An algorith-

mic approach to mechanical hip pain. HSS J. 2012;8(3):213–224.

[19] Beaulé PE, Dowding C, Parker G, Ryu JJ. What factors predict improvements in outcomes scores and reoperations after the Bernese peri- acetabular osteotomy? Clin Orthop Relat Res. 2015;473(2):615–622.

[20] Clohisy JC, Schutz AL, St John L, Schoenecker PL, Wright RW. Periacetabular osteotomy: a systematic literature review. Clin Orthop Relat Res. 2009;467(8):2041–2052.

[21] Grammatopoulos G, Wales J, Kothari A, Gill HS, Wainwright A, Theologis T. What is the early/ mid-term survivorship and functional outcome after bernese periacetabular osteotomy in a pedi- atric surgeon practice? Clin Orthop Relat Res. 2016;474(5):1216–1223.

[22] Hartig-Andreasen C, Troelsen A, Thillemann TM, Søballe K. What factors predict failure 4 to 12 years after periacetabular osteotomy? Clin Orthop Relat Res. 2012;470(11):2978–2987.

[23] Matheney T, Kim YJ, Zurakowski D, Matero C, Millis M. Intermediate to long-term results follow- ing the bernese periacetabular osteotomy and predic- tors of clinical outcome: surgical technique. J Bone Joint Surg Am. 2010;92(Suppl 1 Pt 2):115–129.

[24] Steppacher SD, Tannast M, Ganz R, Siebenrock KA. Mean 20-year followup of Bernese peri- acetabular osteotomy. Clin Orthop Relat Res. 2008;466(7):1633–1644.

[25] Clohisy JC, Ackerman J, Baca G, Baty J, Beaulé PE, Kim YJ, Millis MB, Podeszwa DA, Schoenecker PL, Sierra RJ, Sink EL, Sucato DJ, Trousdale RT, Zaltz I. Patient-reported outcomes of periacetabular oste- otomy from the prospective ANCHOR cohort study. J Bone Joint Surg Am. 2017;99(1):33–41.

[26] Ackerman IN, Kemp JL, Crossley KM, Culvenor AG, Hinman RS. Hip and knee osteoarthritis affects younger people, too. J Orthop Sports Phys Ther. 2017;47(2):67–79.

[27] Constantinou M, Barrett R, Brown M, Mills P. Spatial-temporal gait characteristics in individuals with hip osteoarthritis: a systematic literature review and meta-analysis. J Orthop Sports Phys Ther. 2014;44(4):291–B7.

[28] Lawrenson PR, Crossley KM, Vicenzino BT, Hodges PW, James G, Croft K, King MG, Semciw AI. Muscle size and composition in people with artic- ular hip pathology: a systematic review with meta- analysis. Osteoarthr Cartil. 2019;27(2):181–195.

[29] Goh SL, Persson MSM, Stocks J, Hou Y, Welton NJ, Lin J, Hall MC, Doherty M, Zhang W. Relative efficacy of different exercises for pain, function, performance and quality of life in knee and hip osteoarthritis: a systematic review and network meta- analysis. Sports Med. 2019;49(5):743–761.

[30] Ackerman IN, Bucknill A, Page RS, Broughton NS, Roberts C, Cavka B, Schoch P,Brand CA. Preferences for disease-related education and support among younger people with hip or knee osteoarthritis. Arthritis Care Res. 2017;69(4):499–508.

[31] Vigdorchik JM, Nepple JJ, Eftekhary N, Leunig M, Clohisy JC. What is the association of elite sporting activities with the development of hip osteoarthritis? Am J Sports Med. 2017;45(4):961–964.

[32] Büchler L, Beck M. Periacetabular osteotomy: a review of swiss experience. Curr Rev Musculoskelet Med. 2014;7(4):330–336.

[33] Dahl LB, Dengsø K, Bang-Christiansen K, Petersen MM, Stürup J. Clinical and radiological outcome after periacetabular osteotomy: a cross-sectional study of 127 hips operated on from 1999-2008. Hip Int. 2014;24(4):369–380.

[34] van Stralen RA, van Hellemondt GG, Ramrattan NN, de Visser E, de Kleuver M. Can a triple pelvic osteotomy for adult symptomatic hip dysplasia pro- vide relief of symptoms for 25 years? Clin Orthop Relat Res. 2013;471(2):584–590.

[35] Takatori Y, Ninomiya S, Nakamura S, Morimoto S, Sasaki T. Long-term follow-up results of rotational acetabular osteotomy in painful dysplastic hips: effi- cacy in delaying the onset of osteoarthritis. Am J Orthop (Belle Mead NJ). 1996;25(3):222–225.

[36] Clohisy JC, Keeney JA, Schoenecker PL. Preliminary assessment and treatment guidelines for hip dis- orders in young adults. Clin Orthop Relat Res. 2005;441:168–179.

[37] Groh MM, Herrera J. A comprehensive review of hip labral tears. Curr Rev Musculoskelet Med. 2009;2(2):105–117.

[38] Theige M, David S. Nonsurgical treatment of acetab- ular labral tears. J Sport Rehabil. 2018;27(4):380–384.

[39] Narveson JR, Haberl MD, Nathan Vannatta C, Rhon DI. Conservative treatment continuum for managing femoroacetabular impingement syn- drome and acetabular labral tears in surgical candidates: a case series. Int J Sports Phys Ther. 2018;13(6):1032–1048.

[40] Somers MF. Spinal cord injury: functional reha- bilitation. Upper Saddle River, N.J.: Prentice Hall, ©2001.

[41] Lewis CL, Sahrmann SA, Moran DW. Effect of hip angle on anterior hip joint force during gait. Gait Posture. 2010;32(4):603–607.

[42] Lewis CL, Khuu A, Marinko LN. Postural correction reduces hip pain in adult with acetabular dysplasia: a case report. Man Ther. 2015;20(3):508–512.

[43] Register B, Pennock AT, Ho CP, Strickland CD, Lawand A, Philippon MJ. Prevalence of abnor- mal hip findings

in asymptomatic participants: a prospective, blinded study. Am J Sports Med. 2012;40(12):2720–2724.

[44] Schmitz MR, Campbell SE, Fajardo RS, Kadrmas WR. Identification of acetabular labral patho- logical changes in asymptomatic volunteers using optimized, noncontrast 1.5-T magnetic resonance imaging. Am J Sports Med. 2012;40(6):1337–1341.

[45] Quinlan NJ, Alpaugh K, Upadhyaya S, Conaway WK, Martin SD. Improvement in functional out- come scores despite persistent pain with 1 year of nonsurgical management for acetabular labral tears with or without femoroacetabular impingement. Am J Sports Med. 2018;47(3):536–542. https://doi.org/10.1177/0363546518814484.

[46] Yazbek PM, Ovanessian V, Martin RL, Fukuda TY. Nonsurgical treatment of acetabular labrum tears: a case series. J Orthop Sports Phys Ther. 2011;41(5):346–353.

[47] Liem BC, Loveless MS, Apple EL, Krabak BJ. Nonoperative management of acetabular labral tear in a skeletally immature figure skater. PM R. 2014;6(10):951–955.

[48] Khoo-Summers L, Bloom NJ. Examination and treatment of a professional ballet dancer with a suspected acetabular labral tear: a case report. Man Ther. 2015;20(4):623–629.

[49] Narveson JR, Haberl MD, Grabowski PJ. Management of a patient with acute acetabu- lar labral tear and femoral acetabular impingement with intra-articular steroid injection and a neuromo- tor training program. J Orthop Sports Phys Ther. 2016;46(11):965–975.

[50] MacIntyre K, Gomes B, MacKenzie S, D'Angelo K. Conservative management of an elite ice hockey goaltender with femoroacetabular impinge- ment (FAI): a case report. J Can Chiropr Assoc. 2015;59(4):398–409.

[51] Short S, Short G, Strack D, Anloague P, Brewster B. A combined treatment approach emphasiz- ing impairment-based manual therapy and exer- cise for hip-related compensatory injury in elite athletes: a case series. Int J Sports Phys Ther. 2017;12(6):994–1010.

[52] Enseki K, Harris-Hayes M, White DM, Cibulka MT, Woehrle J, Fagerson TL, Clohisy JC, Orthopaedic Section of the American Physical Therapy Association. Nonarthritic hip joint pain. J Orthop Sports Phys Ther. 2014;44(6):A1–A32.

[53] Guanche CA, Sikka RS. Acetabular labral tears with underlying chondromalacia: a possible asso- ciation with high-level running. Arthroscopy. 2005;21(5):580–585.

[54] Murray RO, Duncan C. Athletic activity in adoles- cence as an etiological factor in degenerative hip disease. J Bone Joint Surg Br. 1971;53(3):406–419.

[55] Stull JD, Philippon MJ, LaPrade RF. "At-risk" positioning and hip biomechanics of the pee- wee ice hockey sprint start. Am J Sports Med. 2011;39(Suppl):29S–35S.

[56] Klaue K, Durnin CW, Ganz R. The acetabular rim syndrome. A clinical presentation of dysplasia of the hip. J Bone Joint Surg Br. 1991;73(3):423–429.

[57] Lewis CL, Sahrmann SA. Acetabular labral tears. Phys Ther. 2006;86(1):110–121.

[58] Safran MR, Giordano G, Lindsey DP, Gold GE, Rosenberg J, Zaffagnini S, Giori NJ. Strains across the acetabular labrum during hip motion: a cadaveric model. Am J Sports Med.2011;39(Suppl):92S–102S.

[59] Kelly BT, Williams RJ 3rd, Philippon MJ. Hip arthroscopy: current indications, treatment options, and management issues. Am J Sports Med. 2003;31(6):1020–1037.

[60] Philippon M, Schenker M, Briggs K, Kuppersmith D. Femoroacetabular impingement in 45 profes- sional athletes: associated pathologies and return to sport following arthroscopic decompression. Knee Surg Sports Traumatol Arthrosc. 2007;15(7):908–914.

[61] Philippon MJ. The role of arthroscopic ther- mal capsulorrhaphy in the hip. Clin Sports Med. 2001;20(4):817–829.

[62] Pennock AT, Bomar JD, Johnson KP, Randich K, Upasani VV. Nonoperative management of femoro- acetabular impingement: a prospective study. Am J Sports Med. 2018;46(14):3415–3422.

[63] White SC, Lage KJ. Changes in joint moments due to independent changes in cadence and stride length during gait. Human Movement Sci. 1993;12(4):461–474.

[64] Schubert AG, Kempf J, Heiderscheit BC. Influence of stride frequency and length on running mechanics: a systematic review. Sports Health. 2014;6(3):210–217.

[65] Gay C, Chabaud A, Guilley E, Coudeyre E. Educating patients about the benefits of physical activity and exercise for their hip and knee osteo- arthritis. Systematic literature review. Ann Phys Rehabil Med. 2016;59(3):174–183.

[66] Guglielmo D, Hootman JM, Murphy LB, Boring MA, Theis KA, Belay B, Barbour KE, Cisternas MG, Helmick CG. Health care provider coun- seling for weight loss among adults with arthri- tis and overweight or obesity – United States, 2002- 2014. MMWR Morb Mortal Wkly Rep. 2018;67(17):485–490.

[67] Kotowski SE, Davis KG. Influence of weight loss on musculoskeletal pain: potential short-term rel- evance. Work. 2010;36(3):295–304.

[68] Zhang W, Ouyang H, Dass CR, Xu J. Current research on pharmacologic and regenera- tive therapies for osteoarthritis. Bone Res. 2016;4(1):15040.

[69] Zhang W, Moskowitz RW, Nuki G, Abramson S, Altman RD, Arden N, Bierma-Zeinstra S, Brandt KD, Croft P, Doherty M, Dougados M, Hochberg M, Hunter DJ, Kwoh K, Lohmander LS, Tugwell P. OARSI recommendations for the management of hip and knee osteoarthritis, part I: critical appraisal of

existing treatment guidelines and systematic review of current research evidence. Osteoarthr Cartil. 2007;15(9):981–1000.

[70] Hochberg MC, Altman RD, April KT, Benkhalti M, Guyatt G, McGowan J, Towheed T, Welch V, Wells G, Tugwell P, American College of Rheumatology. American College of Rheumatology 2012 recommendations for the use of nonpharmacologic and pharmacologic therapies in osteoarthritis of the hand, hip, andknee. Arthritis Care Res. 2012;64(4):465–474.

[71] Pirmohamed M, James S, Meakin S, Green C, Scott AK, Walley TJ, Farrar K, Park BK, Breckenridge AM. Adverse drug reactions as cause of admission to hospital: prospective analysis of 18 820 patients. BMJ. 2004;329(7456):15–19.

[72] Jerosch J. Effects of glucosamine and chondroitin sulfate on cartilage metabolism in OA: outlook on other nutrient partners especially Omega-3 fatty acids. Int J Rheumatol. 2011;2011:969012.

[73] Johnson KA, Hulse DA, Hart RC, Kochevar D, Chu Q. Effects of an orally administered mixture of chondroitin sulfate, glucosamine hydrochloride and manganese ascorbate on synovial fluid chondroitin sulfate 3B3 and 7D4 epitope in a canine cruciate lig- ament transection model of osteoarthritis. Osteoarthr Cartil. 2001;9(1):14–21.

[74] Cordoba F, Nimni ME. Chondroitin sulfate and other sulfate containing chondroprotective agents may exhibit their effects by overcoming a defi- ciency of sulfur amino acids. Osteoarthr Cartil. 2003;11(3):228–230.

[75] Singh JA, Noorbaloochi S, MacDonald R, Maxwell LJ. Chondroitin for osteoarthritis. Cochrane Database Syst Rev. 2015;1:CD005614.

[76] Wandel S, Jüni P, Tendal B, Nüesch E, Villiger PM, Welton NJ, Reichenbach S, Trelle S. Effects of glu-cosamine, chondroitin, or placebo in patients with osteoarthritis of hip or knee: network meta-analysis. BMJ. 2010;341:c4675.

[77] Wu D, Huang Y, Gu Y, Fan W. Efficacies of differ-ent preparations of glucosamine for the treatment of osteoarthritis: a meta-analysis of randomised, double-blind, placebo-controlled trials. Int J Clin Pract. 2013;67(6):585–594.

[78] Zhu X, Sang L, Wu D, Rong J, Jiang L. Effectiveness and safety of glucosamine and chondroitin for the treatment of osteoarthritis: a meta-analysis of randomized controlled trials. J Orthop Surg Res. 2018;13(1):170.

[79] Van Vijven JP, Luijsterburg PA, Verhagen AP, van Osch GJ, Kloppenburg M, Bierma-Zeinstra SM. Symptomatic and chondroprotective treatment with collagen derivatives in osteoarthritis: a system- atic review. Osteoarthr Cartil. 2012;20(8):809–821.

[80] Bruyère O, Zegels B, Leonori L, Rabenda V, Janssen A, Bourges C, Reginster JY. Effect of collagen hydrolysate in articular pain: a 6-month randomized, double-blind, placebo controlled study. Complement Ther Med. 2012;20(3):124–130.

[81] Fidelix TS, Macedo CR, Maxwell LJ, Fernandes Moça Trevisani V. Diacerein for osteoarthritis. Cochrane Database Syst Rev. 2014;2:CD005117.

[82] Pavelka K, Bruyère O, Cooper C, Kanis JA, Leeb BF, Maheu E, Martel-Pelletier J, Monfort J, Pelletier JP, Rizzoli R, Reginster JY. Diacerein: benefits, risks and place in the management of osteoarthritis. An opinion-based report from the ESCEO. Drugs Aging. 2016;33(2):75–85.

[83] Goerl K. Problems with large joints: hip conditions. FP Essent. 2016;446:19–24.

[84] Redmond JM, Chen AW, Domb BG. Greater tro-chanteric pain syndrome. J Am Acad Orthop Surg. 2016;24(4):231–240.

[85] Anderson CN. Iliopsoas: pathology, diagnosis, and treatment. Clin Sports Med. 2016;35(3):419–433.

[86] Catelli DS, Kowalski E, Beaulé PE, Smit K, Lamontagne M. Asymptomatic participants with a Femoroacetabular deformity demonstrate stron-ger hip extensors and greater pelvis mobility dur-ing the deep squat task. Orthop J Sports Med. 2018;6(7):2325967118782484.

[87] Hewett TE, Paterno MV, Myer GD. Strategies for enhancing proprioception and neuromuscular control of the knee. Clin Orthop Relat Res. 2002;402:76–94.

[88] Fitzgerald GK, Axe MJ, Snyder-Mackler L. The efficacy of perturbation training in nonopera- tive anterior cruciate ligament rehabilitation pro- grams for physical active individuals. Phys Ther. 2000;80(2):128–140.

[89] Risberg MA, Holm I, Myklebust G, Engebretsen L. Neuromuscular training versus strength training during first 6 months after anterior cruciate ligament reconstruction: a randomized clinical trial. Phys Ther. 2007;87(6):737–750.

[90] Alzaharani A, Bali K, Gudena R, Railton P, Ponjevic D, Matyas JR, Powell JN. The innervation of the human acetabular labrum and hip joint: an anatomic study. BMC Musculoskelet Disord. 2014;15:41.

[91] Kim YT, Azuma H. The nerve endings of the acetabular labrum. Clin Orthop Relat Res. 1995;320:176–181.

[92] Zhang W, Moskowitz RW, Nuki G, Abramson S, Altman RD, Arden N, Bierma-Zeinstra S, Brandt KD, Croft P, Doherty M, Dougados M, Hochberg M, Hunter DJ, Kwoh K, Lohmander LS, Tugwell P. OARSI recommendations for the management of hip and knee osteoarthritis, part II: OARSI evidence-based, expert consensus guidelines. Osteoarthr Cartil. 2008;16(2):137–162.

[93] Lee PYF, Rozewicz S, Chandrappa MH, Othman A, Jury C, Whiting B. Modern non-pharmacological

and non-surgical treatments for hip pain. J Arthritis. 2018;7:1.

[94] Nérot A, Nicholls M. Clinical study on the unloading effect of hip bracing on gait in patients with hip osteoarthritis. Prosthetics Orthot Int. 2017;41(2):127–133.

[95] Sato T,Yamaji T, Inose H, Sekino Y, Uchida S, Usuda S, Takagishi K, Shirakura K, Watanabe H. Effect of a modified S-form hip brace, WISH type, for patients with painful osteoarthritis of the hip: a role in daily walking as a hip muscle exercise. Rheumatol Int. 2008;28(5):419–428.

[96] Yamaji T, Usuda S, Sato E, Sato T, Sekino Y, Watanabe H. Biomechanical analysis of gait in patients with painful osteoarthritis of the hip treated with WISH-type hip brace. J Orthop Sci. 2009;14(4):423–430.

[97] Sato E, Sato T, Yamaji T, Watanabe H. Effect of the WISH-type hip brace on functional mobility in patients with osteoarthritis of the hip: evaluation using the timed up & go test. Prosthetics Orthot Int. 2012;36(1):25–32.

[98] Newcomb NRA, Wrigley TV, Hinman RS, Kasza J, Spiers L, O'Donnell J, Bennell KL. Effects of a hip brace on biomechanics and pain in people with femoroacetabular impingement. J Sci Med Sport. 2018;21(2):111–116.

[99] Shrier I, Feldman DE, Gaudet MC, Rossignol M, Zukor D, Tanzer M, Gravel C, Newman N, Dumais R. Conservative non-pharmacological treatment options are not frequently used in the management of hip osteoarthritis. J Sci Med Sport. 2006;9(1–2):81–86.

[100] Fang MA, Heiney C, Yentes JM, Harada ND, Masih S, Perell-Gerson KL. Clinical and spatiotemporal gait effects of canes in hip osteoarthritis. PM R. 2012;4(1):30–36.

[101] Tangtiphaiboontana J, Zhang AL, Pandya NK. Outcomes of intra-articular corticosteroid injec- tions for adolescents with hip pain. J Hip Preserv Surg. 2017;5(1):54–59.

[102] Khan W, Khan M, Alradwan H, Williams R, Simunovic N, Ayeni OR. Utility of intra-articular hip injections for Femoroacetabular impinge- ment: a systematic review. Orthop J Sports Med. 2015;3(9):2325967115601030.

[103] Reiman MP, Thorborg K, Goode AP, Cook CE, Weir A, Hölmich P. Diagnostic accuracy of imaging modalities and injection techniques for the diagno- sis of Femoroacetabular impingement/labral tear: a systematic review with meta-analysis. Am J Sports Med. 2017;45(11):2665–2677.

[104] Byrd JW, Jones KS. Diagnostic accuracy of clinical assessment, magnetic resonance imaging, magnetic resonance arthrography, and intra-articular injec- tion in hip arthroscopy patients. Am J Sports Med. 2004;32(7):1668–1674.

[105] Abate M, Scuccimarra T, Vanni D, Pantalone A, Salini V. Femoroacetabular impingement: is hyal- uronic

acid effective? Knee Surg Sports Traumatol Arthrosc. 2014;22(4):889–892.

[106] Krych AJ, Griffith TB, Hudgens JL, Kuzma SA, Sierra RJ, Levy BA. Limited therapeutic benefits of intra-articular cortisone injection for patients with femoro- acetabular impingement and labral tear. Knee Surg Sports Traumatol Arthrosc. 2014;22(4):750–755.

[107] Chandrasekaran S, Lodhia P, Suarez-Ahedo C, Vemula SP, Martin TJ, Domb BG. Symposium: evi- dence for the use of intra-articular cortisone or hyal- uronic acid injection in the hip. J Hip Preserv Surg. 2015;3(1):5–15.

[108] Lee YK, Lee GY, Lee JW, Lee E, Kang HS. Intra-articular injections in patients with Femoroacetabular impingement: a prospective, randomized, double- blind, cross-over study. J Korean Med Sci. 2016;31(11):1822–1827.

[109] Redmond JM, Gupta A, Stake CE, Hammarstedt JE, Finch NA, Domb BG. Clinical results of hip arthroscopy for labral tears: a comparison between intraoperative platelet-rich plasma and bupivacaine injection. Arthroscopy. 2015;31(3):445–453.

[110] Siegelman MH, DeGrendele HC, Estess P. Activation and interaction of CD44 and hyaluronan in immuno- logical systems. J Leukoc Biol. 1999;66(2):315–321.

[111] Migliore A, Bizzi E, Herrero-Beaumont J, Petrella RJ, Raman R, Chevalier X. The discrepancy between recommendations and clinical practice for visco- supplementation in osteoarthritis: mind the gap. Eur Rev Med Pharmacol Sci. 2015;19(7):1124–1129.

[112] Migliore A, Granata M, Tormenta S, Laganà B, Piscitelli P, Bizzi E, Massafra U, Alimonti A, Maggi C, De Chiara R, Iannessi F, Sanfilippo A, Sotera R, Scapato P, Carducci S, Persod P, Denaro S, Camminiti M, Pagano MG, Bagnato G, Iolascon G. Hip viscosupplementation under ultra-sound guidance riduces NSAID consumption in symptom- atic hip osteoarthritis patients in a long follow-up. Data from Italian registry. Eur Rev Med Pharmacol Sci. 2011;15(1):25–34.

[113] Migliore A, Massafra U, Bizzi E, Lagana B, Germano V, Piscitelli P, Granata M, Tormenta S. Intra-articular injection of hyaluronic acid (MW 1,500-2,000 kDa; HyalOne) in symptomatic osteo- arthritis of the hip: a prospective cohort study. Arch Orthop Trauma Surg. 2011;131(12):1677–1685.

[114] Cole BJ, Karas V, Hussey K, Pilz K, Fortier LA. Hyaluronic acid versus platelet-rich plasma: a prospective, double-blind randomized controlled trial comparing clinical outcomes and effects on intra-articular biology for the treatment of knee osteoarthritis. Am J Sports Med. 2017;45(2):339–346.

[115] Raeissadat SA, Rayegani SM, Hassanabadi H, Fathi M, Ghorbani E, Babaee M, Azma K. Knee osteoar- thritis injection choices: platelet- rich plasma (PRP) versus hyaluronic acid (a one-year randomized clini- cal trial).

Clin Med Insights Arthritis Musculoskelet Disord. 2015;8:1–8.

[116] Zhang HF, Wang CG, Li H, Huang YT, Li ZJ. Intra-articular platelet-rich plasma versus hyaluronic acid in the treatment of knee osteoarthritis: a meta- analysis. Drug Des Devel Ther. 2018;12:445–453.

[117] Doria C, Mosele GR, Caggiari G, Puddu L, Ciurlia E. Treatment of early hip osteoarthritis: ultrasound- guided platelet rich plasma versus hyaluronic acid injections in a randomized clinical trial. Joints. 2017;5(3):152–155.

[118] Dallari D, Stagni C, Rani N, Sabbioni G, Pelotti P, Torricelli P, Tschon M, Giavaresi G. Ultrasound- guided injection of platelet-rich plasma and hyal- uronic acid, separately and in combination, for hip osteoarthritis: a randomized controlled study. Am J Sports Med. 2016;44(3):664–671.

[119] Ye Y, Zhou X, Mao S, Zhang J, Lin B. Platelet rich plasma versus hyaluronic acid in patients with hip osteoarthritis: a meta-analysis of randomized con- trolled trials. Int J Surg. 2018;53:279–287.

[120] Chahla J, LaPrade RF, Mardones R, Huard J, Philippon MJ, Nho S, Mei-Dan O, Pascual- Garrido C. Biological therapies for cartilage lesions in the hip: a new horizon. Orthopedics. 2016;39(4):e715–e723.

[121] Hosnijeh FS, Runhaar J, van Meurs JB, Bierma- Zeinstra SM. Biomarkers for osteoarthritis: can they be used for risk assessment? A systematic review. Maturitas. 2015;82(1):36–49.

[122] Bedi A, Lynch EB, Sibilsky Enselman ER, Davis ME, Dewolf PD, Makki TA, Kelly BT, Larson CM, Henning PT, Mendias CL. Elevation in circulating biomarkers of cartilage damage and inflammation in athletes with femoroacetabular impingement. Am J Sports Med. 2013;41(11):2585–2590.

[123] Nepple JJ, Thomason KM, An TW, Harris-Hayes M, Clohisy JC. What is the utility of biomarkers for assessing the pathophysiology of hip osteoar- thritis? A systematic review. Clin Orthop Relat Res. 2015;473(5):1683–1701.

[124] Hunter DJ, Pike MC, Jonas BL, Kissin E, Krop J, McAlindon T. Phase 1 safety and tolerability study of BMP-7 in symptomatic knee osteoarthritis. BMC Musculoskelet Disord. 2010;11:232.

[125] Eckstein F, Wirth W, Guermazi A, Maschek S, Aydemir A. Brief report: intra-articular sprifer- min not only increases cartilage thickness, but also reduces cartilage loss: location-independent post hoc analysis using magnetic resonance imaging. Arthritis Rheumatol. 2015;67(11):2916–2922.

[126] Sampson ER, Hilton MJ, Tian Y, Chen D, Schwarz EM, Mooney RA, Bukata SV, O'Keefe RJ, Awad H, Puzas JE, Rosier RN, Zuscik MJ. Teriparatide as a chondroregenerative therapy for injury-induced osteoarthritis. Sci Transl Med. 2011;3(101):101ra93.

[127] Zhang W, Chen J, Tao J, Hu C, Chen L, Zhao H, Xu G, Heng BC, Ouyang HW. The promotion of osteochondral repair by combined intra-articular injection of parathyroid hormone-related protein and implantation of a bi-layer collagen-silk scaffold. Biomaterials. 2013;34(25):6046–6057.

[128] Ruiz-Heiland G, Horn A, Zerr P, Hofstetter W, Baum W, Stock M, Distler JH, Nimmerjahn F, Schett G, Zwerina J. Blockade of the hedgehog pathway inhib- its osteophyte formation in arthritis. Ann Rheum Dis. 2012;71(3):400–407.

[129] Lin AC, Seeto BL, Bartoszko JM, Khoury MA, Whetstone H, Ho L, Hsu C, Ali SA, Alman BA. Modulating hedgehog signaling can attenu- ate the severity of osteoarthritis. Nat Med. 2009;15(12):1421–1425.

[130] Wang M, Sampson ER, Jin H, Li J, Ke QH, Im HJ, Chen D. MMP13 is a critical target gene during the progression of osteoarthritis. Arthritis Res Ther. 2013;15(1):R5.

[131] Chen P, Zhu S, Wang Y, Mu Q, Wu Y, Xia Q, Zhang X, Sun H, Tao J, Hu H, Lu P, Ouyang H. The ame- lioration of cartilage degeneration by ADAMTS-5 inhibitor delivered in a hyaluronic acid hydrogel. Biomaterials. 2014;35(9):2827–2836.

[132] Echtermeyer F, Bertrand J, Dreier R, Meinecke I, Neugebauer K, Fuerst M, Lee YJ, Song YW, Herzog C, Theilmeier G, Pap T. Syndecan-4 regulates ADAMTS-5 activation and cartilage breakdown in osteoarthritis. Nat Med. 2009;15(9):1072–1076.

[133] Chevalier X, Goupille P, Beaulieu AD, Burch FX, Bensen WG, Conrozier T, Loeuille D, Kivitz AJ, Silver D, Appleton BE. Intra-articular injection of anakinra in osteoarthritis of the knee: a multicenter, randomized, double-blind, placebo-controlled study. Arthritis Rheum. 2009;61(3):344–352.

[134] Cohen SB, Proudman S, Kivitz AJ, Burch FX, Donohue JP, Burstein D, Sun YN, Banfield C, Vincent MS, Ni L, Zack DJ. A randomized, double- blind study of AMG 108 (a fully human monoclonal antibody to IL-1R1) in patients with osteoarthritis of the knee. Arthritis Res Ther. 2011;13(4):R125.

[135] Schwappach J, Dryden SM, Salottolo KM. Preliminary trial of intra-articular LMWF-5A for osteoarthritis of the knee. Orthopedics. 2017;40(1):e49–e53.

[136] Cole B, McGrath B, Salottolo K, Bar-Or D. LMWF-5A for the treatment of severe osteoar- thritis of the knee: integrated analysis of safety and efficacy. Orthopedics. 2018;41(1):e77–e83.

[137] Kingsbury SR, Tharmanathan P, Arden NK, Batley M, Birrell F, Cocks K, Doherty M, Edwards CJ, Garrood T, Grainger AJ, Green M, Hewitt C, Hughes R, Moots R, O'Neill TW, Roddy E, Scott DL, Watt FE, Torgerson DJ, Conaghan PG. Pain reduction with oral

methotrexate in knee osteoarthritis, a pragmatic phase iii trial of treatment effectiveness (PROMOTE): study protocol for a randomized con- trolled trial. Trials. 2015;16:77.

[138] Wenham CY, Grainger AJ, Hensor EM, Caperon AR, Ash ZR, Conaghan PG. Methotrexate for pain relief in knee osteoarthritis: an open-label study. Rheumatology (Oxford). 2013;52(5):888–892.

[139] Zhen G, Wen C, Jia X, Li Y, Crane JL, Mears SC, Askin FB, Frassica FJ, Chang W, Yao J, Carrino JA, Cosgarea A, Artemov D, Chen Q, Zhao Z, Zhou X, Riley L, Sponseller P, Wan M, Lu WW, Cao X. Inhibition of TGF-β signaling in mesenchymal stem cells of subchondral bone attenuates osteoar- thritis. Nat Med. 2013;19(6):704–712.

[140] Funck-Brentano T, Bouaziz W, Marty C, Geoffroy V, Hay E, Cohen-Solal M. Dkk-1-mediated inhibition of Wnt signaling in bone ameliorates osteoarthritis in mice. Arthritis Rheumatol.2014;66(11):3028–3039.

[141] Kawakami Y, Matsuo K, Murata M, Yudoh K, Nakamura H, Shimizu H, Beppu M, Inaba Y, Saito T, Kato T, Masuko K. Expression of angiotensin II Receptor-1 in human articular chondrocytes. Arthritis. 2012;2012:648537.

[142] Tang Y, Hu X, Lu X. Captopril, an angiotensin-converting enzyme inhibitor, possesses chondro-protective efficacy in a rat model of osteoarthritis through suppression local renin-angiotensin system. Int J Clin Exp Med. 2015;8(8):12584–12592.

[143] K Y, Y S. Aliskiren has chondroprotective efficacy in a rat model of osteoarthritis through suppression of the local renin-angiotensin system. Mol Med Rep. 2017;16(4):3965–3973.

[144] Tsukamoto I, Akagi M, Inoue S, Yamagishi K, Mori S, Asada S. Expressions of local renin-angiotensin system components in chondrocytes. Eur J Histochem. 2014;58(2):2387.

[145] Imam MA, Mahmoud SSS, Holton J, Abouelmaati D, Elsherbini Y, Snow M. A systematic review of the concept and clinical applications of bone mar-row aspirate concentrate in Orthopaedics. SICOT J. 2017;3:17.

[146] Chahla J, Alland JA, Verma NN. Bone marrow aspi-rate concentrate for orthopaedic use. Orthop Nurs. 2018;37(6):379–381.

[147] Whitney KE, Liebowitz A, Bolia IK, Chahla J, Ravuri S, Evans TA, Philippon MJ, Huard J. Current perspectives on biological approaches for osteoar- thritis. Ann N Y Acad Sci. 2017;1410(1):26–43.

[148] Martin DR, Cox NR, Hathcock TL, Niemeyer GP, Baker HJ. Isolation and characterization of multi- potential mesenchymal stem cells from feline bone marrow. Exp Hematol. 2002;30(8):879–886.

[149] Indrawattana N, Chen G, Tadokoro M, Shann LH,

Ohgushi H, Tateishi T, Tanaka J, Bunyaratvej A. Growth factor combination for chondrogenic induction from human mesenchymal stem cell. Biochem Biophys Res Commun. 2004;320(3):914–919.

[150] Cassano JM, Kennedy JG, Ross KA, Fraser EJ, Goodale MB, Fortier LA. Bone marrow concentrate and platelet-rich plasma differ in cell distribution and interleukin 1 receptor antagonist protein con- centration. Knee Surg Sports Traumatol Arthrosc. 2018;26(1):333–342.

[151] Stelzer JW, Martin SD. Use of bone marrow aspi-rate concentrate with acetabular labral repair for the Management of Chondrolabral Junction Breakdown. Arthrosc Tech. 2018;7(10):e981–e987.

[152] Jo CH, Lee YG, Shin WH, Kim H, Chai JW, Jeong EC, Kim JE, Shim H, Shin JS, Shin IS, Ra JC, Oh S, Yoon KS. Intra-articular injection of mesenchymal stem cells for the treatment of osteoarthritis of the knee: a proof-of-concept clinical trial. Stem Cells. 2014;32(5):1254–1266.

[153] Wolfstadt JI, Cole BJ, Ogilvie-Harris DJ, Viswanathan S, Chahal J. Current concepts: the role of mesenchymal stem cells in the man- agement of knee osteoarthritis. Sports Health. 2015;7(1):38–44.

[154] Zuk PA, Zhu M, Mizuno H, Huang J, Futrell JW, Katz AJ, Benhaim P, Lorenz HP, Hedrick MH. Multilineage cells from human adipose tissue: implications for cell-based therapies. Tissue Eng. 2001;7(2):211–228.

[155] Rodriguez AM, Elabd C, Amri EZ, Ailhaud G, Dani C. The human adipose tissue is a source of multipo- tent stem cells. Biochimie. 2005;87(1):125–128.

[156] Desando G, Cavallo C, Sartoni F, Martini L, Parrilli A, Veronesi F, Fini M, Giardino R, Facchini A, Grigolo B. Intra-articular delivery of adipose derived stromal cells attenuates osteoarthritis progression in an experimental rabbit model. Arthritis Res Ther. 2013;15(1):R22.

[157] Wang W, He N, Feng C, Liu V, Zhang L, Wang F, He J, Zhu T, Wang S, Qiao W, Li S, Zhou G, Zhang L, Dai C, Cao W. Human adipose-derived mesen- chymal progenitor cells engraft into rabbit articular cartilage. Int J Mol Sci. 2015;16(6):12076–12091.

[158] Freitag J, Ford J, Bates D, Boyd R, Hahne A, Wang Y, Cicuttini F, Huguenin L, Norsworthy C, Shah K. Adipose derived mesenchymal stem cell therapy in the treatment of isolated knee chondral lesions: design of a randomised controlled pilot study comparing arthroscopic microfracture versus arthroscopic microfracture combined with postoper-ative mesenchymal stem cell injections. BMJ Open. 2015;5(12):e009332.

[159] Centeno CJ, Al-Sayegh H, Freeman MD, Smith J, Murrell WD, Bubnov R. A multi-center analysis of adverse events among two thousand, three hundred and seventy two adult patients undergoing adult autologous stem cell therapy for orthopaedic condi- tions. Int

Orthop. 2016;40(8):1755–1765.

[160] Spasovski D, Spasovski V, Baščarević Z, Stojiljković M, Vreća M, Anđelković M, Pavlović S. Intra- articular injection of autologous adipose-derived mesenchymal stem cells in the treatment of knee osteoarthritis. J Gene Med. 2018;20(1):e3002

[161] Koh YG, Kwon OR, Kim YS, Choi YJ, Tak DH. Adipose-derived mesenchymal stem cells with microfracture versus microfracture alone: 2-year follow-up of a prospective randomized trial. Arthroscopy. 2016;32(1):97–109.

[162] Song Y, Du H, Dai C, Zhang L, Li S, Hunter DJ, Lu L, Bao C. Human adipose-derived mesenchymal stem cells for osteoarthritis: a pilot study with long-term follow-up and repeated injections. Regen Med. 2018;13(3):295–307.

[163] Chen F, Yu S, Liu B, Ni Y, Yu C, Su Y, Zhu X, Yu X, Zhou Y, Yan D. An injectable enzymatically cross-linked Carboxymethylated pullulan/chondroitin sulfate hydrogel for cartilage tissue engineering. Sci Rep. 2016;6:20014.

[164] Levingstone TJ, Thompson E, Matsiko A, Schepens A, Gleeson JP, O'Brien FJ. Multi-layered collagen- based scaffolds for osteochondral defect repair in rabbits. Acta Biomater. 2016;32:149–160.

[165] Sontyana AG, Mathew AP, Cho KH, Uthaman S, Park IK. Biopolymeric in situ hydrogels for tissue engineering and bioimaging applications. Tissue Eng Regen Med. 2018;15(5):575–590.

[166] Slaughter BV, Khurshid SS, Fisher OZ, Khademhosseini A, Peppas NA. Hydrogels in regenerative medicine. Adv Mater. 2009;21(32–33):3307–3329.

[167] Hinckel BB, Gomoll AH. Autologous chondro-cytes and next-generation matrix-based autolo-gous chondrocyte implantation. Clin Sports Med. 2017;36(3):525–548.

[168] Gong YY, Xue JX, Zhang WJ, Zhou GD, Liu W, Cao Y. A sandwich model for engineering cartilage with acellular cartilage sheets and chondrocytes. Biomaterials. 2011;32(9):2265–2273.

[169] DuRaine GD, Brown WE, Hu JC, Athanasiou KA. Emergence of scaffold-free approaches for tissue engineering musculoskeletal cartilages. Ann Biomed Eng. 2015;43(3):543–554.

[170] Nogami M, Kimura T, Seki S, Matsui Y, Yoshida T, Koike-Soko C, Okabe M, Motomura H, Gejo R, Nikaido T. A human amnion-derived extracel- lular matrix-coated cell-free scaffold for cartilage repair:

in vitro and in vivo studies. Tissue Eng Part A. 2016;22(7–8):680–688.

[171] Hughes AJ, DeBuitleir C, Soden P, O'Donnchadha B, Tansey A, Abdulkarim A, McMahon C, Hurson CJ. 3D printing aids acetabular reconstruction in complex revision hip arthroplasty. Adv Orthop. 2017;2017:8925050.

[172] Wang S, Wang L, Liu Y, Ren Y, Jiang L, Li Y, Zhou H, Chen J, Jia W, Li H. 3D printing technol-ogy used in severe hip deformity. Exp Ther Med. 2017;14(3):2595–2599.

[173] Saxena V, Kim M, Keah NM, Neuwirth AL, Stoeckl BD, Bickard K, Restle DJ, Salowe R, Wang MY, Steinberg DR, Mauck RL. Anatomic mesenchymal stem cell-based engineered cartilage constructs for biologic Total joint replacement. Tissue Eng Part A. 2016;22(3–4):386–395.

[174] Cui X, Breitenkamp K, Finn MG, Lotz M, D'Lima DD. Direct human cartilage repair using three-dimensional bioprinting technology. Tissue Eng Part A. 2012;18(11–12):1304–1312.

[175] Zhang W, Lian Q, Li D, Wang K, Hao D, Bian W, He J, Jin Z. Cartilage repair and subchondral bone migration using 3D printing osteochondral com- posites: a one-year-period study in rabbit trochlea. Biomed Res Int. 2014;2014:746138.

[176] Zhang W, Lian Q, Li D, Wang K, Jin Z, Bian W, Liu Y, He J, Wang L. Cartilage repair and subchondral bone reconstruction based on three-dimensional printing technique. Zhongguo Xiu Fu Chong Jian Wai Ke Za Zhi. 2014;28(3):318–324.

[177] Aisenbrey EA, Tomaschke A, Kleinjan E, Muralidharan A, Pascual-Garrido C, McLeod RR, Ferguson VL, Bryant SJ. A Stereolithography-based 3D printed hybrid scaffold for in situ cartilage defect repair. Macromol Biosci. 2018;18(2). https://doi. org/10.1002/mabi.201700267

[178] Singh D, Singh D, Zo S, Han SS. Nano-biomimetics for nano/micro tissue regeneration. J Biomed Nanotechnol. 2014;10(10):3141–3161.

[179] Griffin MF, Szarko M, Seifailan A, Butler PE. Nanoscale surface modifications of medical implants for cartilage tissue repair and regeneration. Open Orthop J. 2016;10:824–835.

[180] Asadi N, Alizadeh E, Salehi R, Khalandi B, Davaran S, Akbarzadeh A. Nanocomposite hydrogels for cartilage tissue engineering: a review. Artif Cells Nanomed Biotechnol. 2018;46(3):465–471.

第九章　关节炎前期髋关节疾病的辅助疗法

Johnny Huard, Hajime Utsunomiya, Karen K. Briggs, Marc J. Philippon

关键学习要点

· 非甾体类抗炎药（NSAIDs）目前是髋关节关节炎前期的一线治疗药物。然而，由于并发症使其使用受到限制。这导致需要新的治疗方法。

· 关节内注射通常用于髋关节疼痛或其他关节炎前期的髋关节症状。

· 虽然证据有限，但使用富含血小板的血浆、骨髓浓缩物或干细胞等生物制剂注射的目的是提供积极的影响软骨再生的因子。

· 并非所有的干细胞都一样。

· 仍然需要进行研究以确定最佳的干细胞类型、干细胞浓度，以及干细胞在软骨再生中的应用。

· 使用生物活性生长因子可能是软骨再生和治疗关节炎前期髋关节的未来；然而必须确定哪些因素对软骨再生有益、哪些因素对其有害。

前言

髋臼发育不良与髋关节骨性关节炎相关。除了物理疗法（包括拉伸和运动）外，在进行外科手术之前还应考虑辅助疗法。目前，在临床环境中，辅助治疗包括全身用药和关节内药物注射。在转化医学研究中尝试了干细胞和生长因子的应用。在这一章中，作者总结了当前对于髋关节关节炎前期的辅助疗法和未来前景。

全身性药物应用

髋关节关节炎前期改变的主要辅助疗法是口服全身性药物。在本节中，我们将总结糖胺聚糖、非甾体类抗炎药和阿片类药物对髋关节骨性关节炎和关节炎前期的治疗作用。

非甾体类抗炎药（NSAIDs），例如萘普生［非选择性环氧化酶（COX）抑制剂］和塞来昔布

J. Huard (✉) · H. Utsunomiya
Steadman Philippon Research Institute, Center for Regenerative Sports Medicine, Vail, CO, USA
e-mail: jhuard@sprivail.org; utsu@sprivail.org

K. K. Briggs
Steadman Philippon Research Institute, Vail, CO, USA
e-mail: karen.briggs@sprivail.org

M. J. Philippon
Steadman Philippon Research Institute, Vail, CO, USA

The Steadman Clinic, Steadman Philippon Research Institute, Vail, CO, USA
e-mail: drphilippon@sprivail.org

© Springer Nature Switzerland AG 2020
P. E. Beaulé (ed.), *Hip Dysplasia*, https://doi.org/10.1007/978-3-030-33358-4_9

（COX-2 抑制剂），是髋关节关节炎前期的一线治疗选择。根据 Myers 等的系统性回顾，已经发表了 3 项针对 NSAIDs 治疗髋骨关节炎的随机对照试验（RCT）。Kivitz 等表明萘普生 1000mg/d 和塞来昔布 200mg/d 的疗效相似，并且两者的疼痛缓解和功能恢复均明显优于安慰剂。另外两个随机对照试验显示了其他两种 NSAIDs［罗美昔布（一种 COX-2 抑制剂）、萘普生（一种抑制 COX 的一氧化氮供体）］和塞来昔布的积极治疗作用。在关节炎前期发育异常的患者中使用 NSAIDs 应与长期使用 NSAIDs 相关的并发症风险之间保持平衡。

关于阿片类药物用于髋关节炎前期的证据有限。最近的系统性综述得出结论，阿片类药物用于骨关节炎的治疗效果最低；相反，据报道不良事件的风险明显增加。综上所述，使用阿片类药物作为髋关节关节炎前期的治疗方法应被视为次要选择。

记录关节炎前期使用糖胺聚糖（口服氨基葡萄糖硫酸盐）的文献目前有限。Rozendaal 等的一项 RCT 研究报告比较了髋关节骨关节炎患者口服氨基葡萄糖和安慰剂之间的关系，即使在亚组研究中，氨基葡萄糖也不比安慰剂好。在最近的 Meta 分析中，Runhaar 等得出的结论是，在髋关节骨关节炎患者的短期（3 个月）和长时间（24 个月）随访中，氨基葡萄糖在疼痛或功能方面均不优于安慰剂。但有一项研究确实证实，氨基葡萄糖确实可以预防动物模型中的软骨退化和炎症，因此氨基葡萄糖可能在治疗髋关节关节炎前期中发挥作用。

关节内注射

关节内注射已被认为是治疗关节炎前期髋关节的有效选择。当前在临床中通常使用皮质类固醇、透明质酸（HA）、富血小板血浆（PRP）和骨髓抽吸浓缩液（BMC）进行关节内注射。在转化研究和临床试验中有关于关节内高浓度干细胞注射的报道。

皮质类固醇

皮质类固醇被认为对控制炎症有效。皮质类固醇直接作用于 T 细胞和 B 细胞功能的变化，改变白细胞的流动，细胞因子和酶水平的变化以及磷脂酶 A2 的抑制，从而导致花生四烯酸的促炎性衍生物减少。Lambert 等在他们的双盲、随机、安慰剂对照试验中报道，皮质类固醇关节内注射可在首次注射后 3 个月内显著减轻髋关节疼痛并改善功能评分。Chandrasekaran 等在他们的综述文章中得出结论，皮质类固醇关节内注射比 HA 和 PRP 能更有效地缓解疼痛。然而，由于软骨毒性和较高的感染风险，因此在先前的研究报道中皮质类固醇注射不是关节炎前髋关节治疗的首选方法。根据一项对动物体内使用的系统评价，当皮质类固醇的使用间隔时间超过 30 天时，可以考虑一次或多次注射。

透明质酸

据报道，透明质酸（HA）关节内注射不仅对膝关节有效，而且对患有骨关节炎的髋关节也有效。Migliore 等报道说，与局部麻醉剂注射相比，HA 关节腔内注射显著改善了功能指数和 VAS 评分，髋关节功能维持 18 个月，当以全髋关节置换为终点时，存活率很高。

另一方面，Richette、Wu 和 Brander 等报道，在临床疗效方面，HA 注射液和对照组之间无显著差异。另一项 Meta 分析认为，与皮质类固醇注射相比，HA 从长期（长达 6 个月）来看更有效。

使用 HA 时，患者的选择至关重要。Eymard 等在他们的多中心观察性研究中发现，关节间隙变窄（< 2mm）和股骨头外移是 HA 注射无反应的预测因素。此外，Deseyne 等研究结果表明，对 HA 注射的反应与滑膜炎症成正相关，而与磁共振成像（MRI）上的骨髓水肿呈负相关。Ferrero 等在他们的 MRI 研究中报道，注射 HA 后髋关节软

骨的 T2 弛豫时间显著改善，并且 T2 值的改善与疼痛减轻显著相关，从而得出结论，T2 测绘可用于评估注射 HA 的效果。考虑到这一新知识，HA 注射剂可有效治疗关节炎前期髋关节疾病的软骨损伤。但是，患者选择标准应识别无反应者并将其排除在该治疗方案之外。股骨头外移或严重骨关节炎的髋关节发育不良患者可能不适合注射 HA。HA 分子量被认为是疗效的重要因素之一。表 9.1 总结了先前文章中 HA 的分子量。在之前的文章中看到了不同 HA 广泛的分子量；大多数专家使用了超过 1.2mDa 的分子量 HA。需要进行进一步的研究以了解 HA 分子量对髋关节病理改变的重要性。

富血小板血浆（PRP）

富血小板血浆由多种生长因子组成，这些因子可能会对软骨再生产生积极影响。但需要注意的是，PRP 治疗本身不是干细胞治疗；PRP 治疗的主要原理是提供从血小板、血浆以及有时从白细胞释放的自体生长因子。

PRP 主要分类为富白细胞或去白细胞 PRP。利用双旋转技术已经生产了富含白细胞的 PRP（LR-PRP）。去白细胞 PRP（LP-PRP）通常需要基于膜试剂盒的制剂。尽管有些文章没有阐明

PRP 是富白细胞还是贫白细胞，但在本节中，作者将 LR-PRP 归类为通过双旋技术制备的血浆（图 9.1）。

有 4 项随机对照试验比较了 PRP 和 HA 的作用。在最近发表了一个关于这 4 项随机对照试验的 Meta 分析。在这个 Meta 分析中，Ye 等认为与 HA 相比，PRP 在 2 个月时显示出疼痛视觉模拟量表（VAS）评分显著降低；但是，在 6 个月和 12 个月时的 VAS 评分或 12 个月时的优势，没有发现显著差异。

PRP 所见的这种早期改善对于希望恢复体育运动的髋关节关节炎前期患者来说可能是理想的方法。

富白细胞 PRP

Sánches 等首先报道了一系列针对髋关节骨性关节炎的超声引导下 LR-PRP 关节腔内注射病例的研究结果。他们得出结论，40% 的患者疗效较好，疼痛症状得到缓解约 6 个月。Battaglia 和 Doria 等，在随机对照试验中比较了 LR-PRP 和 HA 注射组之间的优势。他们得出的结论是，两组均表现出显著改善，但两组之间无显著差异。

去白细胞 PRP

Di Sante 等对 LP-PRP 和 HA 关节腔内注射进行了比较，得出的结论是 LP-PRP 可以在注射后 4 周减轻疼痛，但在注射后 16 周不能保持疼痛的减轻，而 HA 注射可以在 16 周时能够显著地减轻疼痛并改善功能评分。

Redmond 等在髋关节镜手术治疗盂唇撕裂后立即将 LP-PRP 或局部麻醉剂随机注入髋关节进行对照研究。他们发现与对照组相比，LP-PRP 组的临床疗效（疼痛评分和改良的 Harris 髋关节评分）明显更差。

关节内 PRP 注射治疗关节炎前期的益处尚不清楚。与 HA 相比，PRP 似乎在早期阶段有效，但最长不能维持 6 个月。需要进一步研究以优化 PRP 关节内注射治疗髋关节关节炎前期的效果。

表 9.1　髋关节透明质酸注射概述

作者	年份	透明质酸	分子量（mDa）	是否有效
Migliore	2009	Hyalubrix	1.5~2.0	是
Richette	2009	Adant	0.9	否
Migliore	2011	HyalOne	1.5~2.0	是
Migliore	2012	HyalOne	1.5~2.0	是
Migliore	2012	Synvisc	6.0	是
Eymard	2017	HAppyCross	1.2	部分
Deseyne	2018	HAppyCross	1.2	部分
Ferrero	2018	Hyalubrix	1.5~2.0	是
Brander	2019	Synvisc	6.0	否

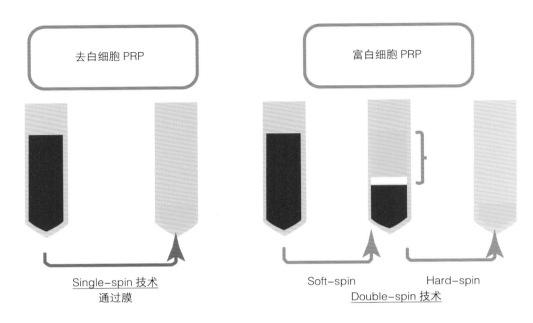

图 9.1　LP-PRP 和 LR-PRP 的两种不同的制备方案

骨髓抽吸浓缩物

最近，骨髓抽吸浓缩物（BMAC）引起了医生和患者的特殊兴趣。这种方法是一种经间质干细胞递送的方法，该方法已获得美国食品药品监督管理局（FDA）的批准。然而，干细胞在 BMAC 中的浓度很低。在 BMAC 中只有 0.001%~0.010% 的单核细胞可被鉴定为间充质干细胞。为什么 BMAC 对软骨病变特别是在髋关节中有益？目前该机制仍然知之甚少。因此应该设计临床试验对其进行进一步的研究。

Rodriguez-Fontan 等报道了他们的 15 例进行单次 BMC 注射治疗髋关节骨性关节炎的病例系列。注射后 6 个月和 24 个月的功能评分较基线有显著改善，并且 73% 的受试者对其结果感到满意。然而，在 8 个月的随访中，有 2 髋（13%）被转换为全髋关节置换术（THA）。

干细胞

在本节中，我们总结了使用"高浓度""离体

培养扩增"干细胞的文章。值得注意的是，这些疗法在包括美国在内的某些国家 / 地区受到监管，并且不属于当前标准治疗的一部分。基于干细胞的软骨损伤治疗方法包括间充质干细胞（MSC），外周血祖细胞，胚胎干细胞（ES）和诱导性多能干细胞（iPSC）的应用。胚胎干细胞（ES）不是软骨再生中的细胞治疗方法，因此不予讨论，这不仅是由于其伦理问题，而且由于其较低的软骨形成潜能。

间充质干细胞

间充质干细胞（MSC）是纺锤状的细胞，能够在包括骨髓、滑膜组织、脂肪组织和肌肉组织在内的许多组织中快速增殖和自我更新。MSC 已经被分为软骨形成途径、成骨和成脂途径，用以支持关节软骨损伤的临床前和临床试验。

骨髓来源的间充质干细胞

根据 Park 等最近的综述，骨髓是最常报道的 MSC 来源之一，目前已经发表了 20 项这方面的临床研究。但是，所有 20 篇论文都是针对膝

关节病变的。有两篇论文报道了骨髓来源的 MSC（BMSC）在髋关节疾病中的应用。

Mardones 等报道了 29 例髋关节局灶性软骨损伤或骨关节炎病例，接受了髋关节镜检查和 3 例 BMSC 注射（每次注射 20×10^6 细胞）。随访 2 年，PRO 评分显著提高。中位数在术后 9 个月，有 13% 的髋关节接受 THA。此外，Mardones 等注射 20×10^6 BMSC，治疗 13 例 Tönnis Ⅰ 型～Ⅲ型骨性关节炎。

随访 16~40 个月，未见任何髋关节影像学评估恶化。在将 BMSC 视为关节炎前期髋关节的治疗选择之前，仍然需要更多的研究和获得监管部门的批准。

脂肪来源的间充质干细胞

脂肪来源的 MSC（ADSC）的应用是基于干细胞的软骨治疗的另一种强有力的候选方法。在最近的一篇综述中，发现了 21 篇关于 ADSC 应用于软骨损伤的临床试验的文章。ADSC 由于其具有细胞分选的功效（脂肪组织中 5% 的有核细胞为 ADSC，而骨髓组织中有核细胞的 0.001%～0.010% 为 BMSC），并且可以很容易地获得它们（从臀部或腹部的脂肪组织中获得），因此是一种有潜力的细胞疗法。尽管大多数临床试验都是针对膝关节骨性关节炎的，但有两篇文献报道了有关应用 ADSC 治疗股骨头坏死的方法（共 4 髋）。

滑膜来源的间充质干细胞

尽管滑膜来源的 MSC（SyMSC）相对不常见，但它是治疗软骨的一个独特的候选药物。Sakaguchi 等揭示从滑膜分离的 MSC 比 BMSC 或 ADSC 具有更好的成软骨潜力。一项临床随机对照试验显示，SyMSC 植入后的功能优于自体软骨细胞。但是，尚无关于将其作为髋关节疾病辅助治疗的研究的报道。

目前关于髋关节 SyMSC，有两项转化医学研究已经发表。Hatakeyama 等报道认为髋关节 SyMSC 具有间质特性，然而，同一个患者同一天从膝关节衍生的 SyMSC 与髋关节相比，具有更高的潜力。Murata 等揭示除了撕裂的盂唇，马蹄窝的 SyMSC 具有比间质更大的间质潜能。

肌肉来源的间充质干细胞

肌肉衍生的 MSC（MDSC）也被研究作为软骨再生的一种选择，它是蛋白质和生长因子的细胞载体。Kuroda 等将 MDSC 植入大鼠膝关节的软骨缺损。尽管 MDSC 植入显示出更好的软骨愈合，但 MDSC 植入 24 周后期并没有在修复组织中持续存在。据报道，MDSC 是动物软骨再生模型中骨形态发生蛋白 4，可溶性 Flt-1［血管内皮生长因子（VEGF）抑制剂］和 PRP 的细胞载体。这些发现表明，将 MDSC 分化为软骨细胞并不是基于细胞的软骨损伤治疗的主要决定因素，植入细胞与宿主细胞之间的串扰在关节软骨修复中起着重要作用。

外周血源来源的祖细胞

尽管其浓度低，但外周血是干细胞的另一来源。外周血来源祖细胞（PBPC）已用于膝关节软骨损伤的一些临床试验。众所周知，在这些临床试验中的应用方式是关节腔内注射，这意味着它可用于关节炎前期辅助治疗。

诱导多能干细胞

自从 Yamanaka 等在 2006 年发现诱导多能干细胞（iPSC）以来，这使得再生医学领域发生了一场革命，其中包括软骨再生和髋关节发育不良。人类 iPSC 是通过将几种因子引入人体体细胞中而产生的，这些因子通常来自皮肤真皮成纤维细胞。在小型和大型动物软骨修复模型中均显示了 iPSC 的良好性能。但是仍然需要 iPSC 在软骨再生中应用的临床试验，以确定其在关节软骨修复中的用途。

生长因子

生物活性生长因子的应用已被认为是软骨再生的有希望的领域。已经发表了许多横向研究，以证实生长因子在动物模型中的作用。一些生长因子与骨关节炎有关。因此，阻断这些有害的生长因子也可能有益于软骨健康或延迟骨关节炎的发作。

应用生长因子

2011 年，Fortier 等对软骨修复中的生长因子进行了综述。他们总结出转化生长因子 β1（TGF-β1）、BMP-2、BMP-7、胰岛素样生长因子 -1（IGF-1）和成纤维细胞生长因子 -18（FGF-18）对软骨是有益的，而成纤维细胞生长因子 2（FGF-2）不利于软骨修复。

2011 年以来的医学进展取得了进一步的发现，生物活性生长因子的应用也发生了变化。首先，PRP 取代了生物活性生长因子的应用。其次，基因剔除模型已经精确地揭示了受体的作用。例如，FGF 受体 1 和 3 在软骨愈合中具有不同的作用。抑制 FGF 受体 1 可预防骨关节炎，而抑制 FGF 受体 3 可加重骨关节炎。由于已知 FGF-2 选择性激活 FGF 受体 1，因此 FGF-2 对软骨的负面影响可能是由于 FGF 受体 1 的激活。激活 FGF 受体 3 可能是软骨愈合的另一种候选方法。因此重要的是，在考虑新知识的基础上组织生物活性生长因子的作用；生物活性生长因子的应用范围可能太广，可能需要通过受体的作用来了解软骨的愈合机制。

调节有害生长因子

血管内皮生长因子（VEGF）的调节

血管内皮生长因子（VEGF）在骨关节炎关节中过度表达，并被认为对软骨健康有害。在动物模型中关节内注射 VEGF 会导致骨关节炎。靶向 VEGF 是减轻关节炎前关节软骨退变的最佳选择。

Kubo 和 Matsumoto 等报道了可溶性 Flt-1 阻断 VEGF 可以通过 MDSC 显著改善的软骨愈合。Nagai 等的研究表明，贝伐单抗（Bevacizumab：经 FDA 批准的抗 VEGF 单克隆抗体）的静脉内和关节内注射可显著改善兔模型中的软骨愈合。在兔骨软骨缺损模型中进行了骨髓刺激后关节腔内注射贝伐单抗。发现与单独的骨髓刺激相比，该方法愈合的组织更类似于透明质酸软骨。因此，阻断 VEGF 是治疗关节炎前的较优方向。

使用洛沙坦调节转化生长因子（TGF-β1）

关于 TGF-β1 在关节软骨中的作用的证据是有争议的。人们普遍认为 TGF-β1 对于软骨稳态是必不可少的。实际上，基因剔除 TGF 受体会导致关节骨关节炎。另一方面，TGF-β1 在骨关节炎关节中过度表达，其表达与 MMP13 的水平有关。从 2013 年开始，有几篇文章报道通过条件基因剔除或药物抑制小鼠骨关节炎模型中的 TGF-β1 会减弱骨关节炎的进展。在健康关节和骨关节炎关节之间，TGF-β1 的作用明显不同。

洛沙坦（Losartan）是 FDA 批准的高血压治疗药物。研究证明，洛沙坦可通过阻断 TGF-β1 来抑制纤维化，并且洛沙坦可用于骨科，如预防瘢痕组织和肌肉纤维化愈合。

在除小鼠以外的第一个动物模型中，我们证明口服洛沙坦可显著降低骨髓刺激介导的软骨愈合中的纤维软骨，从而在兔膝骨软骨缺损模型中形成透明软骨。由于洛沙坦在临床上已广泛使用，因此用于关节炎前期关节的应用将很容易转化。

总结

总而言之，有几种选择可以作为髋关节关节炎前期的辅助疗法。口服非甾体抗炎药和关节内注射 HA 都是基于循证医学证据的，它们可以被视为一线治疗。全身性阿片类药物的使用和皮质类固醇的关节腔内注射显示出一定的效果。但是，应注意监控副作用的发生。与 HA 相比，PRP 注射在早期阶段可能效果更好。同时，在髋关节骨性关节炎的研究中，注射 BMC 的证据仍然有限。需要进一步的研究来确认 PRP、BMC 的作用以及例如应用干细胞和调节生长因子等方法的未来治疗方案。

参考文献

[1] Myers J, Wielage RC, Han B, Price K, Gahn J, Paget MA, et al. The efficacy of duloxetine, non-steroidal anti-inflammatory drugs, and opioids in osteoarthritis: a systematic literature review and meta-analysis. BMC Musculoskelet Disord. 2014;15:76. https://doi.org/10.1186/1471-2474-15-76.

[2] Kivitz AJ, Moskowitz RW, Woods E, Hubbard RC, Verburg KM, Lefkowith JB, et al. Comparative efficacy and safety of celecoxib and naproxen in the treatment of osteoarthritis of the hip. J Int Med Res. 2001;29(6):467–479.

[3] Schnitzer TJ, Dattani ID, Seriolo B, Schneider H, Moore A, Tseng L, et al. A 13-week, multi-center, randomized, double-blind study of lumi-racoxib in hip osteoarthritis. Clin Rheumatol. 2011;30(11):1433–1446.

[4] Baerwald C, Verdecchia P, Duquesroix B, Frayssinet H, Ferreira T. Efficacy, safety, and effects on blood pressure of naproxcinod 750 mg twice daily compared with placebo and naproxen 500 mg twice daily in patients with osteoarthritis of the hip: a random-ized, double-blind, parallel-group, multicenter study. Arthritis Rheum. 2010;62(12):3635–3644.

[5] da Costa BR, Nuesch E, Kasteler R, Husni E, Welch V, Rutjes AW, et al. Oral or transdermal opioids for osteoarthritis of the knee or hip. Cochrane Database Syst Rev. 2014;9:Cd003115.

[6] Rozendaal RM, Uitterlinden EJ, van Osch GJ, Garling EH, Willemsen SP, Ginai AZ, et al. Effect of glucos-amine sulphate on joint space narrowing, pain and function in patients with hip osteoarthritis; subgroup analyses of a randomized controlled trial. Osteoarthr Cartil. 2009;17(4):427–432.

[7] Runhaar J, Rozendaal RM, van Middelkoop M, Bijlsma HJW, Doherty M, Dziedzic KS, et al. Subgroup analyses of the effectiveness of oral glucosamine for knee and hip osteoarthritis: a systematic review and individual patient data meta-analysis from the OA trial bank. Ann Rheum Dis. 2017;76(11):1862–1869.

[8] Bascoul-Colombo C, Garaiova I, Plummer SF, Harwood JL, Caterson B, Hughes CE. Glucosamine hydrochloride but not chondroitin sulfate prevents cartilage degradation and inflammation induced by interleukin-1alpha in bovine cartilage explants. Cartilage. 2016;7(1):70–81.

[9] Creamer P. Intra-articular corticosteroid injections in osteoarthritis: do they work and if so, how? Ann Rheum Dis. 1997;56(11):634–636.

[10] Lambert RG, Hutchings EJ, Grace MG, Jhangri GS, Conner-Spady B, Maksymowych WP. Steroid injection for osteoarthritis of the hip: a random-ized, double-blind, placebo-controlled trial. Arthritis Rheum. 2007;56(7):2278–2287.

[11] Chandrasekaran S, Lodhia P, Suarez-Ahedo C, Vemula SP, Martin TJ, Domb BG. Symposium: evi-dence for the use of intra-articular cortisone or hyal-uronic acid injection in the hip. J Hip Preserv Surg. 2016;3(1):5–15.

[12] Dragoo JL, Danial CM, Braun HJ, Pouliot MA, Kim HJ. The chondrotoxicity of single-dose corti-costeroids. Knee Surg Sports Traumatol Arthrosc. 2012;20(9):1809–1814. https://doi.org/10.1007/s00167-011-1820-6.

[13] Wernecke C, Braun HJ, Dragoo JL. The effect of intra-articular corticosteroids on articular carti-lage: a systematic review. Orthop J Sports Med. 2015;3(5):2325967115581163.

[14] Xing D, Yang Y, Ma X, Ma J, Ma B, Chen Y. Dose intraarticular steroid injection increase the rate of infection in subsequent arthroplasty: grading the evi-dence through a meta-analysis. J Orthop Surg Res. 2014;9:107.

[15] Lo GH, LaValley M, McAlindon T, Felson DT. Intra-articular hyaluronic acid in treatment of knee osteoarthritis: a meta-analysis. JAMA. 2003;290(23):3115–3121.

[16] Wang CT, Lin J, Chang CJ, Lin YT, Hou SM. Therapeutic effects of hyaluronic acid on osteoarthritis of the knee. A meta-analysis of ran-domized controlled trials. J Bone Joint Surg Am. 2004;86-a(3):538–545.

[17] Bannuru RR, Natov NS, Dasi UR, Schmid CH, McAlindon TE. Therapeutic trajectory follow-ing intra-articular hyaluronic acid injection in knee osteoarthritis–meta-analysis. Osteoarthr Cartil. 2011;19(6):611–619.

[18] Migliore A, Massafra U, Bizzi E, Vacca F, Martin-Martin S, Granata M, et al. Comparative, double-blind, controlled study of intra-articular hyaluronic acid (Hyalubrix) injections versus local anesthetic in osteoarthritis of the hip. Arthritis Res Ther. 2009;11(6):R183.

[19] Migliore A, Massafra U, Bizzi E, Lagana B, Germano V, Piscitelli P, et al. Intra-articular injection of hyal-uronic acid (MW 1,500-2,000 kDa; HyalOne) in symptomatic osteoarthritis of the hip: a pro-spective cohort study. Arch Orthop Trauma Surg. 2011;131(12):1677–1685.

[20] Migliore A, Bella A, Bisignani M, Calderaro M, De Amicis D, Logroscino G, et al. Total hip replacement rate in a cohort of patients affected by symptomatic hip osteoarthritis following intra-articular sodium hyaluronate (MW 1,500-2,000 kDa) ORTOBRIX study. Clin Rheumatol. 2012;31(8):1187–1196.

[21] Migliore A, Bizzi E, Massafra U, Bella A, Piscitelli P, Lagana B, et al. The impact of treat- ment with hylan G-F 20 on progression to total hip arthroplasty in patients with symptomatic hip OA: a retrospective study. Curr Med Res Opin. 2012;28(5):755–760.

[22] Richette P, Ravaud P, Conrozier T, Euller-Ziegler L, Mazieres B, Maugars Y, et al. Effect of hyaluronic acid in symptomatic hip osteoarthritis: a multi- center, randomized, placebo-controlled trial. Arthritis Rheum. 2009;60(3):824–830.

[23] Wu B, Li YM, Liu YC. Efficacy of intra-articular hyal- uronic acid injections in hip osteoarthritis: a meta- analysis of randomized controlled trials. Oncotarget. 2017;8(49):86865–86876.

[24] Brander V, Skrepnik N, Petrella RJ, Jiang GL, Accomando B, Vardanyan A. Evaluating the use of intra-articular injections as a treatment for painful hip osteoarthritis: a randomized, double-blind, multi- center, parallel-group study comparing a single 6-mL injection of hylan G-F 20 with saline. Osteoarthr Cartil. 2019;27(1):59–70.

[25] He WW, Kuang MJ, Zhao J, Sun L, Lu B, Wang Y, et al. Efficacy and safety of intraarticular hyal- uronic acid and corticosteroid for knee osteoarthri- tis: a meta-analysis. Int J Surg (London, England). 2017;39:95–103.

[26] Eymard F, Maillet B, Lellouche H, Mellac-Ducamp S, Brocq O, Loeuille D, et al. Predictors of response to viscosupplementation in patients with hip osteoar- thritis: results of a prospective, observational, multi- centre, open-label, pilot study. BMC Musculoskelet Disord. 2017;18(1):3.

[27] Deseyne N, Conrozier T, Lellouche H, Maillet B, Weber U, Jaremko JL, et al. Hip Inflammation MRI Scoring System (HIMRISS) to predict response to hyaluronic acid injection in hip osteoarthritis. Joint Bone Spine. 2018;85(4):475–480. https://doi. org/10.1016/j.jbspin.2017.08.004.

[28] Ferrero G, Sconfienza LM, Fiz F, Fabbro E, Corazza A, Dettore D, et al. Effect of intra-articular injection of intermediate-weight hyaluronic acid on hip and knee cartilage: in-vivo evaluation using T2 mapping. Eur Radiol. 2018;28(6):2345–2355.

[29] Kwiecinski JJ, Dorosz SG, Ludwig TE, Abubacker S, Cowman MK, Schmidt TA. The effect of molecular weight on hyaluronan's cartilage boundary lubricat- ing ability–alone and in combination with proteogly- can 4. Osteoarthr Cartil. 2011;19(11):1356–1362.

[30] Hsu WK, Mishra A, Rodeo SR, Fu F, Terry MA,

Randelli P, et al. Platelet-rich plasma in orthopaedic applications: evidence-based recommendations for treatment. J Am Acad Orthop Surg. 2013;21(12):739–748. https://doi.org/10.5435/JAAOS-21-12-739.

[31] Mannava S, Chahla J, Geeslin AG, Cinque ME, Whitney KE, Evans TA, et al. Platelet-rich plasma augmentation for hip arthroscopy. Arthrosc Tech. 2017;6(3):e763–768. https://doi.org/10.1016/j. eats.2017.02.001.

[32] Ye Y, Zhou X, Mao S, Zhang J, Lin B. Platelet rich plasma versus hyaluronic acid in patients with hip osteoarthritis: a meta-analysis of randomized controlled trials. Int J Surg (London, England). 2018;53:279–287.

[33] Sanchez M, Guadilla J, Fiz N, Andia I. Ultrasound-guided platelet-rich plasma injections for the treat- ment of osteoarthritis of the hip. Rheumatology (Oxford). 2012;51(1):144–150.

[34] Battaglia M, Guaraldi F, Vannini F, Rossi G, Timoncini A, Buda R, et al. Efficacy of ultrasound-guided intra-articular injections of platelet-rich plasma versus hyaluronic acid for hip osteoarthritis. Orthopedics. 2013;36(12):e1501–e1508.

[35] Doria C, Mosele GR, Caggiari G, Puddu L, Ciurlia E. Treatment of early hip osteoarthritis: ultrasound- guided platelet rich plasma versus hyaluronic acid injections in a randomized clinical trial. Joints. 2017;5(3):152–155.

[36] Di Sante L, Villani C, Santilli V, Valeo M, Bologna E, Imparato L, et al. Intra-articular hyaluronic acid vs platelet-rich plasma in the treatment of hip osteoar- thritis. Med Ultrason. 2016;18(4):463–468. https://doi. org/10.11152/mu-874.

[37] Redmond JM, Gupta A, Stake CE, Hammarstedt JE, Finch NA, Domb BG. Clinical results of hip arthros- copy for labral tears: a comparison between intraop- erative platelet-rich plasma and bupivacaine injection. Arthroscopy. 2015;31(3):445–453.

[38] Kraeutler MJ, Garabekyan T, Mei-Dan O. The use of platelet-rich plasma to augment conservative and sur- gical treatment of hip and pelvic disorders. Muscles Ligaments Tendons J. 2016;6(3):410–419. https://doi. org/10.11138/mltj/2016.6.3.410.

[39] Chahla J, Dean CS, Moatshe G, Pascual-Garrido C, Serra Cruz R, LaPrade RF. Concentrated bone marrow aspirate for the treatment of chon- dral injuries and osteoarthritis of the knee: a sys- tematic review of outcomes. Orthop J Sports Med. 2016;4(1):2325967115625481. https://doi. org/10.1177/2325967115625481.

[40] Kraeutler MJ, Chahla J, LaPrade RF, Pascual-Garrido C. Biologic options for articular cartilage wear (platelet-rich plasma, stem cells, bone marrow aspirate concentrate). Clin Sports Med. 2017;36(3):457–468.

[41] Rodriguez-Fontan F, Piuzzi NS, Kraeutler MJ, Pascual-Garrido C. Early clinical outcomes of intra- articular injections of bone marrow aspirate concen- trate for the

treatment of early osteoarthritis of the hip, and knee: a cohort study. PM R. 2018;10(12):1353–1359. https://doi.org/10.1016/j.pmrj.2018.05.016.

[42] Park YB, Ha CW, Rhim JH, Lee HJ. Stem cell therapy for articular cartilage repair: review of the entity of cell populations used and the result of the clinical application of each entity. Am J Sports Med. 2018;46(10):2540–2552.

[43] Castro-Vinuelas R, Sanjurjo-Rodriguez C, Pineiro-Ramil M, Hermida-Gomez T, Fuentes-Boquete IM, de Toro-Santos FJ, et al. Induced pluripotent stem cells for cartilage repair: current status and futureperspectives. Eur Cell Mater. 2018;36:96–109. https://doi.org/10.22203/eCM.v036a08.

[44] Pittenger MF, Mackay AM, Beck SC, Jaiswal RK, Douglas R, Mosca JD, et al. Multilineage potential of adult human mesenchymal stem cells. Science (New York, NY). 1999;284(5411):143–147.

[45] Ha CW, Park YB, Kim SH, Lee HJ. Intra-articular mesenchymal stem cells in osteoarthritis of the knee: a systematic review of clinical outcomes and evidence of cartilage repair. Arthroscopy. 2019;35(1):277–288. e2. https://doi.org/10.1016/j.arthro.2018.07.028.

[46] Goldberg A, Mitchell K, Soans J, Kim L, Zaidi R. The use of mesenchymal stem cells for cartilage repair and regeneration: a systematic review. J Orthop Surg Res. 2017;12(1):39. https://doi.org/10.1186/ s13018-017-0534-y.

[47] Bornes TD, Adesida AB, Jomha NM. Mesenchymal stem cells in the treatment of traumatic articular cartilage defects: a comprehensive review. Arthritis Res Ther. 2014;16(5):432.

[48] Mardones R, Via AG, Jofre C, Minguell J, Rodriguez C, Tomic A, et al. Cell therapy for cartilage defects of the hip. Muscles Ligaments Tendons J. 2016;6(3):361–366.

[49] Mardones R, Jofre CM, Tobar L, Minguell JJ. Mesenchymal stem cell therapy in the treat- ment of hip osteoarthritis. J Hip Preserv Surg. 2017;4(2):159–163.

[50] Zuk PA, Zhu M, Mizuno H, Huang J, Futrell JW, Katz AJ, et al. Multilineage cells from human adipose tissue: implications for cell-based therapies. Tissue Eng. 2001;7(2):211–228.

[51] Perdisa F, Gostynska N, Roffi A, Filardo G, Marcacci M, Kon E. Adipose-derived mesenchymal stem cells for the treatment of articular cartilage: a systematic review on preclinical and clinical evidence. Stem Cells Int. 2015;2015:597652.

[52] Pak J. Regeneration of human bones in hip osteonecrosis and human cartilage in knee osteoarthritis with autologous adipose-tissue-derived stem cells: a case series. J Med Case Rep. 2011;5:296.

[53] Huang YZ, Xie HQ, Silini A, Parolini O, Zhang Y, Deng L, et al. Mesenchymal stem/progenitor cells derived from articular cartilage, synovial membrane and synovial fluid for cartilage regeneration: current status and future perspectives. Stem Cell Rev. 2017;13(5):575–586.

[54] Kubosch EJ, Lang G, Furst D, Kubosch D, Izadpanah K, Rolauffs B, et al. The potential for synovium- derived stem cells in cartilage repair. Curr Stem Cell Res Ther. 2018;13(3):174–184.

[55] Sakaguchi Y, Sekiya I, Yagishita K, Muneta T. Comparison of human stem cells derived from various mesenchymal tissues: superior- ity of synovium as a cell source. Arthritis Rheum. 2005;52(8):2521–2529.

[56] Akgun I, Unlu MC, Erdal OA, Ogut T, Erturk M, Ovali E, et al. Matrix-induced autologous mes- enchymal stem cell implantation versus matrix- induced autologous chondrocyte implantation in the treatment of chondral defects of the knee: a 2- year randomized study. Arch Orthop Trauma Surg. 2015;135(2):251–263.

[57] Hatakeyama A, Uchida S, Utsunomiya H, Tsukamoto M, Nakashima H, Nakamura E, et al. Isolation and characterization of synovial mesenchymal stem cell derived from hip joints: a comparative analysis with a matched control knee group. Stem Cells Int. 2017;2017:9312329.

[58] Murata Y, Uchida S, Utsunomiya H, Hatakeyama A, Nakashima H, Chang A, et al. Synovial mesenchymal stem cells derived from the Cotyloid Fossa synovium have higher self-renewal and differentiation potential than those from the paralabral synovium in the hip joint. Am J Sports Med. 2018;46(12):2942–2953.

[59] Kuroda R, Usas A, Kubo S, Corsi K, Peng H, Rose T, et al. Cartilage repair using bone morphogenetic protein 4 and muscle-derived stem cells. Arthritis Rheum. 2006;54(2):433–442.

[60] Kubo S, Cooper GM, Matsumoto T, Phillippi JA, Corsi KA, Usas A, et al. Blocking vascular endothelial growth factor with soluble Flt-1 improves the chon- drogenic potential of mouse skeletal muscle-derived stem cells. Arthritis Rheum. 2009;60(1):155–165.

[61] Matsumoto T, Cooper GM, Gharaibeh B, Meszaros LB, Li G, Usas A, et al. Cartilage repair in a rat model of osteoarthritis through intraarticular transplantation of muscle-derived stem cells expressing bone morphogenetic protein 4 and soluble Flt-1. Arthritis Rheum. 2009;60(5):1390–1405.

[62] Mifune Y, Matsumoto T, Takayama K, Ota S, Li H, Meszaros LB, et al. The effect of platelet-rich plasma on the regenerative therapy of muscle derived stem cells for articular cartilage repair. Osteoarthr Cartil. 2013;21(1):175–185.

[63] Gharaibeh B, Lavasani M, Cummins JH, Huard J. Terminal differentiation is not a major determi- nant for the success of stem cell therapy – cross-talk between muscle-derived stem cells and host cells. Stem Cell Res Ther. 2011;2(4):31.

[64] Valenti MT, Dalle Carbonare L, Donatelli L, Bertoldo F, Zanatta M, Lo Cascio V. Gene expres- sion analysis in osteoblastic differentiation from peripheral blood mesenchymal stem cells. Bone. 2008;43(6):1084–1892.

[65] Saw KY, Anz A, Merican S, Tay YG, Ragavanaidu K, Jee CS, et al. Articular cartilage regeneration with autologous peripheral blood progenitor cells and hyaluronic acid after arthroscopic subchondral drill- ing: a report of 5 cases with histology. Arthroscopy. 2011;27(4):493–506.

[66] Saw KY, Anz A, Siew-Yoke Jee C, Merican S, Ching-Soong Ng R, Roohi SA, et al. Articular cartilage regeneration with autologous peripheral blood stem cells versus hyaluronic acid: a randomized controlled trial. Arthroscopy. 2013;29(4):684–694.

[67] Vangsness CT Jr, Farr J 2nd, Boyd J, Dellaero DT, Mills CR, LeRoux-Williams M. Adult human mes- enchymal stem cells delivered via intra-articular injection to the knee following partial medial men- iscectomy: a randomized, double-blind, controlled study. J Bone Joint Surg Am. 2014;96(2):90–98.

[68] Saw KY, Anz A, Jee CS, Ng RC, Mohtarrudin N, Ragavanaidu K. High Tibial osteotomy in combi- nation with Chondrogenesis after stem cell ther- apy: a histologic report of 8 cases. Arthroscopy. 2015;31(10):1909–1920.

[69] Takahashi K, Yamanaka S. Induction of plu- ripotent stem cells from mouse embryonic and adult fibroblast cultures by defined factors. Cell. 2006;126(4):663–676.

[70] Tsumaki N, Okada M, Yamashita A. iPS cell technologies and cartilage regeneration. Bone. 2015;70:48–54.

[71] Yamashita A, Tamamura Y, Morioka M, Karagiannis P, Shima N, Tsumaki N. Considerations in hiPSC- derived cartilage for articular cartilage repair. Inflamm Regen. 2018;38:17.

[72] Takahashi K, Tanabe K, Ohnuki M, Narita M, Ichisaka T, Tomoda K, et al. Induction of pluripotent stem cells from adult human fibroblasts by defined factors. Cell. 2007;131(5):861–872.

[73] Rim YA, Nam Y, Park N, Lee J, Park SH, Ju JH. Repair potential of nonsurgically delivered induced pluripotent stem cell-derived chondrocytes in a rat osteochondral defect model. J Tissue Eng Regen Med. 2018;12(8):1843–1855.

[74] Uto S, Nishizawa S, Hikita A, Takato T, Hoshi K. Application of induced pluripotent stem cells for cartilage regeneration in CLAWN miniature pig osteochondral replacement model. Regen Ther. 2018;9:58–70.

[75] Fortier LA, Barker JU, Strauss EJ, McCarrel TM, Cole BJ. The role of growth factors in cartilage repair. Clin Orthop Relat Res. 2011;469(10):2706–2715.

[76] Weng T, Yi L, Huang J, Luo F, Wen X, Du X, et al. Genetic inhibition of fibroblast growth factor recep- tor 1 in knee cartilage attenuates the degeneration of articular cartilage in adult mice. Arthritis Rheum. 2012;64(12):3982–3992.

[77] Tang J, Su N, Zhou S, Xie Y, Huang J, Wen X, et al. Fibroblast growth factor receptor 3 inhibits osteoar- thritis progression in the knee joints of adult mice. Arthritis Rheumatol. 2016;68(10):2432–2443.

[78] Yan D, Chen D, Cool SM, van Wijnen AJ, Mikecz K, Murphy G, et al. Fibroblast growth factor receptor 1 is principally responsible for fibroblast growth fac- tor 2-induced catabolic activities in human articular chondrocytes. Arthritis Res Ther. 2011;13(4):R130.

[79] Pfander D, Kortje D, Zimmermann R, Weseloh G, Kirsch T, Gesslein M, et al. Vascular endothelial growth factor in articular cartilage of healthy and osteoarthritic human knee joints. Ann Rheum Dis. 2001;60(11):1070–1073.

[80] Yuan Q, Sun L, Li JJ, An CH. Elevated VEGF levels contribute to the pathogenesis of osteoarthritis. BMC Musculoskelet Disord. 2014;15:437.

[81] Saetan N, Honsawek S, Tanavalee A, Yuktanandana P, Meknavin S, Ngarmukos S, et al. Relationship of plasma and synovial fluid vascular endothelial growth factor with radiographic severity in primary knee osteoarthritis. Int Orthop. 2014;38(5):1099–1104.

[82] Shen P, Jiao Z, Zheng JS, Xu WF, Zhang SY, Qin A, et al. Injecting vascular endothelial growth factor into the temporomandibular joint induces osteoarthritis in mice. Sci Rep. 2015;5:16244.

[83] Hamilton JL, Nagao M, Levine BR, Chen D, Olsen BR, Im HJ. Targeting VEGF and its receptors for the treatment of osteoarthritis and associated pain. J Bone Miner Res. 2016;31(5):911–924.

[84] Nagai T, Sato M, Kutsuna T, Kokubo M, Ebihara G, Ohta N, et al. Intravenous administration of anti- vascular endothelial growth factor humanized mono- clonal antibody bevacizumab improves articular cartilage repair. Arthritis ResTher. 2010;12(5):R178.

[85] Nagai T, Sato M, Kobayashi M, Yokoyama M, Tani Y, Mochida J. Bevacizumab, an anti-vascular endo- thelial growth factor antibody, inhibits osteoarthritis. Arthritis Res Ther. 2014;16(5):427.

[86] Blaney Davidson EN, Vitters EL, van der Kraan PM, van den Berg WB. Expression of transforming growth factor-beta (TGFbeta) and the TGFbeta signalling molecule SMAD-2P in spontaneous and instability- induced osteoarthritis: role in cartilage degrada- tion, chondrogenesis and osteophyte formation. Ann Rheum Dis. 2006;65(11):1414–1421.

[87] Shen J, Li J, Wang B, Jin H, Wang M, Zhang Y, et al. Deletion of the transforming growth factor beta recep- tor type II gene in articular chondrocytes leads to a progressive osteoarthritis-like phenotype in mice.

Arthritis Rheum. 2013;65(12):3107–3119.

[88] Aref-Eshghi E, Liu M, Harper PE, Dore J, Martin G, Furey A, et al. Overexpression of MMP13 in human osteoarthritic cartilage is associated with the SMAD-independent TGF-beta signalling pathway. Arthritis Res Ther. 2015;17:264.

[89] Zhen G, Wen C, Jia X, Li Y, Crane JL, Mears SC, et al. Inhibition of TGF-beta signaling in mesenchy- mal stem cells of subchondral bone attenuates osteo- arthritis. Nat Med. 2013;19(6):704–712.

[90] Chen R, Mian M, Fu M, Zhao JY, Yang L, Li Y, et al. Attenuation of the progression of articular cartilage degeneration by inhibition of TGF-beta1 signal- ing in a mouse model of osteoarthritis. Am J Pathol. 2015;185(11):2875–2885.

[91] Fang J, Xiao L, Chen R, Zhao Z. Conditional removal of the canonical TGF-beta1 signaling delays condylar cartilage degeneration induced by a partial discec- tomy

in mice. PLoS One. 2017;12(5):e0177826.

[92] Cui Z, Crane J, Xie H, Jin X, Zhen G, Li C, et al. Halofuginone attenuates osteoarthritis by inhibi- tion of TGF-beta activity and H-type vessel for- mation in subchondral bone. Ann Rheum Dis. 2016;75(9):1714–1721.

[93] Xie L, Tintani F, Wang X, Li F, Zhen G, Qiu T, et al. Systemic neutralization of TGF-beta attenuates osteo-arthritis. Ann N Y Acad Sci. 2016;1376(1):53–64.

[94] van der Kraan PM. Differential role of transforming growth factor-beta in an osteoarthritic or a healthy joint. J Bone Metab. 2018;25(2):65–72.

[95] Huard J, Bolia I, Briggs K, Utsunomiya H, Lowe WR, Philippon MJ. Potential usefulness of losartan as an Antifibrotic agent and adjunct to platelet-rich plasma therapy to improve muscle healing and cartilage repair and prevent adhesion formation. Orthopedics. 2018;41(5):e591–e597.

第十章　髋关节镜治疗髋部发育不良的作用及适应证

Geoffrey P. Wilkin

关键学习要点

·髋关节发育不良主要是固有髋关节稳定性不足的问题。

·多种解剖结构有助于髋关节稳定。

·髋关节镜手术有可能破坏髋关节重要的软组织稳定装置。

·传统上单一的关节镜手术治疗髋关节发育不良有很高的失败率。

·在极少数伴有轻微骨性畸形的患者中，关节镜下关节囊皱缩术是一种可行的治疗选择。

·在进行 PAO 手术时，同时辅助行髋关节镜检查可以评估和治疗关节内病变，尽管目前仍缺乏关于这种方法有效性的高质量数据。

介绍

髋关节发育不良长期以来被认为是年轻患者髋部疼痛的原因，也是髋关节炎发展的危险因素。

髋臼覆盖股骨头的范围减少使得负重的关节表面积较少，从而使得关节软骨中的接触应力增加。软骨 – 盂唇交界处的边缘负荷也会导致过早的盂唇撕裂。髋臼或股骨的异常前倾以及不同程度的韧带松弛可能使这些问题进一步加剧。如果不加以治疗，髋关节发育不良的患者会有更高的早发性关节炎风险。

治疗症状性髋关节发育不良传统上是通过开放的骨性手术［即髋臼周围截骨术（PAO）］来纠正发育不良髋关节的潜在结构异常。但是，随着髋关节镜检查实践的扩展，作为一种微创外科手术技术人们越来越关注关节镜治疗以及其对髋关节发育不良程度较轻的患者的作用。更重要的是，由于绝大多数症状性髋关节伴有潜在的发育不良以及盂唇的病理改变，一些人主张髋关节镜可作为一种有效的缓解疼痛的手段，并改善髋关节功能。但是，随着关节镜手术的不断增加，髋关节镜术后失败需要行 PAO 的患者的比例也在不断增加。最近从一个大型的多中心数据库中发现，接受 PAO 的患者中，先前行髋关节镜检查失败的发生率从 2008 年的 5.1% 增加到 2015 年的 10%。本章将回顾目前对髋关节发育不良病理机制的理解，以及这些因素如何帮助外科医生为发育不良髋关节制订一种合理的治疗方法，并更好地理解髋关节镜可能发挥的作用。

G. P. Wilkin (✉)
University of Ottawa/The Ottawa Hospital, Division of Orthopaedic Surgery, Ottawa, ON, Canada
e-mail: gwilkin@toh.ca

© Springer Nature Switzerland AG 2020
P. E. Beaulé (ed.), *Hip Dysplasia*, https://doi.org/10.1007/978-3-030-33358-4_10

发育不良髋关节的生物力学

髋关节发育不良主要是天然关节稳定性不足的问题。作为生物力学概念，当质心（COM）包容在支撑的底座范围内时，可以达到平衡。

由于重力的作用，质心始终受到垂直方向的力矢量的作用（图 10.1a，b）。稳定性被定义为在动态运动过程中纠正和保持平衡的能力。

单独来看髋关节，Pauwels 认为有一个关节反作用力矢量（JRF）以倾斜的角度穿过髋关节。而这个力矢量是穿过髋关节的所有力量的总和。

这种力矢量的瞬时方向和大小可能取决于多种静态和动态因素。以这个理念为基础扩展出去，如果 JRF 矢量被认为类似于 COM 引力矢量，而股骨头髋臼的接触面积，类似于支撑的基础面积（图 10.2），当 JRF 接近接触区的边缘时，髋关节不稳定就会发生。因此，为了保持原生髋关节的稳定性，必须将 JRF 包含在髋臼的一个较大的接

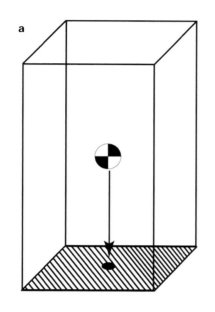
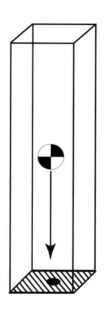

图 10.1 （a）平衡的生物力学概念。重力矢量（箭头）作用于质量中心（阴影圆）包含在支撑的底部（斜线区域）。（b）生物力学稳定性。有了更大面积的支撑基底，则需要更大的扰动才能将 COM 移到支撑基础之外

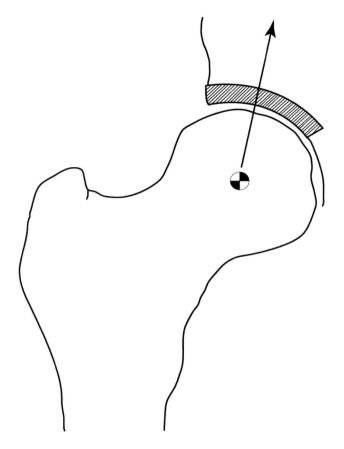

图 10.2　稳定性概念应用于髋关节。关节反作用力 JRF（箭头）通过股骨头中心（阴影圆圈），由髋臼作为支撑基底进行包容（斜线区域）

触区域内。多种结构可能有助于维持这种平衡。

　　髋关节的分层概念提供了一个有用的框架，以全面评估参与维持髋部稳定性的各种结构，以及如何通过手术治疗来改进它们。在发育不良的髋关节中，由于骨性髋臼覆盖减少，股骨髋臼接触面积已经减少。

　　JRF 的较大扰动幅度超出了已经缩小的支持范围，或者多种病理变化引起纠正 JRF 扰动的能力下降（表 10.1）。JRF 对髋臼接触区域边缘的这些重复性扰动被认为会导致软骨 – 盂唇交界处的疲劳衰竭，并最终导致软骨的逐渐磨损。

　　但是只有关节内软组织层的病变，才适合关节镜治疗。这一要点必须牢记，因为关节的其他病理变化也可能需要通过其他方法来纠正，才能有效地恢复发育不良的髋部稳定性。

发育不良髋关节的关节内病理

　　关节内病理变化在发育不良髋关节中的重要性早已被认识到。Dorrell 和 Catterall 描述了通过常规关节造影在 11 例髋关节发育不良中发现髋臼盂唇撕裂的情况。他们认为这些撕裂是由于股骨头包容不足导致的软骨 – 盂唇交界处的过度负荷，如果不加以治疗，将导致快速进展的关节炎。他们主张早期手术治疗盂唇撕裂和潜在的发育不良，并采用髋臼重新定向手术以改善股骨头覆盖率。

　　术前磁共振成像技术提高了识别盂唇撕裂和其他关节内病变的能力；然而，诊断的金标准仍然是在手术的时候直视到关节内的情况。根据最近的一项系统综述，在 PAO 患者中，盂唇撕裂占 56%，髋臼软骨损伤占 76%，股骨头软骨损伤占 27%。此外，这项研究发现，虽然开放式关节切开术和关节镜检查均可用于关节可视化检查，但与传统开放式关节切开术相比，关节镜检查提供了更高的盂唇撕裂和软骨损伤检测率。

　　除了提高关节内病变的可视性，关节镜还可以对切开手术无法到达和探查的区域进行检查。

　　关节镜这种先进的治疗方式使得有可能对许多关节内和关节外结构进行综合治疗。因此，近年来髋关节发育不良的治疗选择已大大扩展。

治疗方法

髋臼周围截骨术

　　髋臼周围截骨术（PAO）仍然是目前治疗症状性髋关节发育不良的关节炎发病前的手术金标准。尽管在技术上要求较高，但对于选择适当的患者，该方法具有良好的症状缓解和维持髋关节使用年限的良好记录，且并发症发生率低。随着外科医生对手术步骤的不断训练和理解的提高，PAO 可以通过更微创的方法进行，并且可以达到

表 10.1 髋关节的稳定结构

层次	稳定结构	破坏稳定的病理变化	增加稳定性的治疗方案	可能破坏关节稳定性的手术
软骨层	髋臼接触面积	髋臼发育不良（前方 / 外侧或后侧的覆盖不足）	骨性重定向手术 髋臼周围截骨术（PAO） 股骨截骨术	髋臼边缘切除术
惰性层	盂唇	股骨前倾增加盂唇撕裂	盂唇修复 * 盂唇重建 *	盂唇切除术
	关节囊	韧带松弛	关节囊修复 * 关节囊皱缩 * 关节囊重建 *	关节囊切除术 关节囊切开后未缝合 *
	圆韧带	圆韧带撕裂	圆韧带重建 *	圆韧带切除术
收缩层	髋部周围肌肉	肌肉无力 / 失调	物理疗法 / 力量训练	髂腰肌腱延长切断术
		肌间撕裂	肌间修复	
神经机械层	脊柱骨盆力学			脊柱融合 髂腰肌腱延长或切断术
	姿势		物理治疗，姿势训练	
	本体感受		本体感受训练	

* 代表可在关节镜下进行操作

加速恢复。这种术式的细节及其治疗结果将在其他章节中更详细地描述。

单纯关节镜治疗

关节镜治疗髋关节发育不良的早期尝试已经产生了不同的结果。最引人注目的是，有几篇文献报道了在进行单独的关节镜治疗后一些发生髋关节脱位 / 半脱位和 / 或快速进行性髋关节炎的病例。有系统的回顾性报道，当关节镜检查后发生髋关节脱位 / 半脱位的病例，在多数情况下是由于进行关节镜检查时医源性破坏了髋关节的一种或多种重要稳定结构（例如，髋臼缘过度切除，盂唇切除术，髂腰肌腱切断术，圆韧带清除术或未准确修复的关节囊切开术）。

虽然术后脱位是一种罕见的并发症，但这些病例为髋关节镜检查可能破坏髋关节稳定的可能性提供了有价值的见解。

由于髋关节发育不良主要是本身髋关节稳定性不足的问题，因此即使对稳定结构的轻微破坏也可能使发育不良的髋关节陷入失代偿的不稳定和末期关节病。

即使没有临床上明显的脱位，关节镜下治疗髋关节发育不良的早期结果也是不一致的。Byrd 和 Jones 在一篇最早的关于发育不良的髋关节镜检查的报告中指出，79%（38/48 例）的 LCEA < 25° 的患者行关节镜下盂唇清理术后改良 Harris Hip 评分至少提高了 10 分。然而，Parvizi 等报道了 34 例 LCEA < 20° 和 / 或髋臼后倾的患者，单独行关节镜下清创术后效果不理想。在这些患者中，关节镜未能缓解 71%（24/34 例）的患者症状，47% 的患者在研究进行期间需要进一步手术。

即使对于接受盂唇修复（而非清理）的髋关节发育不良患者，Larson 等也报告了令人沮丧的结果。在 77 例 88 髋 LCEA < 25° 和 / 或 Tönnis 角 > 10° 患者中，76% 的患者行盂唇修复，82% 的患者行关节囊修复 / 皱缩缝合。尽管进行这些尝试以保持重要的稳定结构，但它们仍然报道了 32.2% 的

失败率（mHHS < 70 和 / 或随后进行的 PAO 或全髋关节置换术）。然而，他们的研究还证明，接受关节囊皱缩缝合的病例失败率低于研究组的其余病例（18% 比 40%）。这一发现提示了髋关节关节囊作为一种重要的关节稳定结构的作用，特别是在对于发育不良的髋关节。

同样，Fukui 等报告了 28 例 LCEA 在 15° ~19° 的患者关节镜下治疗股骨髋臼撞击综合征（FAI）的结果。如果原生盂唇没有充分恢复髋关节的密封吸引作用，则对其采用自体髂胫束移植进行盂唇修复或盂唇重建。该组患者在研究期间有 32% 的再手术率和 25% 的关节镜下治疗失败率［即转换为 PAO 或全髋关节置换术（THA）］。作者在对患者报告结果的最终分析（n=21）中排除了这些治疗失败病例，并报告 mHHS 的平均改善范围从术前的 59（24~89）到术后的 82（45~100）。

同样，平均 WOMAC 评分从 30（范围 1~61）提高到 16（范围 0~43）；HOS 日常生活和体育评分分别从 68.3（范围 28~95）提高到 85（范围 63~100），以及 41（范围 0~93.8）提高到 75.5（范围 38）。但文献并未报告每个评分的最小临床重要差异改善的患者百分比。从术后评分范围来看，即使排除 THA 或 PAO 患者，至少有一部分患者关节镜术后仍有明显的残留症状，但尚未进行进一步的手术。

一个可能影响关节镜下治疗髋关节发育不良的成功的因素是关节软骨的状况。Dwyer 等报道了关节镜治疗 166 例（201 髋）髋关节发育不良且无影像学关节炎改变的病例结果。在研究期内，关节镜术后平均（2.7 ± 2.3）年，有 28.3 % 的患者（n=47）需行 THA。尽管最终需要 THA 的患者在行关节镜手术时年龄较大，但在多变量分析中，股骨头后部的轻度关节炎改变或髋臼前部的中度 / 重度关节炎改变（通过关节镜确定）是最终转换为 THA 的最大预测指标。

尽管已经明确在严重的髋关节发育不良的中单独的髋关节镜几乎没有作用，但对于不严重的骨性畸形的发育不良，关节囊处理可能发挥的作

用目前仍存在争议。

已提出关节镜下关节囊皱缩术可作为髋关节发育不良患者的另一种稳定方法。通常，此手术更适合所谓"临界型"髋关节发育异常的患者。尽管"临界"一词的定义有些模棱两可，但大多数报告将其定义为 20°＜LCEA＜25°。然而，许多作者主张放弃"临界"一词来描述发育不良，而是采用更全面的描述来表述髋关节的稳定性。

在关节镜下皱缩术的手术过程中，必须尽量保存天然的盂唇组织，并使撕裂的盂唇重新稳定，以恢复盂唇的吸力密封功能，同时避免切除任何髋臼的边缘。在手术结束时，关节囊皱缩缝合术用多根缝线斜形缝合，使下方关节囊滑移缝合。正如技术的原创文章所指出的，该步骤的目的是通过紧缩关节囊来限制髋关节的外旋活动。但是，生物力学研究表明，尽管与未修复状态相比，关节囊皱缩缝合后更接近正常运动范围，但与正常的关节状态相比，仍然残留部分的过度活动。因此，关节囊皱缩缝合术能否真正减少髋关节发育不良引起的过度运动范围依然存疑。

尽管如此，这种技术的临床疗效报道仍然是比较乐观的。Domb 等报道了在 LCEA 在 18°~25°之间进行盂唇保留和关节囊皱缩缝合的 25 例髋关节的最少 5 年随访结果。在这一组中，mHHS（70.3~85.9）、NAHS（68.3~87.3）和 HOS-SSS（52.1~70.8）等评分均有显著改善。19% 的患者需要行关节镜翻修手术，但没有患者被转换为全髋关节置换术。来自同一机构的作者分析了一组相似的 LCEA 在 18°~25°之间且 Tönnis ≤ 1 型的患者，他们接受了关节镜下关节囊皱缩术，随访至少 2 年，他们报道的失败率为 20.4%（mHHS＜74 和 / 或再次手术）。年龄＞35 岁的相对失败风险为 2.25，是唯一被调查的具有统计学意义的危险因素。年龄更大的患者也被其他研究认为有较高的失败风险。Maldonado 等正确地指出，该方法的可行性仅限于非常狭窄的适应证，特别要提醒的是，研究中包括的 122 名患者仅占作者在研究期间进行的总关节镜病例的 5.3%。

关节囊皱缩术是一项对技术要求很高的外科手术技术，这种髋关节发育不良的治疗方法只能由经验丰富的髋关节镜医生进行尝试，因为不能将发育不良髋关节的关节囊修复 / 紧缩所导致的关节囊失稳的结果可能是毁灭性。

关节镜下髂腰肌肌腱松解或部分延长对于治疗发育不良的髋关节也是一个类似的风险手术。一些患者可能在髋关节的前部表现出髂腰肌肌腱的疼痛性弹响，非手术治疗对此是无效的。髂腰肌的过度紧绷已被认为是弹响的原因和手术松解的适应证。髂腰肌肌腱位于髋关节囊前方，并在髋关节伸展时充当股骨头的前方动态稳定装置。它作为前稳定器的作用在股骨前倾角增大（＞25°）的髋关节中尤其重要，因为高前倾角患者的松解术与不良预后相关。髂腰肌松解也被认为是关节镜检查后髋关节脱位的潜在原因。髂腰肌萎缩是松解后的有据可查的结果，在关节水平的部分延长而不是在小转子附近进行松解，导致的萎缩的程度似乎较轻。此外松解后髋关节屈曲力量不足也已被证实。

然而，一些专家报道了股骨前倾＜20°的发育异常患者（LCEA=19°~24°）行关节镜下髂腰肌肌腱部分延长和关节囊皱缩缝合后症状得到改善。不过，考虑到腰大肌松解后潜在不稳定的影响和关节水平松解后对广泛的关节囊切开的缝合的绝对必要性，这种治疗方法，在髋关节发育不良患者中应非常谨慎采用。

其他专家已经尝试对发育不良的髋臼使用关节镜辅助下的骨块支撑造盖手术。在这个手术中，自体髂骨的三皮质植骨块嵌入在髋臼外上方区域，位于外侧关节囊上方，以增加能够负重的髋臼表面积。

尽管影像学上已经报道了 LCEA 的改善，但移植骨块显然不包含透明软骨，并且依赖于间隔的髋关节囊的化生为纤维软骨来承重。作者还报道了随着时间的推移，移植物的逐渐吸收。

最后，虽然 PAO 在髋关节镜手术失败后可以为大多数患者提供明显的症状缓解，但症状缓解的程度和范围似乎低于初次即接受 PAO 手术的患者。这一结果对于考虑行单纯的关节镜下治疗的髋关节发育不良患者应该加以强调。

联合手术

髋关节发育不良关节内病变特别是盂唇撕裂的发生概率，使得 PAO 手术同时行关节镜手术的术式日益增多。这种联合手术的潜在优势包括：①可以在改善髋关节骨性结构支撑的同时查找和处理关节内疼痛根源；②通过修复盂唇和关节囊组织降低组织应变，以降低行单纯关节镜手术后医源性髋关节不稳定的风险；③避免由于单独关节镜或单独 PAO 手术后残留症状而需要进行二次手术。尽管对于所有这些潜在优势都有合理的理论论据，且早期临床疗效结果令人鼓舞，但有关联合手术的长期随访数据仍然有限。

Hartig-Andreasen 等报道称，在他们的 104 名接受 PAO 手术的髋关节队列中，有 27%（26/104例）的患者需要随后的关节镜检查以解决残余症状。此外，作者还发现，LCEA 在 20° ~25°，髋臼后倾以及完全的盂唇分离都是随后进行二次关节镜手术的危险因素。有趣的是，这些作者发表了一项后续的研究，对 43 名因 PAO 后持续残余症状而接受二次髋关节镜检查的患者进行了研究，结论不能证明髋关节镜手术对缓解症状有积极效果。

该患者队列在 6.5 年时髋关节生存率仅为52.3%，并且关节炎的影像学发现（关节间隙<3mm，Tönnis > 2 型）高度预测了 THA 的必要性。这些发现使作者得出结论，髋关节镜手术对于 PAO 后的残留症状无益，因此，他们不再推荐给患者。

相反，如果单独的关节镜治疗髋关节发育不良未能缓解症状，但只要不存在晚期关节炎（Tönnis > 2 型），患者仍可能会受益于随后的PAO 手术。然而，正如 Ricciardi 等所说，这种改善的程度可能低于接受 PAO 作为主要手术的患者。

与 PAO 同时进行髋关节镜手术是可提供的最佳治疗选择。早期系列病例表明，联合手术可以安全地进行，并取得良好的效果。Sabbag 等在对242 例行髋关节镜和 PAO 联合治疗的患者的研究中发现与以往报道的单独使用 PAO 的手术相比，没有发现并发症发生率有任何增加。

在迄今为止唯一的关于临床结果的比较研究中，Ricciardi 等报道在关节镜下结合盂唇固定加PAO 的患者比单独使用 PAO 的患者的 IHOT-33评分更高。然而，这项研究存在下列的不足：两组患者的特征并不相似，且治疗分配是非随机的。进行联合手术的患者术前 MRI 显示存在盂唇撕裂，而单独进行 PAO 的患者则没有盂唇撕裂。此外，11%（3/27 例）的同时行关节镜/PAO 术式的患者因为 MRI 假阳性（即关节镜检术中盂唇稳定无撕裂）被排除。目前，有两个随机对照研究正在进行，以评估 PAO 联合髋关节镜手术与单独 PAO 手术的效果差异。这些研究可能会帮助我们更深入地认识联合手术的潜在益处和适应证（表 10.2）。

作者的首选治疗方式

当评估一个年轻的髋部疼痛患者时，几乎所有的患者都进行 MRI 检查以评估盂唇的病理变化。但诊断过程不应就此结束，而寻找潜在的解剖结构的病因必须详尽无遗。真正孤立的盂唇病变是很少见的。获得一个正确的病理力学的诊断并且得到最佳的治疗方案的选择是最终疗效的成功保证。一个"微创"的外科手术如果它不能解决患者潜在的结构异常的问题，那么它永远不应该被推荐给患者。如果患者存在明确的结构性骨性异常，那么医生就要抵制住采用关节手术"搞定"问题的诱惑。这在髋关节发育不良的情况下尤其如此，因为已知的髋关节关节炎的风险升高与 LCEA < 25° 和 AI > 8° 相关。此外，由于 PAO 在初次髋关节镜手术失败后手术的疗效往往比初次 PAO 效果更差，因此如果患者自身已经是 PAO

表 10.2　单纯髋关节镜治疗与髋关节镜检查联合髋臼重定位截骨术的对比

作者	年份	患者情况	治疗方式	结果
单纯关节镜治疗				
Byrd 和 Jones	2003	LCEA ＜ 25° N=48	关节镜下 盂唇清理（n=32） 软骨成型（n=25） 圆韧带清理（n=13） 微骨折（n=8） Rem. 游离体（n=8） 臼底脂肪垫清理（n=3） 单纯关节镜检查（n=2） 关节囊热挛缩术（n=1）	THA：4.1% 改良 HHS 评分（平均）： LCEA ＜ 20° 83 比 57 LCEA20° ~25° 77 比 50 改善 ＞ 10 分：79%
Parvizi 等	2009	LCEA ＜ 20° N=34	关节镜下盂唇清理	再手术率：47% 关节炎进展加速：41% 疼痛缓解失败：70%
Larson 等	2015	LCEA ＜ 25° N=77（88 髋）	关节镜下 盂唇缝合（76%） 盂唇清理（23%） 关节囊修复 / 紧缩缝合（82%） 股骨骨软骨成型（72%）	32.2% 失败率（mHHS ＜ 70） 盂唇修复和关节囊皱缩术后失败率较低 （18%）
Fukui 等	2015	LCEA15° ~19° N=28	关节镜下 盂唇缝合 盂唇重建	再手术率：32% THA 或 PAO：25%
Dwyer 等	2015	LCEA16° ~28° N=166（201 髋）	关节镜 未明确具体治疗方式	THA：28.3% 股骨和髋臼软骨病变术后转行 THA 术的 最大预测因素
Domb 等	2018	LCEA18° ~25° N=25	关节镜下盂唇修复及关节囊 皱缩术	再手术率：19% THA：0 mHHS（术前 / 术后）： 70.3 比 85.9 NAHS（术前 / 术后）： 68.3 比 87.3 HOS–SSS（术前 / 术后）： 52.1 比 70.8
Maldonado 等	2018	LCEA18° ~25° Tönnis ＜ 1	关节镜下盂唇修复及关节囊 皱缩术	20.4% 失败率（mHHS ＜ 74 或再手术） 年龄 ＞ 35 岁失败风险 2.25
Hartigan 等	2018	LCEA19° ~24° 股骨前倾 ＜ 20° N=32	关节镜下髂腰肌腱部分延长 及关节囊皱缩术	再手术率：12.5% THA：0 mHHS（术前 / 术后）： 68.7 比 83.5 HOS–ADL（术前 / 术后）： 64.9 比 86.6 HOS–SSS（术前 / 术后）： 71.6 比 86.7 NAHS（术前 / 术后）： 52.6 比 75.8
髋关节镜与髋关节周围截骨联合手术				
Kim 等	2011	N=43	关节镜下盂唇清理 髋臼旋转截骨术	THA：0 mHHS（术前 / 术后）： 72.4 比 94

续表

作者	年份	患者情况	治疗方式	结果	
Jackson 等	2014	单纯关节镜手术治疗失败 N=1	关节镜下盂唇修复，髋臼软骨成型，圆韧带清理 PAO	mHSS（术前/术后）：79 比 81 NAHS（术前/术后）：64 比 88 HOS-ADL（术前/术后）：66 比 91 HOS-SSS（术前/术后）：50 比 58	
Nakayama 等	2014	LCEA=7° N=1	关节镜下盂唇修复及股骨头头颈交界处骨软骨成型 弧形髋臼周围截骨	Merle d'Aubigné-Postel 评分：10 比 17（最高分 18）	
Ricciardi 等	2017	LCEA < 25° MRI 显示盂唇游离 N=21（24 髋）	关节镜下盂唇处理（缝合或清理）PAO	mHHS（术前/术后）：58 比 83 HOS-ADL（术前/术后）：69 比 91 HOS-SSS（术前/术后）：41 比 80 iHOT-33（术前/术后）：30 比 84 联合术后改善较单纯 PAO 更大	
Sabbag 等	2019	N=240（248 髋）	关节镜：诊断（4%）. 盂唇修复（61%）股骨骨软骨成形（71%）髋臼软骨成形（38%）PAO	3% 重大并发症 7% 轻微并发症 与单纯 PAO 术并发症发生率相似	

手术的适应证患者，不推荐对其进行单纯的关节镜治疗。对于不是 PAO 手术适应证的患者，在对患者进行有关早期失败的潜在风险和可能需要再次行全髋关节置换术的可能性进行充分告知后，可以考虑进行关节镜手术治疗。

诊断髋关节发育不良，医生不能仅仅依赖外侧 CE 角。正如渥太华髋关节发育不全综合分类所建议的，应该对髋臼的三维分析，包括前、外侧和后方髋臼的骨性覆盖进行评估。鉴别的骨性覆盖缺陷应当与患者的症状的位置以及诱发症状的体格检查动作相关。如果确定了骨性畸形/覆盖不足的存在，通常最好的治疗是通过骨盆重新定向截骨类手术（如 PAO）来解决。还应评估股骨的前倾，因为股骨和髋臼联合前倾的异常（过度前倾或后倾）也可能导致髋关节不稳定。然而，即使在异常股骨前倾的情况下，股骨旋转截骨术也

不是常规的选择，除非患者表现出明显和功能上受限的步态过程中的足推进角的异常。

股骨前倾的异常似乎不会影响髋关节发育不良症状的严重程度，而股骨前倾的异常还没有被证明对 PAO 术后结果有不良作用。

在描述患者的骨性畸形时，也应避免使用"临界"（Borderline）和"轻度"（Mild）两个术语，因为这些术语会导致对最合适的治疗方法的混淆，并且让患者很难理解为什么需要进行 PAO 这样的"大"手术治疗他们的"轻度"发育不良。

目前 PAO 与关节镜联合手术并非所有病例的常规术式，但是如果术前影像学证明存在盂唇从髋臼缘的完全分离，则推荐行联合手术治疗（图10.3）。

一个更具挑战性的情况出现在合并骨性畸形/病理力学的患者，特别是同时存在髋臼发育不良

和股骨凸轮病变的结合。在这些患者中，应对患者症状、诱发症状的活动／位置和韧带松弛进行彻底评估，以确定主要的病理机制。

股骨头骺线臼顶指数（FEAR）能够从影像学上帮助判断合并存在两种病变的髋关节其内在稳定性的程度。其中的一些髋关节，特别是在 FEAR 指数＜5°的男性患者中，可以通过单纯的关节镜凸轮撞击治疗来妥善地处理和治疗，只要能确保手术结束时对关节囊进行可靠的缝合（图 10.4a，b）。

总结

髋关节发育不良仍然是由原生髋关节的内在稳定性不足引起的一个重要问题。治疗策略应有针对性地选择能够改善髋关节稳定性的方法。再定向的髋臼周围截骨术（PAO）仍然是改善髋关节机械稳定性的最有效的治疗选择；但是软组织（如盂唇、关节囊和髂腰肌等）对稳定性的重要作用不能被低估。单纯的关节镜手术治疗发育不良有较高的治疗失败率，术中医源性地对软组织稳定作用的破坏被认为是主要的失败机制。

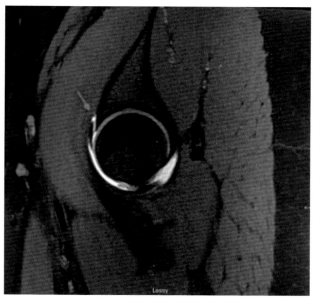

图 10.3　髋关节发育不良术前核磁造影显示盂唇（红色箭头）从髋臼缘完全分离

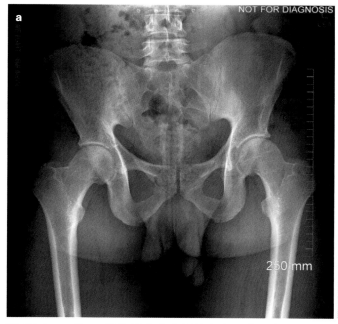
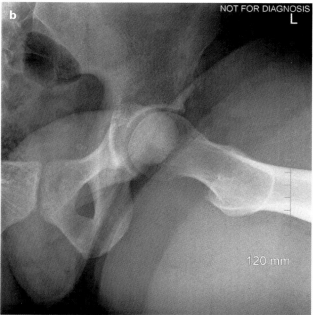

图 10.4　一位 29 岁髋关节疼痛男性患者，站立位骨盆正位（a）与 Dunn 位（b）X 线片。影像学显示髋关节发育不良（LCEA=22°，AI=18°）与股骨巨大凸轮样病变，同时 FEAR 指数 =1°。这个髋关节镜可以通过单纯的关节镜手术来治疗凸轮样病变并合理地修复关节囊

参考文献

[1] Wyles CC, Heidenreich MJ, Jeng J, Larson DR, Trousdale RT, Sierra RJ. The John Charnley award: redefining the natural history of osteoarthritis in patients with hip dysplasia and impingement. Clin Orthop Relat Res. 2017;475(2):336–350.

[2] Haynes JA, Pascual-Garrido C, An TW, Nepple JJ, ANCHOR Group, Clohisy JC. Trends of hip arthroscopy in the setting of acetabular dysplasia. J Hip Preserv Surg. 2018;5(3):267–273.

[3] Pauwels F. Biomechanics of the normal and diseased hip. New York: Springer Science & Business Media; 1976.

[4] Draovitch P, Edelstein J, Kelly BT. The layer concept: utilization in determining the pain generators, pathology and how structure determines treatment. Curr Rev Musculoskelet Med. 2nd ed. Current Science Inc. 2012;5(1):1–8.

[5] Dorrell JH, Catterall A. The torn acetabular labrum. J Bone Joint Surg Br. 1986;68(3):400–403.

[6] Redmond JM, Gupta A, Stake CE, Domb BG. The prevalence of hip labral and chondral lesions identified by method of detection during periacetabular osteotomy: arthroscopy versus arthrotomy. Arthroscopy. 2014;30(3):382–388.

[7] Ricciardi BF, Fields KG, Wentzel C, Nawabi DH, Kelly BT, Sink EL. Complications and short-term patient outcomes of periacetabular osteotomy for symptom- atic mild hip dysplasia. Hip Int. 2016;27(1):0–0.

[8] Zaltz I, Baca G, Kim Y-J, Schoenecker P, Trousdale R, Sierra R, et al. Complications associated with the periacetabular osteotomy: a prospective multicenter study. J Bone Joint Surg Am. 2014;96(23):1967–1974.

[9] Wells J, Schoenecker P, Duncan S, Goss CW, Thomason K, Clohisy JC. Intermediate-term hip survi- vorship and patient-reported outcomes of periacetabu- lar osteotomy: the Washington University experience. J Bone Joint Surg Am. 2018;100(3):218–225.

[10] Wells J, Millis M, KimY-J, Bulat E, Miller P,Matheney T. Survivorship of the Bernese periacetabular osteot- omy: what factors are associated with long-term fail- ure? Clin Orthop Relat Res. 2017;475(2):396–405.

[11] Clohisy JC, Ackerman J, Baca G, Baty J, Beaulé PE, Kim Y-J, et al. Patient-reported outcomes of periace- tabular osteotomy from the prospective anchor cohort study. J Bone Joint Surg Am. 2017;99(1):33–41.

[12] McClincy MP, Wylie JD, Kim Y-J, Millis MB, Novais EN. Periacetabular osteotomy improves pain and func- tion in patients with lateral center-edge angle between 18° and 25°, but are these hips really borderline dys- plastic? Clin Orthop Relat Res. 2019;477(5):1145–1153.

[13] Pascual-Garrido C, Harris MD, Clohisy JC. Innovations in joint preservation procedures for the dysplastic hip "the periacetabular osteotomy". J Arthroplast. 2017;32(9S):S32–S37.

[14] Khan OH, Malviya A, Subramanian P, Agolley D, Witt JD. Minimally invasive periacetabular oste- otomy using a modified Smith-Petersen approach: technique and early outcomes. Bone Joint J. 2017;99-B(1):22–28.

[15] Benali Y, Katthagen BD. Hip subluxation as a com- plication of arthroscopic debridement. Arthroscopy. 2009;25(4):405–407.

[16] Matsuda DK, Khatod M. Rapidly progressive osteoar- thritis after arthroscopic labral repair in patients with hip dysplasia. Arthroscopy. 2012;28(11):1738–1743.

[17] Mei-Dan O, McConkey MO, Brick M. Catastrophic failure of hip arthroscopy due to iatrogenic instabil- ity: can partial division of the ligamentum teres and iliofemoral ligament cause subluxation? Arthroscopy. 2012;28(3):440–445.

[18] Duplantier NL, McCulloch PC, Nho SJ, Mather RC, Lewis BD, Harris JD. Hip dislocation or sub- luxation after hip arthroscopy: a systematic review. Arthroscopy. 2016;32(7):1428–1434.

[19] Austin DC, Horneff JG, Kelly JD. Anterior hip dis- location 5 months after hip arthroscopy. Arthroscopy. 2014;30(10):1380–1382.

[20] Byrd JWT, Jones KS. Hip arthroscopy in the presence of dysplasia. Arthroscopy. 2003;19(10):1055–1060.

[21] Parvizi J, Bican O, Bender B, Mortazavi SMJ, Purtill JJ, Erickson J, et al. Arthroscopy for labral tears in patients with developmental dysplasia of the hip: a cautionary note. J Arthroplast. 2009;24(6 Suppl):110–113.

[22] Larson CM, Ross JR, Stone RM, Samuelson KM, Schelling EF, Giveans MR, et al. Arthroscopic management of dysplastic hip deformities: pre- dictors of success and failures with comparison to an arthroscopic FAI cohort. Am J Sports Med. 2015;44(2):1–8.

[23] Fukui K, Trindade CAC, Briggs KK, Philippon MJ. Arthroscopy of the hip for patients with mild to moderate developmental dysplasia of the hip and femoroacetabular impingement: outcomes following hip arthroscopy for treatment of chondrolabral dam- age. Bone Joint J. 2015;97-B(10):1316–1321.

[24] Dwyer MK, Lee J-A, McCarthy JC. Cartilage status at time of arthroscopy predicts failure in patients with hip dysplasia. J Arthroplast. 2015;30(9 Suppl):121–124.

[25] Uchida S, Utsunomiya H, Mori T, Taketa T, Nishikino S, Nakamura T, et al. Clinical and radiographic pre- dictors for worsened clinical outcomes after hip arthroscopic labral preservation and capsular closure in developmental dysplasia of the hip. Am J Sports Med. 2016;44(1):28–38.

[26] Domb BG, Philippon MJ, Giordano BD. Arthroscopic capsulotomy, capsular repair, and capsular plication of

the hip: relation to atraumatic instability. Arthroscopy. 2013;29(1):162–173.

[27] Maldonado DR, Perets I, Mu BH, Ortiz-Declet V, Chen AW, Lall AC, et al. Arthroscopic capsular plica- tion in patients with labral tears and borderline dys- plasia of the hip: analysis of risk factors for failure. Am J Sports Med. 2018;46(14):3446–3453.

[28] Chandrasekaran S, Darwish N, Martin TJ, Suarez-Ahedo C, Lodhia P, Domb BG. Arthroscopic capsu- lar plication and labral seal restoration in borderline hip dysplasia: 2-year clinical outcomes in 55 cases. Arthroscopy. 2017;33(7):1332–1340.

[29] Domb BG, Chaharbakhshi EO, Perets I, Yuen LC, Walsh JP, Ashberg L. Hip arthroscopic surgery with labral preservation and capsular plication in patients with borderline hip dysplasia: minimum 5-year patient-reported outcomes. Am J Sports Med. 2018;46(2):305–313.

[30] Wilkin GP, Ibrahim MM, Smit KM, Beaulé PE. A Contemporary definition of hip dysplasia and struc- tural instability: toward a comprehensive clas- sification for acetabular dysplasia. J Arthroplast. 2017;32(9S):S20–S27.

[31] Wyatt M, Weidner J, Pfluger D, Beck M. The Femoro-Epiphyseal Acetabular Roof (FEAR) index: a new measurement associated with instability in borderline hip dysplasia? Clin Orthop Relat Res Springer US. 2016;475(3):861–869.

[32] Domb BG, Stake CE, Lindner D, El-Bitar Y, Jackson TJ. Arthroscopic capsular plication and labral preservation in borderline hip dysplasia: two-year clinical outcomes of a surgical approach to a challeng- ing problem. Am J Sports Med. 2013;41(11):2591–2598.

[33] Hatakeyama A, Utsunomiya H, Nishikino S, Kanezaki S, Matsuda DK, Sakai A, et al. Predictors of poor clinical outcome after arthroscopic labral preserva- tion, capsular plication, and cam osteoplasty in the setting of borderline hip dysplasia. Am J Sports Med. 2018;46(1):135–143.

[34] Fabricant PD, Bedi A, La Torre De K, Kelly BT. Clinical outcomes after arthroscopic psoas length- ening: the effect of femoral version. Arthroscopy. 2012;28(7):965–971.

[35] Yeung M, Memon M, Simunovic N, Belzile E, Philippon MJ, Ayeni OR. Gross instability after hip arthroscopy: an analysis of case reports evalu- ating surgical and patient factors. Arthroscopy. 2016;32(6):1196–1204.e1.

[36] Hain KS, Blankenbaker DG, De Smet AA, Keene JS, del Rio AM. MR appearance and clinical significance of changes in the hip muscles and iliopsoas tendon after arthroscopic iliopsoas tenotomy in symptomatic patients. HSS J. 2013;9(3):236–241.

[37] Brandenburg JB, Kapron AL, Wylie JD, Wilkinson BG, Maak TG, Gonzalez CD, et al. The functional and structural outcomes of arthroscopic iliopsoas release. Am J Sports Med. 2016;44(5):1286–1291.

[38] Walczak BE, Blankenbaker DG, Tuite MR, Keene JS. Magnetic resonance imaging appearance of the hip musculature after arthroscopic labral-level iliopsoas tenotomies. Orthop J Sports Med. 2017;5(5):232596711770749–9.

[39] Hartigan DE, Perets I, Close MR, Walsh JP, Chaharbakhshi EO, Mohr MR, et al. Arthroscopic treatment of iliopsoas snapping in patients with radio- graphic acetabular dysplasia using iliopsoas fractional lengthening and capsular plication. Arthroscopy. 2018;34(6):1841–1850.

[40] Yamada K, Matsuda DK, Suzuki H, Sakai A, Uchida S. Endoscopic shelf acetabuloplasty for treating acetabular large bone cyst in patient with dysplasia. Arthrosc Tech. 2018;7(7):e691–e697.

[41] Uchida S, Hatakeyama A, Kanezaki S, Utsunomiya H, Suzuki H, Mori T, et al. Endoscopic shelf acetabu- loplasty can improve clinical outcomes and achieve return to sports-related activity in active patients with hip dysplasia. Knee Surg Sports Traumatol Arthrosc. 2018;26(10):3165–3177.

[42] Maldonado DR, Ortiz-Declet V, Chen AW, Lall AC, Mohr MR, Laseter JR, et al. Modified shelf acetabulo- plasty endoscopic procedure with allograft for devel- opmental hip dysplasia treatment. Arthrosc Tech. 2018;7(7):e779–e784.

[43] Ricciardi BF, Fields KG, Wentzel C, Kelly BT, Sink EL. Early functional outcomes of periacetabular osteotomy after failed hip arthroscopic surgery for symptomatic acetabular dysplasia. Am J Sports Med. 2017;45(11):2460–2467.

[44] Kim K-I, Cho Y-J, Ramteke AA, Yoo M-C. Peri- acetabular rotational osteotomy with concomitant hip arthroscopy for treatment of hip dysplasia. J Bone Joint Surg Br. 2011;93(6):732–737.

[45] Hartig-Andreasen C, Troelsen A, Thillemann TM, Gelineck J, Søballe K. Risk factors for the need of hip arthroscopy following periacetabular osteotomy. J Hip Preserv Surg. 2015;2(4):hnv053–11.

[46] Hartig-Andreasen C, Nielsen TG, Lund B, Søballe K, Lind M. Outcome after arthroscopic labral surgery in patients previously treated with periacetabular oste- otomy: a follow-up study of 43 patients. J Hip Preserv Surg. 2017;4(1):67–73.

[47] Domb BG, Domb B, LaReau J, Redmond JM. Combined hip arthroscopy and periacetabular osteotomy: indications, advantages, technique, and complications. Arthrosc Tech. 2014;3(1):e95–e100.

[48] Nakayama H, Fukunishi S, Fukui T, Yoshiya S. Arthroscopic labral repair concomitantly performed with curved periacetabular oste- otomy. Knee Surg

Sports Traumatol Arthrosc. 2014;22(4):938–941.

[49] Sabbag CM, Nepple JJ, Pascual-Garrido C, Lalchandani GR, Clohisy JC, Sierra RJ. The addition of hip arthroscopy to periacetabular osteotomy does not increase complication rates: a prospective case series. Am J Sports Med. 2019;47(3):543–551.

[50] Sankar WN, Novais E, Koueiter D, Refakis C, Sink E, Millis MB, et al. Analysis of femoral version in patients undergoing periacetabular osteotomy for symptomatic acetabular dysplasia. J Am Acad Orthop Surg. 2018;26(15):545–551.

[51] Seo H, Naito M, Kinoshita K, Minamikawa T, Yamamoto T. Clinical outcomes according to femoral and acetabular version after periacetabular osteotomy. JB JS Open Access. 2018;3(2):e0048.

[52] Jackson TJ, Watson J, LaReau JM, Domb BG. Periacetabular osteotomy and arthroscopic labral repair after failed hip arthroscopy due to iatrogenic aggravation of hip dysplasia. Knee Surg Sports Traumatol Arthrosc. 2014;22(4):911–914.

[53] Ricciardi BF, Mayer SW, Fields KG, Wentzel C, Kelly BT, Sink EL. Patient characteristics and early functional outcomes of combined arthroscopic labral refixation and periacetabular osteotomy for symp- tomatic acetabular dysplasia. Am J Sports Med. 2016;44(10):2518–2525.

第十一章　股骨近端截骨术

Erika Daley, Ira Zaltz

关键学习要点

- 股骨近端截骨术的适应证包括·畸形矫正、恢复关节匹配、步态异常矫正、缩短股骨以降低血管坏死风险，历史上也曾作为治疗年轻患者早期骨关节炎的一种选择。
- 与发育不良相关的最常见的股骨畸形包括股骨过度前倾、髋外翻、头颈偏距异常和非球形股骨头外形。
- 截骨部位相对于 CORA 的距离将导致股骨干内侧或外侧平移，并使机械轴发生改变。
- 决定使用内翻或外翻截骨术将对肢体长度产生影响。
- 股骨近端角钢板价格低廉，且手术更快，但已被证明角钢板有更高的固定失效的可能。

- 股骨近端锁定钢板显示出更好的术中可调节性，从理论上讲，矫形更准确，并且钢板切迹更低，术后可以较早地负重。但是，它们也被证明与骨折风险有关。

介绍

股骨近端截骨术在治疗先天性髋关节发育不良和不稳定方面的作用是多样和复杂的。其适应证包括矫正股骨近端畸形，结合髋臼手术改善关节匹配性，减少缺血性坏死的风险，矫正步态异常，以及年轻患者早期关节炎的治疗。股骨近端截骨术的术前规划需要仔细的临床和影像学分析。髋关节运动范围和步态模式的临床评估必须考虑到股骨近端的冠状面、横截面和矢状面的解剖。此外，必须考虑截骨术对下肢解剖轴和机械轴的影响，同时避免影响未来可能进行的手术，特别是全髋关节置换术。

经过上述分析，外科医生可以确定截骨的适当位置，矫正的目标和适当的内植物，以保持力线重新排列并实现截骨愈合。有了充分的术前规划，股骨近端截骨术可以作为治疗髋关节发育不良和不稳定的有价值的辅助手段。

E. Daley (✉)
Beaumont Health, Department of Orthopedic Surgery, Royal Oak, MI, USA
e-mail: erika.daley@beaumont.edu

I. Zaltz
Oakland University William Beaumont School of Medicine, Department of Orthopedic Surgery, Royal Oak, MI, USA

© Springer Nature Switzerland AG 2020
P. E. Beaulé (ed.), *Hip Dysplasia*, https://doi.org/10.1007/978-3-030-33358-4_11

适应证

股骨近端截骨术可用于治疗发育不良的多种适应证。这些技术可以作为主要手术或作为髋臼手术的辅助手术。适应证包括矫正股骨近端畸形、实现关节匹配、矫正步态异常、缩短股骨以减少缺血性坏死的风险，以及历史上曾作为年轻患者中早期发作的骨关节炎的治疗方案。

对于原发性股骨近端畸形导致髋关节力学异常和功能障碍的患者，股骨截骨术可用于恢复股骨近端的解剖对位，从而改善髋关节的生物力学和功能。与发育不良相关的最常见的股骨近端畸形包括过度的股骨前倾、髋外翻畸形、异常的头颈偏距和非球面股骨头形状。在 20 世纪 70 年代，McKibbin 对婴儿发育不良的研究中描述了 McKibbin 不稳定指数。这一指数，用于测量髋关节的联合前倾，现在也是成人髋关节发育不良的一个考量数据。不稳定指数是髋臼和股骨前倾的总和，当数值 > 60° 时被认为与严重不稳定相关。治疗股骨畸形的适应证，特别是过度的股骨前倾，没有很好的定义，并且正在不断演变。在出现明显步态功能障碍时，应纠正股骨前倾。此外，增加的前倾已被证明会引起后方撞击导致前方不稳定的增加，特别是在发育不良的髋臼的情况下。

因此，在这种情况下，股骨截骨术可以作为髋臼重新定向手术的辅助手术。另一个不太常见的术式是外翻截骨术，适合于髋内翻畸形，包括先前做过内翻截骨术的患者和手术治疗导致近端发育畸形的患者。这种截骨术使股骨头骨赘与髋臼内侧骨赘接触，导致髋关节旋转中心的内移和关节上外侧关节间隙的打开。对这些畸形的分析将在本章的术前规划部分进一步讨论。

股骨近端也可用于改善髋臼的包容性或股骨头覆盖。股骨头覆盖的一个 X 线测量指标是股骨头突出指数。股骨头突出指数是通过将髋臼未覆盖的股骨头的宽度除以股骨头的直径来确定的，较高的百分比（ > 30% ）表明更严重的覆盖不足

（图 11.1 ）。1998 年，Hersche 比较了一组因发育不良而接受 PAO 治疗的对照组和一组因股骨头包容不足而需要同时行 PAO 和股骨粗隆间截骨术的患者。

他的研究发现，仅行 PAO 的对照组的突出指数从 43% 下降到 13%。在同时需要行 PAO 和股骨截骨术以获得股骨头包容的患者中，股骨外翻截骨术患者的突出指数从 7% 变为 17%，而在行内翻截骨术的患者中，挤压指数从 30% 变为 13%。Wyles 在 2017 年证明，股骨头突出指数大于传统的临界值 0.25 的患者发生关节炎的风险增加。此外，他们发现股骨头突出指数为 0.20 或更高的患者发生退行性变的风险增加，并建议将其作为指南以识别发生关节炎的高风险患者。因此，在某些情况下，可能进行内翻截骨术是明智的选择，以实现足够关节包容，延缓关节炎的进展。

保持或重建关节的形合度是在髋关节畸形治疗术前规划时必须考虑的一个至关重要的解剖原则。根据髋关节是球形还是非球形对合，患者可能需要进行股骨近端截骨术以维持或建立髋关节的形合度和匹配。在所有情况下，治疗髋关节发育不良时，必须保持关节形合度一致。球形形合度可以定义为具有均匀宽度的同心关节空间。进

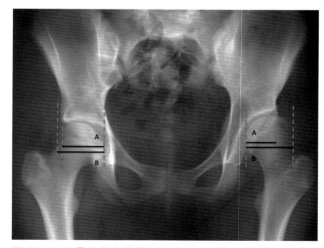

图 11.1 股骨头突出指数是通过测量 A 线 /B 线的比率并乘以 100 来计算的。在这张 X 线片中，左髋关节表现为髋臼发育不良，指数增高，而右髋关节突出指数正常

行 PAO 后，评估关节形合度是否保持一致性很重要，如果确定术后关节形合度不一致，则应进行股骨近端截骨术以恢复其形合度匹配。术前，髋关节功能位 X 线片影像或关节造影，可以帮助区分软骨缺损导致的形合度不一致和继发于前外侧半脱位或关节畸形的形合度不一致，特别是当存在复杂的解剖情况下。当髋关节外展位 X 线片显示关节间隙对称时，单纯行 PAO 可能就足够了。如果仅外展既不能改善也不能保持关节形合度，则重复髋部屈曲 10°~15° 和 / 或内旋位的功能性 X

线片可以帮助确定能否通过髋臼重新定向保持关节形合度的能力（图 11.2）。

但是，如果用这种方法不能改善关节间隙，则可能需要进行股骨近端截骨术。极少情况下，特别是对于先前曾行股骨内翻截骨术或存在髋关节固定内收挛缩畸形的患者，髋臼周围截骨术可能有必要与股骨外翻截骨术联合进行。

除了纠正矢状、冠状和额面畸形外，还可能需要进行股骨近端截骨术以缩短股骨，特别是在髋关节半脱位的情况下。最初由 Hey Groves 和

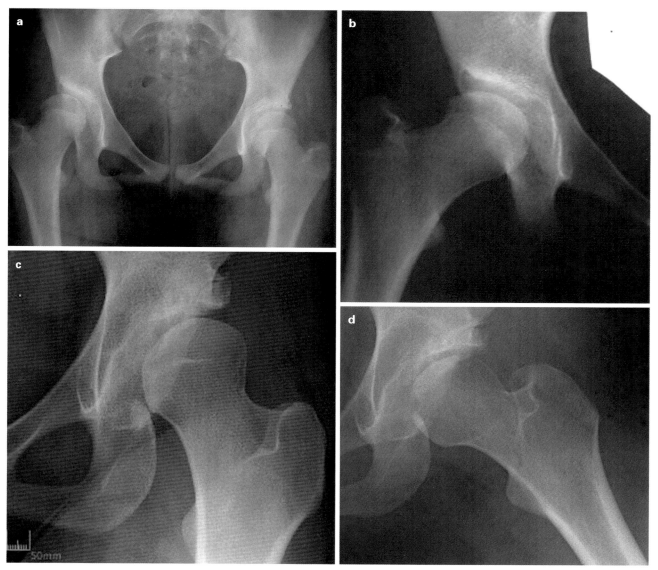

图 11.2　功能性髋部 X 线片可用于区分继发于软骨丢失的形合度不匹配和继发于前外侧半脱位或关节畸形的形合度不匹配。（a）患者骨盆正位 X 线片影像显示髋关节前外侧半脱位。（b）外展位影像显示形合度匹配度增加。（c）患者骨盆正位 X 线片显示形合度不佳。（d）外展内旋位影像显示形合度改善

Ombrédanne 在文献中描述，这种短缩截骨术可减少复位髋关节脱位或半脱位所需的力量。这项技术已证明减少了再脱位和缺血性股骨头坏死的发生率。在 2009 年，Sankar 证明缩短截骨术在 3 岁以上并且股骨头上移＞30%骨盆宽度的儿童中更为普遍，但是这些相同的原理和步骤在更多的情况下对于高脱位的成年髋关节也是一个有益的矫形手段。通常，股骨短缩是与去旋转和冠状面矫形结合进行的（图 11.3）。具有历史价值的是，股骨外翻伸直截骨术曾被用于治疗髋关节发育不良的年轻患者的上外侧关节炎，以改善关节形合度并增加承重表面。Bombelli 和 Pauwels 所描述的原创技术采用了转子下水平的双平面截骨术来获得股骨近端的外翻和过伸。另外，Sugioka 描述了股骨经粗隆外翻截骨术，它比股骨转子下区域截骨术产生的畸形少，并提供了更大的骨性接触和愈合面积，其 10 年和 15 年生存率分别为 82%和 72%。在这些技术的基础上，Iwase 描述了股骨粗隆间内翻截骨术在关节炎前期和早期骨关节炎改变中的应用，在这种情况下很容易获得关节形合度的一致性，并可以保留粗隆间外翻截骨术的可能，用于后期退行性改变。在 1999 年 Iwase 还报道在进行粗隆间外翻截骨术后，全髋关节置换术可以成功进行，并且围手术期并发症少，术后长期生存率高。

总体来说，对于适当选择的患者，研究表明，外翻伸直截骨术可能是一种可行的选择，其 15 年生存率＞50%。最成功的疗效和预后的患者是年龄在 40~50 岁以下的以及不太严重的退行性改变的患者。

术前计划

股骨近端截骨术的术前计划需要考虑多种因素，包括股骨近端畸形的精确特性和肢体的机械轴。充分的计划将优化患者的预后，并最大限度地减少肢体力线的改变，肢体长度差异的产生以及畸形的产生，而这些畸形可能会对后续的手术干预带来影响，例如全髋关节置换术。Sanchez-Sotelo 阐述了在预行股骨近端截骨术时几个必须在术前满足的标准：①截骨术必须提供令人满意的畸形矫正；②髋关节活动范围的功能弧应在矫形术后得到保持；③术后关节应保持形合度的一致；④计划的髋部矫形位置在术后对患者应该是舒适的位置。一旦遵循了这些一般原则，则应对畸形和生物力学轴进行具体分析。

股骨近端畸形可以被认为存在于 3 个平面：冠状面、矢状面、横截面；然而，大多数畸形是

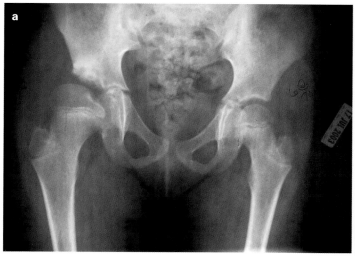
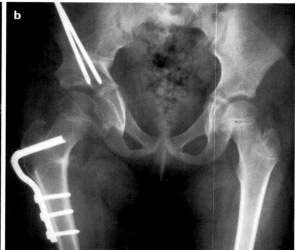

图 11.3 股骨近端截骨术治疗髋关节发育不良。患者行股骨近端内翻、去旋转、短缩截骨术联合髋臼截骨术。（a）术前骨盆正位影像。（b）术后骨盆正位影像

多平面的。发育不良中最常见的冠状面畸形是髋外翻畸形，通常是真性外翻和过度前倾的结合。在一系列有症状的髋臼发育不良的患者中，发现有 44% 的患者存在髋关节外翻，有 4% 的患者伴有髋关节内翻，相比之下，在没有髋臼发育不良的对照组中，有 23% 的髋关节外翻和无髋关节内翻。重要的是，在髋臼发育不良和髋内翻的患者中，所有患者都曾接受过股骨内翻截骨术。

此外，在冠状面内，髋臼发育不良患者通常表现为股骨头颈偏距的减少。在横断平面中，发育不良的髋关节最常见的表现是股骨前倾的增加。发育不良髋关节的大部分矢状面畸形是由先前的手术或与先前治疗相关的生长异常引起的。在单平面畸形外，发育不良髋关节的股骨头往往不是球形的。2009 年，Clohisy 报告了髋关节发育不良高达 72% 的非球形股骨头的发生率。但是，重要的是要考虑到发育异常的患者大多数情况下都表现出上述几种畸形的组合，导致合并的多平面畸形，这些都必须在手术前进行彻底评估。

最后，在股骨近端截骨计划中必须评估肢体的生物力学。"机械轴"一词最初是由 Pauwels 在 1980 年提出的。他将它描述为一个静态负重轴，是在下肢 X 线片上从股骨头中心到踝关节中心绘制的一条线。在中立位对齐的下肢，这条线应该穿过胫骨髁间嵴的中心或其内侧 5~10mm 范围内。根据畸形矫正的原则，应明确股骨畸形的成角旋转中心（CORA）。如果截骨术是在与成角旋转中心不同的水平上进行的，则股骨干会发生内侧或外侧平移，从而导致机械轴发生改变。截骨术与 CORA 之间的距离越远，所产生的平移程度就越大。最后，使用内翻或外翻截骨的决定将对肢体的长度产生影响。例如，一个粗隆间内侧闭合楔形内翻截骨会导致肢体缩短，这可能是相当麻烦的，特别对于女性患者。在某些髋关节发育异常和扁平股骨头的患者中，外翻的粗隆间截骨术可通过内移髋关节旋转中心实现改善的关节形合度并降低关节反作用力，但这同时会导致下肢长度增加的结果。

内固定

股骨近端截骨最常用的固定方法包括股骨近端锁定钢板、角钢板和髓内钉。每个固定选项都有独特的优点和自身的局限性，必须对每个患者进行个体化评估。内固定的选择取决于术者的手术经验和对其熟悉程度以及该内固定恢复患髋关节生物力学的能力。无论选择哪种内固定方式，机械轴的畸形矫正和矫形原则都不能够违反。

角钢板的优势在于生物力学研究表明，与近端股骨锁定钢板相比，角钢板的刚度提高了 3 倍，并且可承受的失败载荷率更高。此外，一项单一的研究表明，与锁定钢板相比，角钢板的手术速度更快，手术时间更短，术中失血量更少，尽管作者假设，这种差异可能会随着手术医生越来越多的手术经验而缩小。最后一个要考虑的因素，特别是在一个日益具有成本意识的医疗环境中，股骨近端锁定钢板的成本比角钢板高 3.5 倍。Chung 等研究了与内固定相关的并发症，发现角钢板的并发症发生率为 3%，所有这些都归因于脑瘫患者的固定失效。Jain 指出角钢板固定的结构中与植入物相关的骨折发生率为 2.9%。

股骨近端锁定钢板的潜在优点包括术中易于植入和提高了术中的可调节性，理论上可以更准确地进行畸形矫正。股骨近端锁定钢板的边缘也有较低的轮廓和切迹，降低了术后内植物相关的不适感、滑囊炎和皮肤破裂的风险。最后，钢板结构中的锁定螺钉允许比角钢板更早负重，并且对骨量减少的患者，特别是神经肌肉疾病的儿童更有效。在 Chung 等的综述中，锁定钢板的内植物相关并发症发生率为 3.6%，包括脑瘫患者的内植物相关的骨折。

这些与内植物相关的股骨骨折发生在锁定钢板仍在位和 6 个月内取出钢板的病例。Jain 报告说，股骨近端锁定钢板中内植物相关骨折的发生率为 1.6%，与角钢板中 2.9% 的发生率没有统计学上的显著性差异。值得注意的是，Rutz 指出与角钢板队列相比，锁定钢板队列中截骨部位的愈合时间延迟了6周，建议在去除内植物之前至少等待6个月。

手术技术

股骨粗隆间截骨术是股骨近端截骨术中最常用的方法。由于解剖位置的原因，与更近端的截骨术相比，它们的并发症发生率和严重性较低，而更近端的截骨术使股骨头的血液供应处于危险之中并且截骨愈合率较低。但是，由于它们是在距畸形顶点更远的地方进行的，因此存在股骨内侧和外侧平移以及股骨长度变化的可能性，这可能使包括全髋关节置换术在内的未来的外科手术变得更加复杂。股骨粗隆间截骨术可以通过股骨近端锁定钢板和角钢板来固定。

手术技术：使用股骨近端锁定钢板的截骨术——股骨粗隆间和股骨粗隆下截骨两者均可使用（图11.4）。

患者仰卧位置于可透视的手术床上，并在患侧背部上方放置圆垫垫高。侧卧位也可。皮肤消毒并铺巾后，在股骨外侧做一纵向切口，并沿切口将皮下组织和阔筋膜分开。

切开股外侧肌筋膜，从肌间隔分离肌肉，并从骨膜下切开显露股骨。如有必要，可以打开Watson-Jones间隙以识别股骨颈前方。两枚导针以实现所需的矫正的预定角度平行植入股骨颈。导针的骨内位置用正侧位透视确认。行横向股骨粗隆下或股骨粗隆间截骨术。如果必要，可将股骨近端的一部分截去。将股骨近端锁定钢板根据近端导针放置股骨近端，然后将骨干部向股骨近端骨块复位，必要时可行去旋转畸形。逐一去除导针，用股骨近端锁定螺钉替换。在股骨干可使用皮质骨螺钉和/或锁定螺钉。冲洗切口并逐层缝合，包括股外侧肌筋膜、阔筋膜、Scarpa筋膜、皮下组织和皮肤。

手术技术：股骨粗隆间截骨术（角钢板）（图11.5）

患者仰卧位置于可透视手术床，上背部用圆垫垫高。在股骨外侧做一纵向切口，并沿切口将皮下组织和阔筋膜分开。切开股外侧肌筋膜，从肌间隔切开肌肉，并从骨膜下切开显露股骨。显露Watson-Jones间隙以识别股骨颈前方。使用角

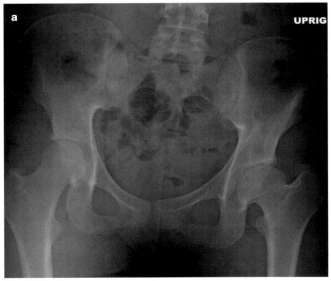
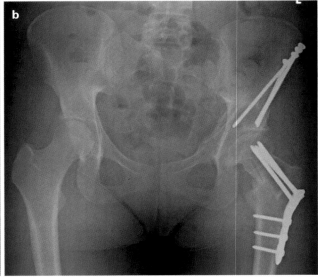

图11.4 术前（a）及术后（b）骨盆正位X线片，该患者婴儿期DDH治疗后发生股骨近端生长停止，手术采用髋臼截骨术和股骨近端截骨术及股骨近端锁定钢板治疗

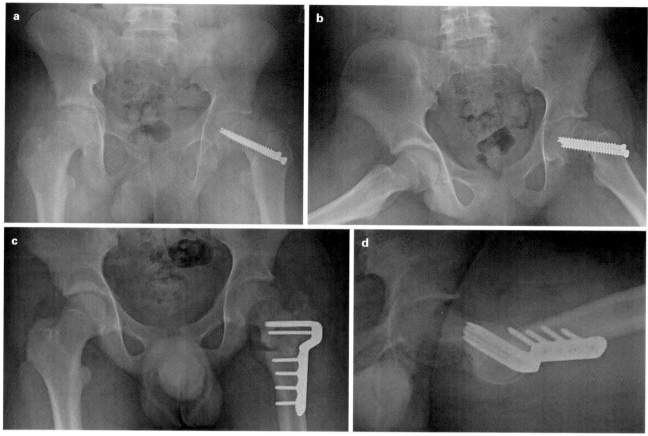

图 11.5 重度 SCFE 经皮空心钉固定术后股骨近端畸形的术前影像（a）正位及（b）侧位 X 线片。角钢板用于股骨近端外翻截骨术的术后影像：（c）正位及（d）侧位 X 线片

钢板骨刀以一定方向打入大转子，以实现所需的矢状和冠状面矫正角度。行不完全股骨转子间横行截骨。角钢板插入股骨粗隆间的骨道，并在股骨近端牢固固定。然后完成剩余截骨，并将钢板复位贴附到股骨干外侧。适当旋转股骨干，然后钢板在加压模式下完成，并用锁定螺钉固定。

结论

　　股骨近端截骨术是治疗髋部不稳定的一种有价值的辅助手段。截骨术的适应证包括矫正畸形，与髋臼手术共同改善关节形合度，减少股骨头缺血性坏死的风险，矫正步态的异常和年轻患者早期关节炎的治疗。术前计划是优化患者预后的关键，需要考虑股骨近端的矢状面、冠状面和额状面畸形，以及保留或恢复肢体的力学机械轴。当

考虑到这些因素时，包括肢体力线的改变、肢体长度差异的产生和畸形的产生在内的并发症可以最小化，这些并发症可能会影响到后续的手术干预，如全髋关节置换术。

　　外科医生必须考虑的最后一个因素是固定的选择，包括角钢板、股骨近端锁定钢板和髓内钉。该决定取决于术者的手术经验和使用所选内植物恢复生物力学的能力。通过仔细的术前计划和术中决策，股骨近端截骨术是治疗发育不良的有价值的辅助手段。

参考文献

[1] Noble PC, Kamaric E, Sugano N, Matsubara M, Harada Y, Ohzono K, et al. Three-dimensional shape of the dysplastic femur: implications for THR. Clin Orthop Relat Res. 2003;417:27–40.

[2] Robertson DD, Essinger JR, Imura S, Kuroki Y, Sakamaki T, Shimizu T, et al. Femoral deformity in adults with developmental hip dysplasia. Clin Orthop Relat Res. 1996;327:196–206.

[3] Sugano N, Noble PC, Kamaric E, Salama JK, Ochi T, Tullos HS. The morphology of the femur in developmental dysplasia of the hip. J Bone Joint Surg Br. 1998;80(4):711–719.

[4] Clohisy JC, Nunley RM, Carlisle JC, Schoenecker PL. Incidence and characteristics of femoral deformities in the dysplastic hip. Clin Orthop Relat Res. 2009;467(1):128–134.

[5] Steppacher SD, Tannast M, Werlen S, Siebenrock KA. Femoral morphology differs between deficient and excessive acetabular coverage. Clin Orthop Relat Res. 2008;466(4):782–790.

[6] McKibbin B. Anatomical factors in the stability of the hip joint in the newborn. J Bone Joint Surg Br. 1970;52(1):148–159.

[7] Tonnis D, Heinecke A. Acetabular and femoral anteversion: relationship with osteoarthritis of the hip. J Bone Joint Surg Am. 1999;81(12):1747–1770.

[8] Siebenrock KA, Steppacher SD, Haefeli PC, Schwab JM, Tannast M. Valgus hip with high antetorsion causes pain through posterior extraarticular FAI. Clin Orthop Relat Res. 2013;471(12):3774–3780.

[9] Bombelli R, Gerundini M, Aronson J. The biomechanical basis for osteotomy in the treatment of osteoarthritis of the hip: results in younger patients. Hip. 1984:18–42.

[10] Sanchez-Sotelo J, Trousdale RT, Berry DJ, Cabanela ME. Surgical treatment of developmental dysplasia of the hip in adults: I. nonarthroplasty options. J Am Acad Orthop Surg. 2002;10(5):321–333.

[11] Hersche O, Casillas M, Ganz R. Indications for intertrochanteric osteotomy after periacetabular osteotomy for adult hip dysplasia. Clin Orthop Relat Res. 1998;347:19–26.

[12] Wyles CC, Heidenreich MJ, Jeng J, Larson DR, Trousdale RT, Sierra RJ. The John Charnley award: redefining the natural history of osteoarthritis in patients with hip dysplasia and impingement. Clin Orthop Relat Res. 2017;475(2):336–350.

[13] Ganz R, Horowitz K, Leunig M. Algorithm for femoral and periacetabular osteotomies in com- plex hip deformities. Clin Orthop Relat Res. 2010;468(12):3168–3180.

[14] Groves EWH. The treatment of congenital dislocation of the hip joint with special reference to open opera- tive reduction. London: Oxford University Press; 1928.

[15] Ombredanne L. Precis Clinique et Operatoire de Chirurgie Infantile. Paris: Masson; 1923.

[16] Schoenecker PL, Strecker WB. Congenital dislocation of the hip in children. Comparison of the effects of femoral shortening and of skeletal traction in treatment. J Bone Joint Surg Am. 1984;66(1):21–27.

[17] Wenger DR, Lee CS, Kolman B. Derotational femoral shortening for developmental disloca- tion of the hip: special indications and results in the child younger than 2 years. J Pediatr Orthop. 1995;15(6):768–779.

[18] Sankar WN, Tang EY, Moseley CF. Predictors of the need for femoral shortening osteotomy during open treatment of developmental dislocation of the hip. J Pediatr Orthop. 2009;29(8):868–871.

[19] Turgeon TR, Phillips W, Kantor SR, Santore RF. The role of acetabular and femoral osteotomies in reconstructive surgery of the hip: 2005 and beyond. Clin Orthop Relat Res. 2005;441:188–199.

[20] Pauwels P. Biomechanics of the normal and diseased hip: theoretical foundation, technique and results of treatment: an atlas. Berlin: Springer-Verlag; 1976.

[21] Jingushi S, Sugioka Y, Noguchi Y, Miura H, Iwamoto Y. Transtrochanteric valgus osteotomy for the treat- ment of osteoarthritis of the hip secondary to acetabu- lar dysplasia. J Bone Joint Surg Br. 2002;84(4):535–539.

[22] Iwase T, Hasegawa Y, Kawamoto K, Iwasada S, Yamada K, Iwata H. Twenty years' followup of intertrochanteric osteotomy for treatment of the dysplastic hip. Clin Orthop Relat Res. 1996;331:245–255.

[23] Iwase T, Hasegawa Y, Iwasada S, Kitamura S, Iwata H. Total hip arthroplasty after failed intertrochanteric valgus osteotomy for advanced osteoarthrosis. Clin Orthop Relat Res. 1999;364:175–181.

[24] Gotoh E, Inao S, Okamoto T, Ando M. Valgus-extension osteotomy for advanced osteoarthritis in dysplastic hips. Results at 12 to 18 years. J Bone Joint Surg Br. 1997;79(4):609–615.

[25] Maistrelli GL, Gerundini M, Fusco U, Bombelli R, Bombelli M, Avai A. Valgus-extension osteotomy for osteoarthritis of the hip. Indications and long-term results. J Bone Joint Surg Br. 1990;72(4):653–657.

[26] Langlais F, Roure JL, Maquet P. Valgus osteotomy in severe osteoarthritis of the hip. J Bone Joint Surg Br. 1979;61-B(4):424–431.

[27] Perlau R, Wilson MG, Poss R. Isolated proximal femoral osteotomy for treatment of residua of congenital dysplasia or idiopathic osteoarthrosis of the hip. Five to ten-year results. J Bone Joint Surg Am. 1996;78(10):1462–1467.

[28] Okano K, Enomoto H, Osaki M, Shindo H. Outcome of rotational acetabular osteotomy for early hiposteoarthritis secondary to dysplasia related to femoral head shape: 49 hips followed for 10–17 years. Acta Orthop. 2008;79(1):12–17.

[29] Pauwels F. Biomechanics of the locomotor axis. Berlin/Heidelberg: Springer-Verlag; 1980.

[30] Luo CF. Reference axes for reconstruction of the knee. Knee. 2004;11(4):251–257.

[31] Hsu RW, Himeno S, Coventry MB, Chao EY. Normal axial alignment of the lower extremity and load-bearing distribution at the knee. Clin Orthop Relat Res. 1990;255:215–227.

[32] Paley D, Tetsworth K. Mechanical axis deviation of the lower limbs. Preoperative planning of uniapical angular deformities of the tibia or femur. Clin Orthop Relat Res. 1992;280:48–64.

[33] Paley D, Herzenberg JE, Tetsworth K, McKie J, Bhave A. Deformity planning for frontal and sagittal plane corrective osteotomies. Orthop Clin North Am. 1994;25(3):425–465.

[34] Greis PE, Ward WT, Rodosky M, Rudert MJ, Stanitski C. A clinical and comparative biomechanical evaluation of proximal femoral osteotomy fixation in children. Orthopedics. 1993;16(3):273–279.

[35] Rutz E, Brunner R. The pediatric LCP hip plate for fixation of proximal femoral osteotomy in cerebral palsy and severe osteoporosis. J Pediatr Orthop. 2010;30(7):726–731.

[36] Rocak K, Poul J, Urbasek K. Accuracy of proximal femur correction achieved with LCP paediatric hip plates. Acta Chir Orthop Traumatol Cechoslov. 2013;80(4):273–277.

[37] Chung MK, Kwon SS, Cho BC, Lee GW, Kim J, Moon SJ, et al. Incidence and risk factors of hardware-related complications after proximal femo- ral osteotomy in children and adolescents. J Pediatr Orthop B. 2018;27(3):264–270.

[38] Jain A, Thompson JM, Brooks JT, Ain MC, Sponseller PD. Implant-related fractures in children with proximal femoral osteotomy: blade plate ver- sus screw-side plate constructs. J Pediatr Orthop. 2016;36(1):e1–e5.

[39] Khouri N, Khalife R, Desailly E, Thevenin-Lemoine C, Damsin JP. Proximal femoral osteotomy in neu- rologic pediatric hips using the locking compression plate. J Pediatr Orthop. 2010;30(8):825–831.

第十二章　髋臼周围截骨术

Yuri A. Pompeu, Ernest Sink

关键学习要点

· 髋臼发育不良有许多髋臼覆盖不足的三维变化。股骨头的骨性和透明软骨覆盖率降低可能导致软骨和盂唇的损伤，并最终导致骨性关节炎。髋臼覆盖不足可能是整体性、前侧、后外侧性或因为髋臼缘医源性的切除。

· 对发育异常的正确诊断通常需要进行广泛的体格检查和 CT 扫描的三维成像。

· 髋臼周围截骨术可使髋臼在多个平面上重新定向，以使髋臼透明软骨可以最大限度地支撑股骨头。PAO 的优点是能够使髋关节中心内移，从而改善外展肌肌力，是一个外展肌保留的方法，同时保留后柱的完整性以及维持髋臼周围血供的能力。

· 适应证为有症状的髋臼发育不良，伴

有轻度关节病（Tönnis 0 ~ I 型）和同心的匹配关节。相对的禁忌证是髋关节非同心匹配关节和晚期关节病（Tönnis II ~ IV型）。

· 同时行股骨近端手术，如股骨近端截骨和髋关节外科脱位，可增加关节同心度和改善髋关节力学。

· PAO 手术后可能会发生股骨髋臼撞击（FAI），因此注意髋臼的位置和前倾至关重要。当存在 FAI 风险时，应考虑对头颈部交界处进行关节囊切开和骨软骨成形术。

介绍

髋关节发育不良（DDH）是影响全世界数百万人的常见疾病。尽管确切的病因仍在争论中，但一些危险因素已经确定。人们普遍认为，遗传的易感性以及环境因素在这种情况下起着一定的作用。一些最常见的因素包括韧带松弛、遗传基因、产前体位和产后体位。

支持 DDH 遗传和内在倾向的因素之一是，女孩比男孩受到的影响要大得多。此外，一些研究表明，同卵双胞胎之间的一致性高达 34%。

不论髋关节发育不良的主要驱动原因是什么，

Y. A. Pompeu
Hospital for Special Surgery, Department of Orthopaedic Surgery, New York, NY, USA
e-mail: pompeuyu@hss.edu

E. Sink (✉)
Hospital for Special Surgery, Department of Orthopaedic Surgery, New York, NY, USA

Weill Cornell Medical College, New York, NY, USA
e-mail: sinke@hss.edu

© Springer Nature Switzerland AG 2020
P. E. Beaulé (ed.), *Hip Dysplasia*, https://doi.org/10.1007/978-3-030-33358-4_12

这都是一个潜在的重大问题，可能会导致终身疾病和致残。虽然对儿童的病情采取恰当的治疗通常会得到优异的结果，但许多患者仍然会出现后遗症，并且需要在成年后进行治疗。髋臼发育不良会显著改变髋关节的静态和动态力学。这可能会导致关节软骨以及盂唇、关节囊和韧带的压力异常，并增加髋部肌肉的应力。如果不及时治疗，骨关节炎和盂唇撕裂也会加速发展。目前一些研究估计，在美国所有髋关节炎病例中，多达 10% 是由潜在的发育不良引起的。在 40 岁以下需要进行全髋关节置换术的患者中，这一数字甚至更高。总体而言，估计美国有 350 000 名成年人由于某种程度的发育不良而患有关节炎。

髋关节发育不良的治疗基本原则是增加承重表面的接触面积，改善髋关节杠杆力臂以恢复生物力学，并减轻较浅的髋臼缘的过度负荷。总体目标是阻止早期退行性疾病和骨关节炎的发展。对于骨骼成熟的个体（在本章中指的是具有 "Y" 形软骨闭合的个体），进一步进行髋臼塑形的可能性很小。因此如果要实现对髋部生物力学的重大改变，则需要进行髋臼重排截骨术。

已经存在的几种矫形技术包括三联无名截骨术、Wagner 截骨和 Eppright 截骨。这些技术可能有效，但确实有一些局限性。考虑到这些局限性，伯尔尼髋臼周围截骨术（PAO）得以发明。自从其发展以来，该技术获得了极大的普及，并且现在已被广泛接受，成为骨骼成熟的髋关节发育不良的首选手术治疗方法。

本章将详细讨论其历史、适应证、术前计划、技术、优点和治疗结果。

PAO 的历史

Reinhold Ganz 于 1983 年首次描述了 Ganz 或 Bernese 髋臼周围截骨术。即使在最初发展时，该技术也比当时使用的其他的手术方法具有更多的优势。该技术考虑到骨盆的独特解剖结构以及其脆弱的血液供应，从而可以实现截骨术的高愈合率，并最大限度地减少髋臼缺血坏死的风险。截骨与髋臼（髋臼周围）非常接近，可以最大限度地便于对髋臼进行重排和矫形。该术式的设计旨在保持完整的后柱，使其成为维持固有稳定的结构。此外，这种截骨术不会显著改变真实骨盆的容积，因此避免了一些以前的其他截骨技术可能产生的与分娩有关的并发症。

手术采用比基尼式切口的 Levine 入路的或保留外展肌的改良 Smith-Petersen 入路进入骨盆。首先进行马蹄窝切迹下方的坐骨截骨；其次在邻近髋臼的耻骨上支进行截骨。髋臼上方截骨始于髂前上棘区域，截骨进入髂骨体后，再将截骨向后和下方呈 120° 方向，与坐骨截骨交汇。要格外小心，以免破坏后柱的皮质和破坏坐骨大切迹。这对于避免血管损伤以及避免骨盆后柱破裂造成的不稳定非常重要。图 12.1 显示了截骨步骤的位置以及向髋臼周围区域供血的最常见分布情况。

髋臼周围截骨术可显著改善髋关节疼痛和功能。与全髋关节置换术相比，手术恢复后活动没有任何限制，并且髋部预防措施的约束也较少。许多患者能够恢复接近正常的运动方式。最近，Lerch 等发表了 1984—1987 年间因髋关节发育不良而接受 PAO 的首批 63 例患者（75 髋）的 30 年随访结果。值得注意的是，髋关节存活率定义为关节置换术为终点，在术后 10 年、20 年和 30 年时分别为 88%、61% 和 29%。随着切口变小，该技术不断发展，辅助手术尤其是关节镜手术，现已广泛用于解决关节内损伤和股骨髋臼病理。尽管技术和科技有所进步，但 PAO 骨截骨术的原则和方向仍保持不变。

适应证

伯尔尼髋臼周围截骨术的第一个也是最广为接受的指征是广泛性的发育不良。PAO 的最明确指征是髋关节同心匹配，影像学上有髋臼发育不良并且只有很轻微的关节炎（Tönnis 0 ~ I 型）。

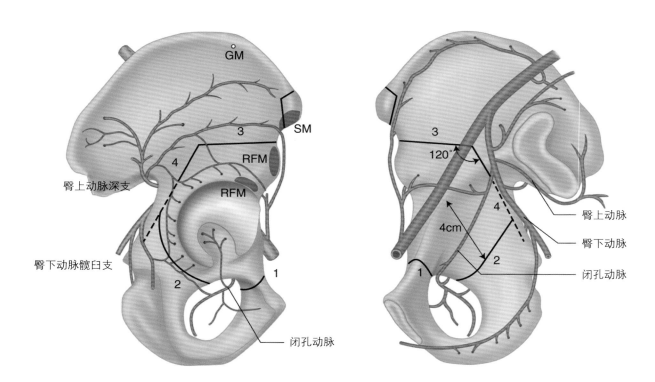

图 12.1 半骨盆外表面（左）和内表面（右）的髋臼供血图。数字代表截骨术的顺序和位置。GM，臀肌；RFM，股直肌头（直接和反折头）；SM，缝匠肌

髋臼的形状异常和覆盖不足会导致负重的透明软骨面积减少，并使髋臼边缘超负荷。如果不及时治疗，可能会导致髋关节骨性关节炎，在某些情况下，甚至可能会加速发生。遇到的一些最常见的异常包括髋臼变浅和倾斜的髋臼顶。判断髋臼深度的常用参数包括外侧中心边缘角（LCE角）或 Wiberg 角，以及前中心边缘角或 Lequesne 和 De Seze 角。Tönnis 角或臼顶角表示臼顶斜度。在本书的第六章中说明了这些测量参数。这些参数可以在骨盆的 X 线片上测量，包括 AP 和假斜位片。表 12.1 总结了评估髋关节发育不良中最常用的参数。

除了髋臼的深度和倾斜度外，髋臼前倾是另一个重要参数，对于髋关节功能正常至关重要。过度的前倾或后倾均可分别导致前或后的股骨头覆盖不足。

髋臼后倾一直以来被视为不稳定和髋部疼痛的根源。最近，它已作为髋关节疼痛和关节病的病因得到了充分的认识。据估计，总人口中有 5%

存在髋臼后倾。然而，在特发性髋关节骨关节炎患者中其发病率高达 20%，这使其成为退行性疾病的重要原因。会造成髋臼后覆盖不足以及前方过度覆盖。这可能会导致关节囊和髋关节后方结构受到异常应力，从而导致疼痛和不稳定。此外，即使在没有异常骨增生的情况下，过度的前方覆盖也可能导致"钳夹型"的股骨髋臼撞击（FAI）。因此 PAO 前倾矫形已成为治疗髋臼后倾的成功方法。髋臼过度前倾或前方缺陷通常表现为临床上的髋关节不稳定，它们可能具有轻度或临界型的发育异常，中心边缘角在 20°~25° 范围内，但髋臼前方覆盖度较差。

此类病例还可能伴有股骨前倾增加，临床上主要表现为髂腰肌或外展肌疲劳的症状。PAO 及其潜在的髋臼再定位的能力对于此类患者提供了一个可行的选择。

关于并发股骨头畸形和重度发育不良是否是 PAO 的绝对禁忌证，存在很多争论。早期证据表明，严重的髋关节半脱位或严重的发育不良可以

表 12.1　X 线片上的髋臼测量参数

表现	参数[a]
正常	LCEA（前后位片）25° ~35° Tönnis 角 TA 0° ~10° ACEA（假斜位片）25° ~35°
髋臼发育不良	LCEA（前后位片）< 25° Tönnis 角 TA > 10° ACEA（假斜位片）< 25°
髋臼内陷	LCEA（前后位片）> 40° Tönnis 角 TA < 0° ACEA（假斜位片）> 40° 股骨头超过髂坐线
髋臼后倾	LCEA、ACEA、TA 可变 交叉征、坐骨棘征

[a]：参数引用来源详见正文

通过 PAO 进行治疗。其后，对于存在严重畸形的病例，包括继发于神经肌肉疾病的发育异常和 Legg-Calvé-Perthes 病患者，文献已报道了良好的治疗效果。最近的文献显示，对于复杂的发育不良患者，如果单独使用 PAO 或结合股骨截骨术可以达到关节匹配时，治疗效果满意。

一些研究指出，轻度的发育不良是 PAO 后不良预后的潜在危险因素。许多作者认为，在髋关节发育不良程度较轻（即髋臼指数< 15°且侧向中心边缘角> 15°）的髋关节中，矫形手术会导致股骨髋臼撞击。但是，随后由 Grammatopoulos 等进行的研究在控制变量（例如年龄、预先存在的软骨发育不全和撞击）时，对于发育不良程度较小的髋关节行 PAO 术并发症或再手术率没有差异。因此，发育不良程度较轻的患者无论是否需要伴行软骨成形术，经过谨慎选择仍然可以成为适应证。关节镜手术可以作为 PAO 的有力补充，可以减轻某些患者的疼痛并解决其他髋部疼痛的病因。但是，应注意不要遗漏明显的发育不良。Ross 等

对在"失败"的关节镜术后就诊的患者进行了检查，结果显示 67％的影像学证据是基于侧向中心边缘角（LCEA）造成的发育异常，而 93％的髋臼倾斜> 10°。

几项研究试图明确髋臼周围截骨术失败的最大预测因素。最普遍的共识和引用的预测因素之一是之前存在的骨关节炎。Tönnis Ⅱ 型和 Ⅲ 型骨关节炎一直被认为是最强的失败预测指标。相反，Tönnis 0 型和 Ⅰ 型的患者通常可获得更令人满意和确切的结果。成本效益分析表明，对于 Tönnis Ⅰ 型和 Ⅱ 型的患者，建议使用 PAO，而在 Tönnis Ⅲ 型关节疾病中，全髋关节置换术可能是更好的手术方法。Murphy 等的研究结果表明，如果在功能性 X 线片上存在匹配的关节，中期随访的 Tönnis Ⅲ 型关节炎患者仍然可以获得髋关节评分的改善和关节间隙的保留。这些数据可能表明，PAO 可能是面临全髋关节置换术时的另一个可行的选择，尤其是对于生存时间肯定会超过植入的假体的髋关节匹配度较好的年轻患者而言。

对 PAO 结果的早期研究表明较大的年龄与较差的预后相关。在最初的 63 例接受该手术的患者的初步报告中，Steppacher 和 Ganz 已经报道，患者年龄越大则预后越差。中长期随访研究表明，在 35 岁以下 X 线片 Tönnis 分级为 0 型和 Ⅰ 型的患者中可获得最可预测和令人满意的结果。但是，最近的研究表明，对 35 岁以上，且在术前影像学评估中关节间隙完好髋关节同心匹配的患者中，PAO 也显示出良好的结果。有趣的是，最近发表的 ANCHOR 研究结果显示肥胖和年龄增长实际上与患者报告的优良的结果相关。因此，即使曾经高龄和先前存在的关节炎都曾被认为是 PAO 的相对禁忌证，但最新的结果表明，仅这些因素不应将患者排除在手术之外。

严重的股骨头畸形和关节不匹配导致软骨和盂唇加速退变进而导致失败。通过 PAO 进行的矫正可能会增加前方或者后方的骨性覆盖，可能会导致加重撞击症状。

同样，尽管进行髋臼矫形，发育不良的股骨

头仍可能继续引起异常压力并导致快速进展的关节炎。尽管历史上已将这些因素描述为 PAO 的禁忌证，但今天许多作者同意，如果采用辅助手术纠正畸形并改善关节匹配度，其中的一些患者仍可能从髋臼截骨术中受益。

禁忌证

PAO 的绝对禁忌证是患有晚期关节病（Tönnis Ⅲ型或Ⅳ型），关节不匹配或神经性髋关节病的患者。由于存在"Y"形软骨损伤的危险，所以 10 岁以下的患者禁用 PAO。其他禁忌证是相对的，PAO 的适应证可以根据许多患者特定的因素来考虑，例如年龄、关节匹配度、运动范围以及医生和患者的共同决策。如果存在 Tönnis Ⅱ型的病理改变，则适应证取决于年龄和关节匹配度。例如，20 岁时患有Ⅱ型关节病，关节活动度和匹配度好的患者比 40 岁相同关节病的患者更能够从 PAO 手术中受益。在 36 岁以上的患者中，选择 PAO 的决定取决于几个因素。对老年患者考虑使用 PAO 时，建议 Tönnis 0 ~ Ⅰ型改变，MRI 上无明显的软骨退化，良好的活动范围以及关节匹配良好。其他要考虑的因素是总体健康状况，先前的髋关节镜手术和疼痛程度。对于特定患者应同时考虑权衡 PAO 和关节置换的利弊，以使该决定对患者受益。

对 PAO 疗效的长期研究根据影像学上关节匹配度和 Tönnis 分型。使用先进的 MRI 技术检查软骨质量（dGEMRIC、T1Rho、T2 测量），在 MRI 上，关节炎的程度可能比 X 线片更为严重，并且可能影响 PAO 的指征。Cunningham 等的研究，利用延迟钆增强 MRI（dGEMRIC）分析了年龄、性别和 Tönnis 等级相似的 43 例行 PAO 术的髋关节的结局。

dGEMRIC 指数＜ 370ms，尤其是在关节前方，是 PAO 术后失败的预测因素。

随着外科手术技术的创伤越来越小，手术效率越来越高，并且我们对引起关节炎的原因的不同形式的发育异常的理解的进步，这一手术指征可能会继续扩大。此外，随着对髋部运动动力学的关注，解决 FAI 的需求变得越来越明显，患者选择过程可能变得更加个性化。

发现和初步评估

因为治疗大多在儿童时期进行，所以只有少数患者意识到发育异常是其髋部疼痛和功能障碍的原因。大多数患者在青春期出现髋部疼痛。患者通常会主诉前方腹股沟疼痛，这可能归因于髋关节或出现髋关节外侧的疼痛，这被认为是由外展肌疲劳引起的症状。劳累和长时间的步行或站立常常会加剧疼痛。长时间坐下引起的疼痛在髋关节发育不良的患者中也很常见。一个常见的主诉是"坐或站立太久会很痛"。一些患者可能因疼痛或外展肌的生物力学异常而导致 Trendelenburg 跛行步态。评估髋关节的运动范围并进行诱发症状的检查很重要。与股骨髋臼撞击患者相比，髋关节发育不良患者的髋关节屈曲和内旋可能增加。前者通常在 90°时髋关节屈曲和内旋受限。引起髋关节激惹并且可能在髋股撞击和 DDH 中都可能呈阳性的症状的诱发检查是"撞击试验"。这可以通过将髋关节同时进行屈曲、内收和内旋（FADIR）的位置来完成。那些因症状诱发检查而感到疼痛且活动范围减少的人可能会伴有撞击的病理表现。这些可能包括盂唇撕裂和 / 或股骨髋臼撞击综合征，这也可能需要手术治疗。

患有严重发育异常和不稳定的患者在临床检查中可能出现"恐惧症"阳性。该症状由过伸并外旋转患侧髋关节的检查引起。应在步态评估以及仰卧和俯卧髋关节旋转检查时对股骨的前倾进行临床评估。

初期的影像学评估应包括站立的（作者推荐）或仰卧的骨盆前后位 X 线片，45°或 90° Dunn 位片，假斜位片以及功能位片即患侧髋关节外展并内旋位拍摄。

髋臼发育不良最常被认为是正位片上股骨头外侧覆盖不足造成的。但是，应在髋臼的所有区域（例如整体、外侧、后外侧或前方覆盖不足）评估髋臼的缺陷。评估包括测量外侧中心边缘角（LCEA）和 Tönnis 角，以及测量前壁和后壁指数。LCEA ≤ 25° 被定义为异常，而 Tönnis 角或臼顶角应在 0°~10° 的范围内。前后位 X 线片也可用于评估关节间隙变窄和既往存在的骨性关节炎。正位的 X 线片还可以评估 Shenton 氏线，如果中断则意味着髋关节存在半脱位。髋臼前倾也可以通过正位 X 线片进行评估。后壁应与股骨头中心成一直线或位于其外侧，并且前壁应在髋臼外缘与后壁汇合。前壁越过后壁可能代表髋臼后倾，这被称为"交叉"征。

假斜位片可以用于测量前方中心边缘角（ACEA）以及获得髋关节后方关节炎的证据。45° Dunn 位片用于评估头颈偏距。α 角用于计算股骨头的球形度，当 α 角 > 50° 时则意味着存在凸轮型病变。外展和内旋位片用于评估矫正后的髋关节潜在的匹配度，因为关节匹配度不佳可能会导致治疗效果的不理想。

计算机断层扫描（CT）是术前计划中的强大工具。3D 重建技术的出现允许对髋臼以及股骨头和颈部的结构进行详细的可视化重建。CT 成像可测量髋臼前倾（图 12.2），后外侧或前方的缺陷，并仔细评估髂前下棘（AIIS）。这一点特别重要，因为在重新对髋臼进行定位后，AIIS 可能会成为

撞击的来源。MRI 是怀疑有其他病理状况的患者的首选检查。这些病理状况包括先前存在的关节炎、盂唇分层和撕裂以及滑囊炎。一些作者描述了软骨特异性序列的使用，例如延迟钆增强的软骨 MRI（dGEMRIC）、T1rho 和 T2 测量。现有的关节内损伤是不良的预后因素。Kim 等已经证明 dGEMRIC 测量结果与疼痛和髋臼发育不良的严重程度有关，并且可能是 OA 的早期指标。因此，这些可以影响决策并改变患者的期望。

由于髋关节未发现的畸形和缺乏匹配性与 PAO 术后失败有关，在某些患者中，手术医生应考虑使用功能位 X 线片。最常用的图像是髋关节完全外展时骨盆的正位 X 线片以及髋关节屈曲时的假斜位片。

这些位置模拟髋臼截骨术重定向可获得的股骨头的覆盖。

作者的首选技术

麻醉和失血控制

像任何外科手术一样，应通过麻醉评估每位患者的手术风险。全身麻醉或脊髓神经内麻醉均可安全地进行髋臼周围截骨术。后一种麻醉方式

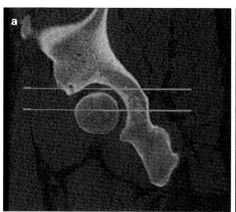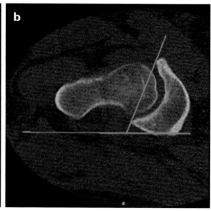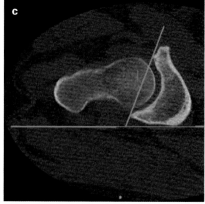

图 12.2　右髋的计算机断层扫描。（a）矢状面视图，其中标有 12 点钟（蓝星）、1 点钟（上线）和 3 点钟（下线）位置。（b）在 1 点钟位置测量前倾。（c）在 3 点钟位置显示相同的内容。以股骨远端后髁连线为基准测量真实的股骨前倾，为清楚起见在此省略

的一个优点是，可以在术后早期将导管留置，以帮助控制疼痛并使全身麻醉药物的使用最小化。另外，一些数据支持在髋部手术中使用区域麻醉与较低的失血量和 DVT 风险相关。患者可以选择预先储存自体血，并在手术后输血。在手术中，也可以使用红细胞（血液）回收装置。

研究已尝试评估预防失血策略的有效性，例如术前使用抗纤溶药。对于没有绝对禁忌证的所有患者，我们常规给予静脉氨甲环酸（TXA）。

手术技术

患者平卧在 Jackson 手术台上。接下来，对所有上下肢薄弱的区域进行仔细的压垫保护，以最大限度地减少医源性神经压伤或皮肤损伤的风险。对于 PAO 手术，有不同的切口选择，但作者更喜欢更横形的弧形切口，即髂前上棘外侧的"比基尼切口"（图 12.3）。

由于该切口与皮肤皱纹更加吻合，因此对减少瘢痕形成有帮助。阔筋膜张肌表面的筋膜被小

心地切开，并识别和保护股外侧皮神经的近端分支。继续钝性分离该入路，暴露股直肌的直头和反折头。切开股直肌筋膜的外侧部分，并将股直肌向内侧牵开。通过股直肌筋膜的底部，可以看到髂关节囊肌，然后在股直肌下方将其从髋关节囊表面分离出来（图 12.4）。

一旦髂关节囊肌向内侧牵开，就形成了一个软组织瓣，其中包含了一部分缝匠肌和腹股沟韧带。对髂前上棘（ASIS）的小块皮质骨进行截骨。许多外科医生会选择包含较大 ASIS 骨块的截骨术，但是根据我们的经验，由于 ASIS 的固定螺钉通常会出现症状并且可能会丢失骨盆的固定，因此我们已经将该截骨块减小。

切开腹外斜肌筋膜远端 1/3 的止点部分，以便于髂骨内板进行骨膜下剥离直至内骨盆内缘。识别靠近肌腱肌肉交界处的股直肌腱的内侧，向外侧牵开以暴露先前解剖的髂关节囊肌的外侧。继续向内侧进行分离时，将髂关节囊肌拉向远端，髂肌向近端掀起，并将髂关节囊肌从髂前下棘游离出来。将这些肌肉向内侧分离，直到显露髂腰

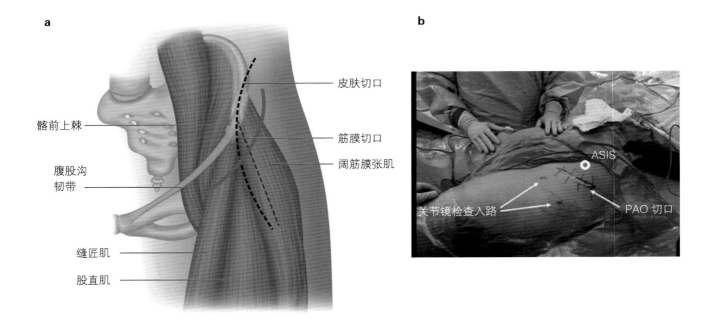

图 12.3 （a）显示了 PAO 的切口标记和肌肉间隙。红色实线表示作者的首选切口。虚线是经典切口。（b）显示了临床手术中患者的切口标记以及联合髋关节镜检查的入路切口

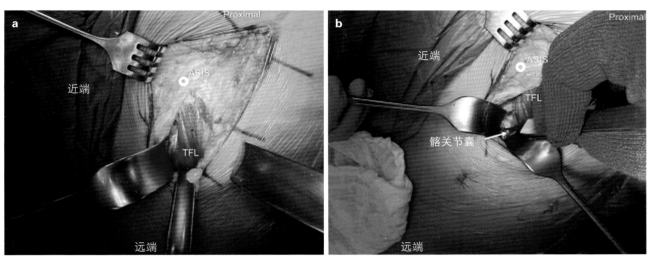

图 12.4 （a）图中显示了阔筋膜张肌（TFL）和缝匠肌之间的肌肉间隙的表层解剖的术中照片。（b）显示了位于该间隔底部股直肌下方的髂关节囊肌

肌滑囊。

一旦打开了髂腰肌滑囊，此时屈曲并内收下肢，以使髂腰肌腱腱鞘活动。这样可以在耻骨上支进行完全的骨膜下剥离，然后最终在四边体上进行剥离。远端、髂腰肌滑囊钝性分离后在髋关节囊内侧与髂腰肌腱鞘之间形成一个间隙。用弯曲的剪刀在内侧髋关节囊中解剖到腱鞘深处，直到可以触及坐骨为止，此间隔将用于坐骨的截骨。

在耻骨上支远端髂腰肌腱下方进行骨膜下剥离，直到髋关节的内侧，在耻骨隆起内侧 1.5~2.0cm 处。将一个尖锐的 Hohmann 拉钩置于耻骨上支里，此时屈曲并内收下肢。使用 Crego 拉钩

和反向钝性 Hohmann 拉钩进行四边体骨膜下剥离直至坐骨棘。然后使用拉钩在耻骨上支周围进行骨膜下分离，以保护闭孔神经和血管。可以使用 Gigli 锯（线锯）、摆锯或骨刀进行耻骨截骨术。锯或骨刀应与垂直方向成大约 40°角，以确保避开髋关节的内侧（图 12.5）。

这一步骤一旦完成，注意力将转移到坐骨截骨上。尽管作者将该步骤作为第二步截骨，但仍然有一些外科医生将坐骨截骨术作为第一步截骨。钝性拉钩放置在内侧髋关节囊与髂腰肌腱鞘之间。该步骤允许将带角度的或弯曲的"MAST"骨凿向下放置到马蹄窝切迹下方的坐骨位置。坐骨截骨

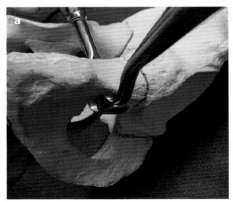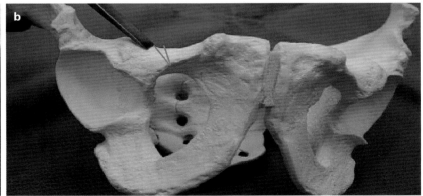

图 12.5 锯骨模型显示弧形拉钩的使用方法。（a）显示拉钩既可帮助分离间隙，又可保护耻骨上支深部的闭孔神经和血管。（b）显示了耻骨上支截骨的位置和方向

术根据坐骨的宽度分成 2~3 个步骤进行：一是对内侧皮质进行截骨，第二则是针对坐骨中间部分截骨，然后使用正位透视和假斜位透视相结合对外侧皮质进行截骨。骨凿的起点位于马蹄窝下沟即髋关节远端，并向坐骨棘基底弯曲。该截骨的深度为 10~15mm，大约到达坐骨的中点。

此截骨步骤的外侧部分是在下肢稍外展并外旋的情况下进行的。这种体位可以使骨盆出口的坐骨神经松弛并有一定移动度。此外，骨凿也应朝向对侧肩膀倾斜，以尽量减少医源性神经损伤的风险。理解坐骨从前向后逐渐变窄至关重要（图 12.6）。

坐骨截骨完成后，准备进行髋臼上方的髂骨截骨步骤。部分作者会改为先行后柱截骨，因为

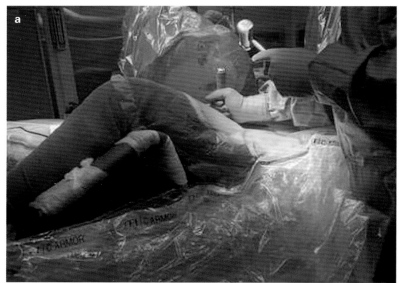

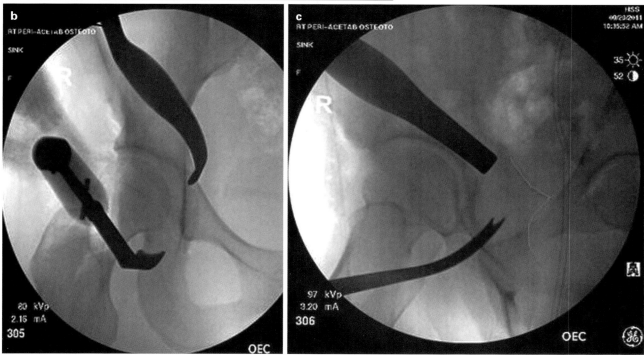

图 12.6 （a）术中照片显示了患者体位，手术医生的位置以及"C"形臂拍摄假斜位片的位置。（b，c）显示术中骨盆的正位和假斜位透视影像。可用于指导术中坐骨的截骨

将髋臼上方截骨线向后柱截骨线对齐较反之更为容易。因此为了避免出现这种情况，高年资医生使用了 50° 的假斜位片，用截骨刀标记了后柱截骨的起点和髋臼上方截骨术的终点位置。该点在骨盆边缘外侧约 1cm 处，并与坐骨大切迹的顶点成一直线。

首选是使用高速磨钻标记后柱截骨的起点，并在骨盆内侧缘切开内侧皮质。使用磨钻的好处是，由于骨盆内缘的皮质较厚，使用磨钻将皮质开槽后有利于进行后柱截骨的骨凿定位。同时磨钻也标志着髋臼上方截骨的终点位置。髂骨外侧进行骨膜下剥离形成一个臀肌深面的操作窗口。放置拉钩以保护外侧软组织。使用摆锯进行髋臼上方截骨术，截骨方向指向由磨钻标记的后柱截骨的起点。锯片应垂直于患者而不是髂骨翼，以

免破坏髋臼（图 12.7）。

接下来，开始进行后柱截骨。使用 50° 假斜位片，将直的宽骨凿放在坐骨大切迹和髋臼之间的中间位置。截骨方向指向先前完成的坐骨截骨线（图 12.8）。评估截骨骨刀位置适合的一种方法是确保骨刀在假斜位片上显示窄且尖锐。这将确保骨刀的方向为从前内侧到后外侧倾斜，因此垂直于坐骨截骨并避开了髋关节。

然后，在术中透视的引导下，小心地将骨刀向远端推进，以免侵入髋关节或进入坐骨大切迹。一旦截骨接近先前的坐骨截骨线，作者倾向于使用一把弧形骨刀来完成后柱的截骨，以将直行的后柱截骨线与先前的坐骨截骨线相连接（图 12.9）。

此步骤可以连接并环绕后柱的远端截骨。不同的医生在后柱截骨时采用的技术有所不同。部

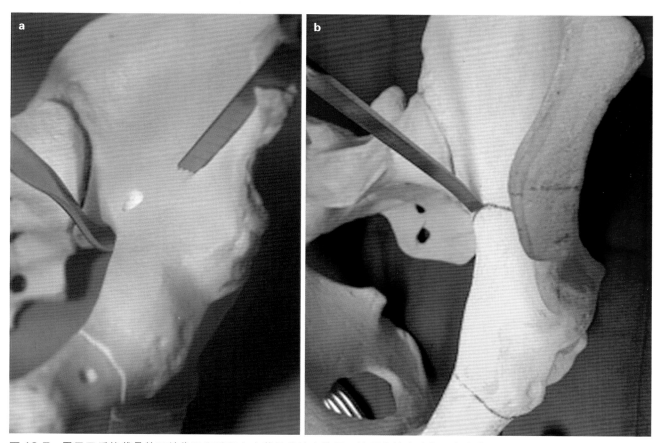

图 12.7　展示了后柱截骨的开始位置和髋臼上方截骨的结束位置。使用磨钻在该位置去除皮层骨层。（a）在进行髋臼上方截骨时，锯片的方向垂直于患者，并从 ASIS 朝向后柱截骨的起始点位置，该位置已经用磨钻标记出起始点。（b）在此区域放置一个骨凿，以确认后柱截骨的起点和方向。这是后柱截骨开始时使用磨钻打开骨盆内侧皮质的位置。该区域的皮质非常厚，磨钻开槽有助于通过适当的方向和角度的调整将骨凿引导以翻越骨盆内缘

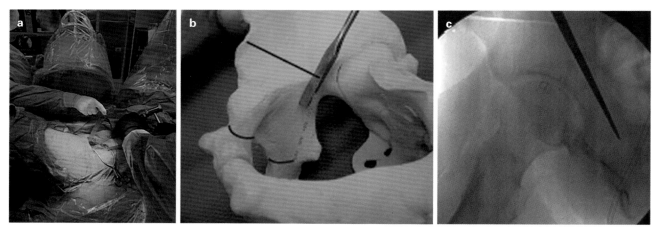

图12.8 （a）术中照片。放置"C"形臂后，可以看到半骨盆的假斜位片。（b）锯骨模型，标记了后柱截骨的位置和方向。黑线显示耻骨上支、坐骨和髋臼上方截骨。红色虚线表示计划的后柱截骨线。（c）术中透视的假斜位视图。该视图可以在截骨时监控截骨方向，避免侵入髋关节或坐骨大切迹

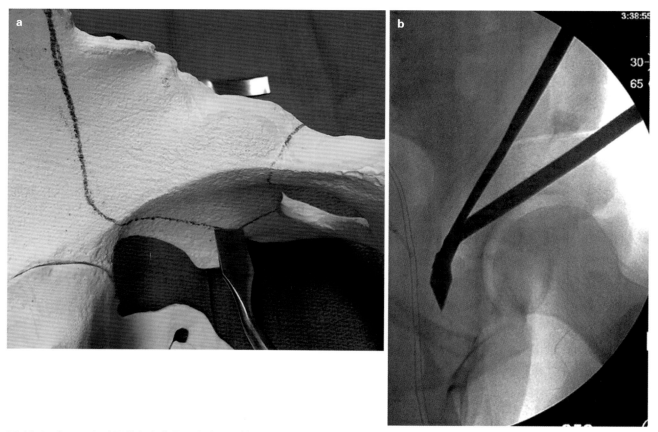

图12.9 （a，b）采用带角度截骨刀完成内侧截骨，并将后柱截骨与坐骨截骨连接起来形成一个连续的截骨块

分外科医生对大部分的后柱截骨都使用弧形的或带角度的骨刀。

一旦内侧截骨步骤完成，就可以使用骨刀来确保髋臼上方和髂骨外上方截骨的外侧皮质的截骨彻底完成。这样就可以使用椎板撑开器来扩大此处的截骨间隙，并允许对仍然残余连接的后柱骨块进行充分的截骨和游离。完成上述步骤可以实现整体截骨块的移动。本章作者将利用一个长

的弧形骨刀在截骨平面内操作，仔细完成截骨的远端和外侧面部分，同时可以使用椎板撑开器以进一步打开髋臼上方的截骨间隙（图12.10）。

将 Schanz 钉植入髋臼上方骨块中，以控制整体截骨块。利用 Schanz 钉和 Weber 钳，可以使髋臼截骨块获得完全的活动度以便于进行适当的矫形。骨块通常要前旋以改善前方覆盖，同时外展骨块以改善侧向覆盖度和纠正前倾。鉴于每个患者覆盖不足都有个体的独特性，因此最后的矫形步骤需要根据患者具体的覆盖缺陷来进行。

一旦获得所需的矫形位置，就可以使用克氏针将髋臼骨块固定到髂骨上，并使用 X 线透视评估矫形的效果。通常需要同时使用正位片和假斜位片评估。X 线透视机的球管旋转到相当于站立位骨盆正位 X 线片的投照角度。一些医生则更喜欢使用术中拍片以评估矫形，而不是仅仅依靠术中透视的图像。然而，一些研究得出结论，术中透视检查，特别是 LCEA 的投照可以用于评估，并且具有一定程度的可靠性。

重定向髋臼截骨块时，必须考虑多种因素。总体来说，目标是在前后位和假斜位片上获得髋臼覆盖的平衡。每个髋关节的最佳矫形程度可能略有不同。术中常规评估包含以下 5 个参数：

（1）臼顶线应该是水平的（Tönnis 角），但不能为负角，因为这会导致 FAI 的产生。

（2）中心边缘角应在 25°~40° 之间，并且股骨头外侧覆盖率达到 80%。

（3）髋关节中心应内移，股骨头内侧应该距离髂坐线 10mm 的距离内，以改善关节力学性能和关节反作用力。过度的内移（至髂坐线内侧）可导致髋臼内陷的产生。

（4）泪滴应该比手术前更内侧，即更接近髂坐线。

（5）髋臼前倾应通过观察前壁和后壁在关节外侧边缘交叉来评估。交叉征可能意味着过度校正，并可能导致 FAI 的产生。

一旦获得满意的位置，就可以采用 3.5~4.5mm 的全螺纹皮质螺钉从稳定的髂骨植入固定到髋臼

截骨块中获得固定（图 12.11）。一些医生使用逆行螺钉从髋臼骨块逆行打入髂骨，恰好打到坐骨大切迹的近端获得固定。前倾的髂骨突出的骨突通常会被去除并用作植骨块，因为这种骨突术后会导致激惹症状，特别是在 BMI 较小的患者中。

一旦截骨块固定，此时评估髋关节的运动范围就十分重要，必须确保髋臼重定向的位置不会引起明显的股骨髋臼撞击。如果前方过度覆盖且骨块位置不佳，股骨头颈部畸形或伴有髋臼后倾，则更可能发生这种情况（图 12.12）。如果骨块重定向后发生撞击，或者伴有发育不良和 FAI，建议进行前方关节囊切开，并在必要时进行偏距纠正。最后，髂前上棘截骨块进行复位和软组织修复缝合，骨块可以通过骨隧道固定，或者一些医生更喜欢螺钉固定。用缝合线修复腹外斜肌筋膜和阔筋膜张肌。常规皮肤缝合闭合切口。

术后治疗

术后将患者转移到配备有架空拉手的住院病床上，以利于患者术后在床上移动。大多数医生会同时使用机械性和药物的 DVT 预防措施，但是不同的中心和医生对这些治疗偏好的选择也有所不同。尽管自从常规保留外展肌以来异位骨化的发生率已大大降低，但大多数外科医生还是会使用数周的 NSAIDs 来预防异位骨化（HO）。

在医院住院期间，所有患者均由训练有素的物理治疗师评估和治疗。起初负重锻炼在助行器或拐杖的辅助下脚尖触地约 20% 体重开始。如果在 6 周的随访中截骨有正常的愈合迹象，则负重状态可被提高到患者自身可承受的重量。通常，在 3 个月的随访中，患者可以逐渐恢复正常活动。我们希望在术后 6~12 个月对患者进行随访，以全面评估活动水平和功能恢复情况。

治疗结果

自 1984 年由 Ganz 首次描述这个术式以来，

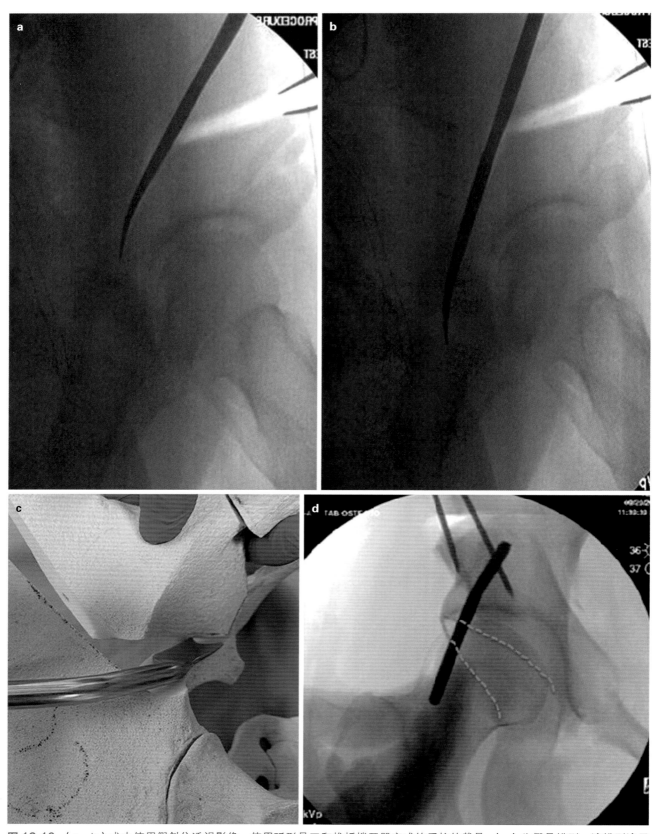

图 12.10 （a，b）术中使用假斜位透视影像，使用弧形骨刀和椎板撑开器完成的后柱的截骨。（c）为假骨模型，该模型演示使用弧形骨刀完成后柱的截骨过程。（d）用 Schanz 钉移动髋臼骨块并矫形后的克氏针临时固定

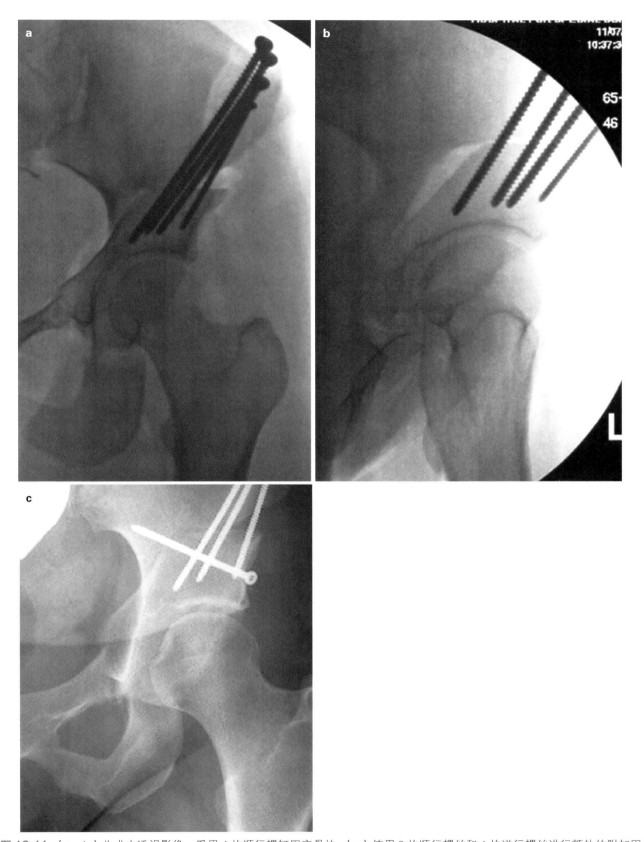

图 12.11 （a，b）为术中透视影像，采用 4 枚顺行螺钉固定骨块。（c）使用 3 枚顺行螺丝和 1 枚逆行螺丝进行额外的附加固定，该固定方式取决于术者的倾向，或者在进行较大的矫形范围时获得更佳的固定效果

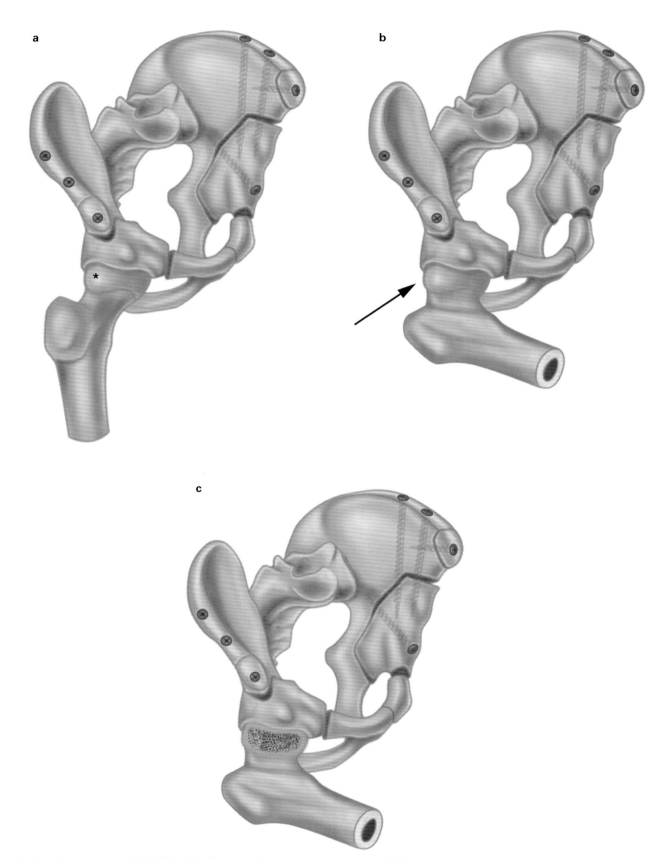

图 12.12 （a）PAO 后髋关节的凸轮样改变（黑色 * 标记）。（b）动态碰撞的存在。（c）显示骨软骨成形后的撞击得到缓解

髋臼周围截骨术已成为髋关节发育不良的确定性治疗方法。据报道，在早期、中期和长期的随访结果，大多数患者在研究中显示疗效评分明显的改善。

1988 年，75 例接受了至少 1 年随访的患者的第一批随访结果发表。在这个病例系列中，唯一的适应证是成年或青春期（12~56 岁）的髋关节发育不良，需要矫形手术改善关节匹配度和关节包容性。值得注意的是，有 18 例患者在手术时存在严重的骨关节炎，6 例手术是脊柱裂或脑瘫患者。有趣的是，他们报道的所有具有临床意义的并发症均发生在前 18 个手术病例中。随访结束时，仅 1 例患者因髋臼内陷而需要进行全髋关节置换术。1 例患者由于髋臼截骨块的过度外侧放置而需要行二次手术，并且在再次手术时发生了股神经麻痹但最终恢复。4 例患者发生异位骨化，导致髋关节屈曲被限制到 90°。

最近，Lerch 等对 1984—1987 年期间进行的前 63 例因发育不良而接受 PAO 治疗的患者发表了 30 年的随访报告。当时，髋关节发育不良是唯一的适应证，而术后转换为全髋关节置换则被定义为手术失败。术前平均髋臼指数为 26°，外侧中心边缘角（LCEA）为 6°，而术后髋臼指数改善为 6°，外侧中心边缘角（LCEA）为 34°。10 年、20 年和 30 年的髋关节存活率分别为 88%、61%、29%。此外，他们发现术前较低的 Harris 髋关节评分，Merle d'Aubigné-Postel 评分和术前存在的骨关节炎是不良预后的指征。关节炎的患病率是 Ganz 病例系列中的原始患者与目前最新研究的患者之间的显著差异。在最初病例的适应证中，许多患者（18/63 例）在 X 线片上患有骨关节炎即 Tönnis ≥ Ⅱ 型，而最近的研究则倾向于不包括已知患有关节炎的患者。

最后该文章作者得出的结论是，PAO 并不是治疗成人髋关节发育不良的有效技术，但要注意不要使用 PAO 治疗已存在骨关节炎的患者。

最近的研究继续尝试着去确定那些可能能够预测 PAO 治疗结果的患者和疾病的特征。

Matheney 等报道了 135 例髋关节，并记录了 9 年的生存率为 76%。这些作者将失败的预测因素定义为术后再次行全髋关节置换术或疼痛评分较高。这些因素包括手术时年龄 > 35 岁和术前关节匹配度差。有趣的是，来自 ANCHOR 研究小组的最新数据为患者选择提供了一些启示，术前的危险因素会影响患者报告的结局。在一项大型的前瞻性队列多中心研究中，作者表明，尽管所有患者均报告术后评分提高，但男性和轻度髋臼发育不良与患者报告的结局较差有关。

年龄的增长，BMI 指示的超重或肥胖以及女性性别可以预示某些指标的预后会有所改善。作者假设这些观察结果与特定患者人群的术前期望有关。

Grammatopoulos 等进行了一项前瞻性多中心研究，评估了 244 例接受 PAO 的髋关节。他们的研究将发育不良程度较小的患者（定义为髋臼指数 < 15°，LCEA > 15°）与明显发育不良的对照组进行了比较。该队列病例对照为 BMI、年龄、Tönnis 分型和关节匹配度等。该研究表明，两组术后都有类似的改善。主要结果是患者报告结局和纠正髋臼发育不良的能力。

Clohisy 等对文献进行了系统性回顾，以确定证据的水平，畸形的矫正和临床结果并确定与 PAO 相关的并发症。值得注意的是，所有研究均报告了畸形的矫正和髋关节功能改善。大多数研究没有将放射学和临床结果相关联。临床失败最常见的原因与术前存在的骨关节炎有关。据报道转为全髋关节置换术的占所有病例的 0~17%，随访时间为 2.8~11.0 年。主要并发症发生率差异很大，据报道在所有手术中占 6%~37%。他们还得出结论，对 PAO 进行研究的证据水平普遍较低。在文章评估中，符合纳入标准的 13 篇文章中有 11 篇是 Ⅳ 级证据等级。

PAO 手术自发明以来一直在不断发展，并且随着外科医生的理解和专业的发展，PAO 的适应证也越来越多。一个特别的例子是在整体后倾的情况下使用 PAO，这种情况可能伴有前方钳夹型股骨髋臼撞击。Siebenrock 等发表了接受 PAO 治疗髋臼后倾的患者的术后 10 年随访结果。他们报告患者的 Merle d'Aubigné-Postel 评分在术后显著提高。与术前相比，髋关节活动范围也有明显改善。

在此期间内未观察到平均 Tönnis 分型的显著提高。PAO 的生存率为 100%，向 THA 的转化率为零。此外，发现不良结局的预测因素是缺乏股骨偏距和过度矫形，从而导致过度前倾。

PAO 已成为治疗骨骼发育成熟个体的髋关节发育不良的治疗方法。总体而言，大多数患者的疗效评分均得到显著改善，并且能够避免严重的关节炎和关节置换。目前可获得的最长随访数据表明，在距手术 20 年和 30 年后，分别有 61% 和 30% 的髋关节避免了 THA 手术。如果只包括那些术前没有放射影像学关节炎证据的患者，则分别有 82% 和 41% 的患者在术后 20 年和 30 年时避免进行关节置换术。随着技术的不断发展和知识库的扩展，影响结果的更多因素将被发现。由于阐明了一些微妙的与患者和疾病相关的特征，因此外科医生和患者能够在更个性化的基础上讨论手术的期望和适应证，以获得更好的结果。

风险与并发症

PAO 是一项对技术要求很高的外科手术，需要高度的外科专业知识和技能。从历史上看，PAO 术后的并发症发生率根据不同的研究系列从 5.9% ~ 45.0% 不等。解剖结构的复杂性以及与重要神经系统和血管结构的接近程度对外科医生的专业知识提出至关重要的要求。由于靠近截骨线，坐骨神经损伤是外科医生最关注的风险。文献报道已经描述了引起坐骨神经麻痹和累及腓神经的神经麻痹的后侧骨块尖刺。Kalhor 等的尸体研究发现如果骨刀穿透坐骨的外侧皮质和髂坐骨交界处深度 > 10mm，则坐骨神经已处于危险中。如果骨刀穿透的深度 > 5mm，且骨刀未在髂耻隆起 2cm 处指向内侧 45°，则闭孔神经可能会受到损伤。

如果在进行耻骨截骨时明显延长的内侧牵开或髋臼明显移位（> 2cm），则可能会拉伸或卡压股神经。股动脉、闭孔动脉、臀上动脉和髂动脉都存在于手术区域的不同部位，增加了出血的风险。幸运的是，威胁生命的出血极为罕见。

在后柱截骨术时，可能会发生骨折，此时则需要进行内固定。髋臼的缺血坏死是一种罕见但极具破坏性的并发症，其原因是过度的软组织剥离以及供应髋臼的臀上和臀下动脉分支的破裂。同样，强烈建议保留闭孔动脉分支，该分支通过髋臼切迹进入关节下方，并供应髋臼。耻骨支和坐骨骨不连已被许多文献报道。但是，由于它们通常无症状，因此可能不需要固定即可获得令人满意的临床效果。为了帮助最大限度地减少骨不连发生的风险，希望在术后至少 6 周内患者保持患肢不承重。

髋臼骨块的过度矫形可能导致产生股骨髋臼撞击的问题。在我们的实践中，我们将常规地使用术前计算机断层扫描和 3D 重建来评估髂前下棘的形态及其在矫形术后发生撞击的可能性。此外，髋臼骨块的过度前倾可能导致医源性后方或前方的覆盖不足和不稳定。这可能导致术后持续疼痛和临床不稳定。

最近，Zaltz 等在 2007 年 8 月至 2009 年 8 月期间连续随访了 205 例单侧 PAO 患者。重大并发症为 12 例，发生率约 5.9%，所有并发症为 30 例，发生率约 15%。1 级和 2 级并发症中有 77% 自行消失。3~4 级主要并发症定义为需要进行关节镜手术或放射学干预，危及生命或无法治疗并可能造成残疾和死亡。在随访后期（平均术后 14 个月），最常见的并发症是异位骨化或 HO。34 例患者中有 21 例为 Brooker 1 级患者。只有 1 例 Brooker 3 级 HO 患者需要行手术切除。在我们的临床实践中，典型的 HO 预防方案是前 3 天服用 75mg 吲哚美辛，然后连续 6 周服用 500mg 萘普生。他们的研究结果报告，男性以及肥胖与发生并发症的风险增加之间有相关联的趋势。但是，这在统计学上并不显著。

其他报道的并发症（不是 PAO 所独有的）包括手术切口裂开，血肿或感染以及静脉血栓栓塞。报道的伴或不伴 PE 的下肢静脉血栓形成的总体发生率很低，发生率为 0.94% ~1.60%，通常可以通过临床治疗而无进一步并发症发生。

尽管尚未明确定义，但普遍共识是 PAO 的重大并发症与所谓的学习曲线有关。在最初的报道中，Ganz 报告说，所有具有临床意义的并发症均发生在前 18 例手术中。随后，其他作者已经报道在最初的 21~35 例手术后，并发症的发生率大大降低了。随着手术的普及和外科医生的经验丰富，预计并发症发生率将继续下降。

合并髋关节畸形和辅助手术的使用

在最初报道髋臼周围截骨术治疗髋臼发育不良的不久之后，Ganz 意识到股骨头覆盖率不足对髋关节其他结构的影响。他描述了一个髋臼缘综合征，其中浅髋臼的外上方边缘受到异常的负荷导致盂唇增生肥大，最终导致盂唇撕裂，有时伴有骨片游离或称为 "Os Acetabul"。

随着对髋部生物力学的理解的深入，Ganz 等认识到撞击在髋关节骨关节炎的症状学和病因学中起着重要作用。一些数据显示，接受 PAO 的患者中有多达 65% 出现了盂唇和软骨损伤。因此，凸轮型和钳夹型股骨髋臼撞击均可对 PAO 在髋关节发育不良中的治疗效果产生负面影响。

股骨头通常在髋关节发育不良中呈非球形，这一现象增加了凸轮型畸形的风险。一些研究表明，在重定向髋臼后，多达 48% 的患者会出现有症状的撞击表现。在预先存在畸形的情况，例如大 α 角或低头颈偏距，如果这种畸形得不到解决，则术后撞击的发病率甚至更高。同样，在髋臼骨块重新定向期间，过度地后倾会导致钳夹型畸形，并且前方骨性覆盖过度。

除了关节内病理外，股骨头和股骨近端的形状也会影响 PAO 的有效性及其预后。PAO 的主要目标之一是改善髋关节的覆盖范围和生物力学参数。但是，如果出现严重的畸形，髋臼的重新定向可能永远不会导致关节完全匹配，并且手术很可能会失败。一项对行 PAO 的髋关节的研究表明，有 44% 的患者存在髋外翻畸形，球形度差和头颈部偏距不足的比例高达 75%。

这些观察结果已使接受 PAO 的患者同时采用其他伴随手术。作者还强调了在进行外科手术之前对髋关节进行彻底评估的重要性，以确保解决共存的畸形或其他关节内病变，从而最大限度地提高治疗效果。

辅助髋关节镜手术

在计划手术治疗时，必须对髋关节发育不良的患者进行全面评估。许多研究表明，接受 PAO 的患者中，有很大一部分会存在盂唇和软骨的关节内损伤。一个小的病例系列的报告指出，接受检查的患者中有 100% 表现出关节囊内病变的迹象，如盂唇撕裂和软骨磨损。正因如此，医生需要评估因盂唇撕裂或软骨损伤引起的机械症状。因此一些作者提倡将髋关节镜与 PAO 结合使用。但许多研究的结果表明，结果与单独的 PAO 相当，没有引起任何疗效的改善和并发症的增加。

Ricciardi 等将接受髋关节镜和 PAO 联合检查的患者与仅接受 PAO 的患者进行了比较。研究发现，对于有盂唇撕裂的患者，术前 iHOT（国际髋关节疗效评分）的改善要大于单独的 PAO 组。作者指出，可以在不显著增加 PAO 的手术时间和比较安全的情况下进行联合关节镜手术。他们认为，联合关节镜手术是对髋关节发育不良髋部病理学的一种安全有效的检查和治疗的工具。

目前，髋关节镜检查是 PAO 手术的有效辅助手段，可以安全地进行而不会影响 PAO 效果。适应证仍然取决于不同的医学中心，对总体长期结果的影响仍然未知。在我们中心，该技术通常用于治疗髋关节发育不良和其他伴随性髋关节疾病的患者。早期数据表明，这种方法既有效又安全，对其研究目前正在进行中。

囊的过度破坏也会增加松弛和不稳定。

辅助髋关节切开术

自从 Ganz 首次描述以来，股骨 – 髋臼撞击已迅速被广泛认为是髋关节残疾的重要来源。

此外，其在髋关节发育不良和髋臼矫形截骨术中的作用不断得到阐明。随着解决撞击的证据不断增长，越来越多的外科医生主张在 PAO 时解决 FAI。

Scott 等报道了通过髋关节模型阐明了治疗髋关节发育不良时处理伴随关节内病理的重要性。在回顾了 CT 扫描并使用有限元分析后，他们发现，与 PAO 术后关节接触应力降低的髋关节相比，术后关节接触应力增加的髋关节的 α 角在统计学意义上明显更大。此外，他们的模型支持超过 60°的 α 角会导致更高的关节接触应力。作者得出结论，未解决的凸轮畸形将对 PAO 这种保髋手术的结果产生不利影响。其他研究也证实了适当解决撞击对 PAO 术后结果的重要性（图 12.13）。

进行髋臼重新定向时，髂前下棘（AIIS）是重要的撞击来源。当然，先前存在的凸轮型畸形会导致这种情况加重。作者倾向于使用术前 CT 扫描以及 X 线片，以评估是否需要对凸轮病变进行一定的偏距矫形。另外，我们在髋臼矫形时常规评估术中的撞击。髋关节活动范围的任何变化可能是由于股骨头头 / 颈部偏距减少或髂前下棘引起的，这时就需要考虑行关节切开术（图 12.13）。

许多外科医生可能会选择通过前路关节切开进行偏距纠正或 AIIS 部分清理术，以减少潜在的撞击可能。关节切开术还可以在发生凸轮型病变的情况下安全地进行头颈部的骨软骨成形术。这两种技术在我们中心都是常规使用的。重要的是要注意，虽然使用辅助关节切开术和骨软骨成形术可以带来更多好处，但过多的骨质切除术或清创术可能是有害的。

过度的骨软骨成形术如果未同时重建髋臼覆盖则可导致髋关节不稳定的发生。同样，对关节

辅助股骨截骨

髋臼发育不良与股骨近端畸形之间的关系复杂且相互影响。一些专家认为，关于原因和后果的讨论在某种程度上类似于"鸡与蛋"的讨论。股骨畸形，如过度内翻、外翻、前倾异常和非球形股骨头，在髋关节发育不良中很常见。除了在关节匹配和关节容纳方面的明显作用外，股骨近端畸形还会导致髋外展肌和屈肌的生物力学异常。历史上约 10% 的 PAO 患者同时接受了股骨近端截骨术，但这一数字最近有所下降。对一些较常见的畸形包括 Legg-Calvé-Perthes（LCP），小儿头部畸形（SCFE，骨折），前倾异常和匹配度不佳应考虑同时进行股骨截骨术。

与评估髋关节发育不良中的 FAI 一样，计划 PAO 时，外科医生应仔细评估股骨侧的畸形。辅助的 X 线片，包括髋关节外展位片（伴或不伴屈曲内旋）和 Dunn 视图，在评估关节包容性和匹配性时非常有用。

外科医生在决定同时行骨软骨成形术时应考虑股骨前倾，因为股骨后倾时发生撞击的可能性更大，而股骨前倾时发生撞击的可能性较小。Sankar 等的研究表明，股骨前倾是接受 PAO 的患者髋关节运动范围的最重要决定因素。如果出现明显的前倾异常，股骨截骨术可以相对简单地进行矫正。图 12.14 显示了 DDH 股骨前倾过度（46°）的情况，以及 PAO 和股骨近端截骨术 PFO 后的最终 X 线片。

LCP 可导致股骨头严重畸形，产生扁平髋关节和髋关节外翻，从而导致髋关节包容较差或匹配度不佳。图 12.15 显示了用 PAO 和股骨近端外翻截骨治疗改善髋关节匹配的 DDH 病例。

总结

PAO 是治疗髋关节发育不良的主要手段，并

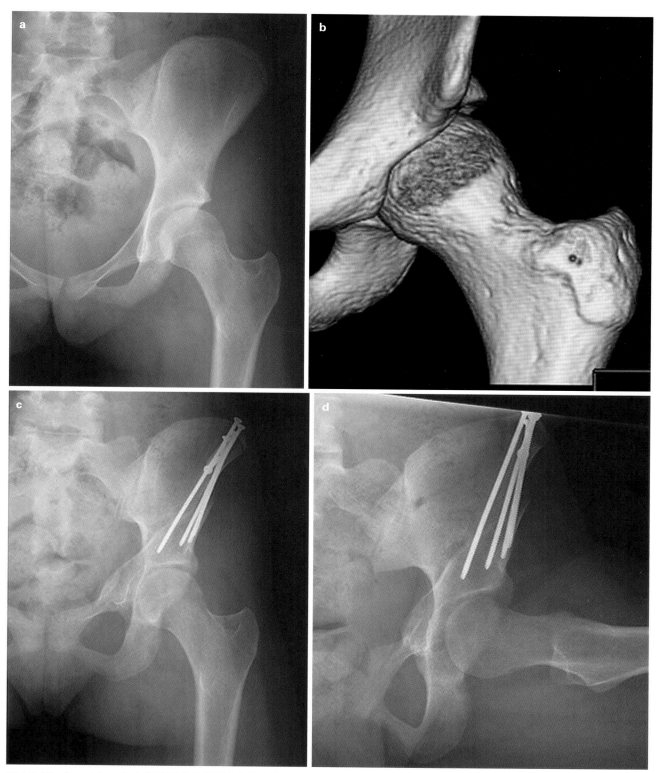

图 12.13 （a，b）一例左侧髋关节发育不良和并存的凸轮畸形的术前 X 线片和 3D CT 重建。（c，d）PAO 和骨软骨成形术后的 X 线片

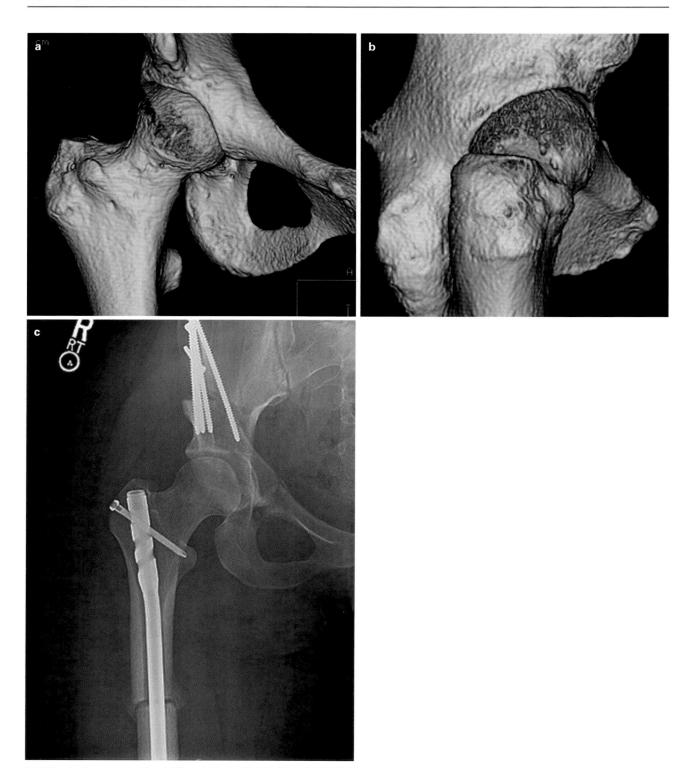

图 12.14 （a，b）一例右侧髋关节的 3D 重建图像，测得的前倾角为 46°，并且有撞击的临床症状。（c）是 PAO 的术后 X 线片，结合股骨截骨术和髓内固定以纠正前倾异常

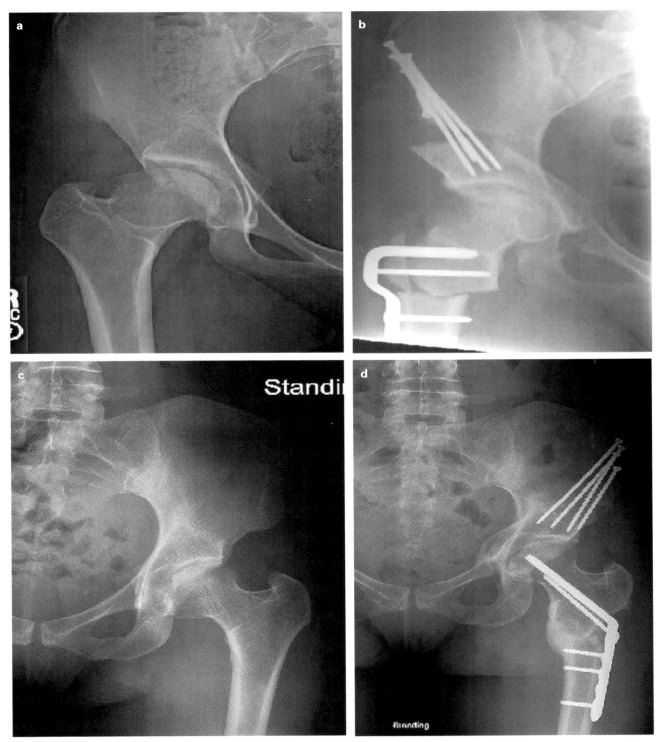

图 12.15 （a，b）一例需要行联合矫形手术的髋臼发育不良伴股骨近端畸形的病例。对该 LCP 患者采取 PAO 结合股骨外翻截骨术以延长颈部的相对长度，并获得更好的关节包容和匹配度。（c，d）一例重度 DDH 伴髋关节内翻的病例，同时行 PAO 和股骨外翻截骨术以维持关节匹配度并改善髋关节功能

具有相对较低的并发症发生率。对于绝大多数患者而言，该手术至少可以将关节置换术推迟 20 年。对于术前无骨关节炎的患者而言，其结果更为成功。整体髋臼后倾的患者也可以从手术中受益，以减轻前方撞击。

伴有盂唇撕裂或软骨损伤等病变的患者可通过 PAO 联合髋关节镜手术，获得优异的治疗效果并减轻疼痛。那些既往存在或伴有医源性撞击的患者可能会从辅助关节切开来治疗 FAI。同样，要注意到关节匹配度和包容性的欠缺可能继发于股骨近端畸形，因此可能需要进行附加的股骨近端截骨术（PFO）。鉴于采用 PAO 进行 DDH 手术治疗的复杂性和精细程度，患者在进行手术干预之前应征询专家意见。有幸的是，PAO 已被证明是治疗 DDH 的强大且有效的工具，并且已通过现代技术变得非常安全。

参考文献

[1] Race C, Herring JA. Congenital dislocation of the hip: an evaluation of closed reduction. J Pediatr Orthop. 1983;3(2):166–172.

[2] Muller GM, Seddon HJ. Late results of treatment of congenital dislocation of the hip. J Bone Joint Surg Br. 1953;35(3):342–362.

[3] Wynne-Davies R, Littlejohn A, Gormley J, Rose M, Hospital O. Aetiology and interrelationship of some common skeletal deformities (Talipes equinovarus and calcaneovalgus, metatarsus varus, congenital dislocation of the hip, and infantile idiopathic scoliosis). J Med Genet. [Internet]. 1982;19:321–328.

[4] Loder RT, Skopelja EN. The epidemiology and demographics of hip dysplasia. ISRN Orthop. [Internet]. 2011;2011:1–46.

[5] Hoaglund FT, Steinbach LS. Primary osteoarthritis of the hip: etiology and epidemiology. J Am Acad Orthop Surg. 2001;9(5):320–327.

[6] Dagenais S, Garbedian S, Wai EK. Systematic review of the prevalence of radiographic primary hip osteoarthritis. Clin Orthop Relat Res. 2009;467(3):623–637.

[7] Salter R, Dubos J. The first fifteen years' personal experience with innominate osteotomy in the treatment of congenital dislocation and subluxation of the hip. Clin Orthop Relat Res. 1974;98:72–103.

[8] Albinana J, Dolan LA, Spratt KF, Morcuende J, Meyer MD, Weinstein SL. Acetabular dysplasia after treatment for developmental dysplasia of the hip. J Bone Joint Surg Br [Internet]. 2004;86–B(6):876–886. Available from http://online.boneandjoint.org.uk/doi/10.1302/0301-620X.86B6.14441

[9] Brand R. Hip osteotomies: a biomechanical consideration. J Am Acad Orthop Surg. 1997;5(5):282–291.

[10] Ganz R, Klaue K, Vinh TS, Mast JW. A new periacetabular osteotomy for the treatment of hip dysplasias: technique and preliminary results. Clin Orthop Relat Res. [Internet]. 1988;2004(418):3–8.

[11] Loder RT, Karol LA, Johnson S. Influence of pelvic osteotomy on birth canal size. Arch Orthop Trauma Surg. 1993;112(5):210–214.

[12] Leunig M, Siebenrock KA, Ganz R. Instructional course lectures – rationale of Periacetabular osteotomy and background work. J Bone Jt Surg. 2001;83(3):295. https://journals.lww.com/jbjsjournal/Citation/2001/03000/Rationale_of_Periacetabular_Osteotomy_and.18.aspx

[13] Lerch TD, Steppacher SD, Liechti EF, Tannast M, Siebenrock KA. One-third of hips after Periacetabular osteotomy survive 30 years with good clinical results, no progression of arthritis, or conversion to THA. Clin Orthop Relat Res. 2017;475(4):1154–1168.

[14] Wiberg G. Studies on dysplastic acetabula and congenital subluxation of the hip joint. Acta Chir Scand. 1939;83(Suppl 58):5–135.

[15] Lequesne M, de Seze S. False profile of the pelvis. A new radiographic incidence for the study of the hip. Its use in dysplasias and different coxopathies. Rev Rhum Mal Osteoartic. 1961;28:643–652.

[16] Tonnis D. Normal values of the hip joint for the evaluation of X-rays in children and adults. Clin Orthop Relat Res. 1976;119:39–47.

[17] Giori NJ, Trousdale RT. Acetabular retroversion is associated with osteoarthritis of the hip. Clin Orthop Relat Res [Internet]. 2003;(417):263–269. Available from 14646725.

[18] Siebenrock KA, Schaller C, Tannast M, Keel M. Anteverting Periacetabular osteotomy for symptomatic acetabular retroversion: results at ten years. J Bone Joint Surg. 2014;96(21):1785–1792.

[19] Zurmühle CA, Anwander H, Albers CE, Hanke MS, Steppacher SD, Siebenrock KA, et al. Periacetabular osteotomy provides higher survivorship than rim trimming for acetabular retroversion. Clin Orthop Relat Res. 2017;475(4):1138–1150.

[20] Albers C, Steppacher S, Ganz R, Siebenrock K. Impingement adversely affects 10-year survivorship after Periacetabular osteotomy for DDH. Clin Orthop Relat Res. 2013;471(5):1602–1614.

[21] Moulton KM, Aly AR, Rajasekaran S, Shepel M, Obaid H. Acetabular anteversion is associated with gluteal

tendinopathy at MRI. Skelet Radiol. 2015;44(1):47–54.

[22] McClincy MP, Wylie JD, Kim YJ, Millis MB, Novais EN. Periacetabular osteotomy improves pain and function in patients with lateral center-edge angle between 18° and 25°, but are these hips really borderline dysplastic? Clin Orthop Relat Res. 2019;477(5):1145–1153.

[23] Clohisy JC, Barrett SE, Gordon JE, Delgado ED, Schoenecker PL. Periacetabular osteotomy for the treatment of severe acetabular dysplasia. J Bone Joint Surg Ser A. 2005;87(2):254–259.

[24] Clohisy JC, Nepple JJ, Ross JR, Pashos G, Schoenecker PL. Does surgical hip dislocation and periacetabular osteotomy improve pain in patients with Perthes-like deformities and acetabular dyspla- sia? Clin Orthop Relat Res. 2015;473(4):1370–1377.

[25] Clohisy JC, Pascual-Garrido C, Duncan S, Pashos G, Schoenecker PL. Concurrent femoral head reduction and periacetabular osteotomies for the treatment of severe femoral head deformities. Bone Joint J [Internet]. 2018;100–B(12):1551–1558. Available from https://online.boneandjoint.org.uk/doi/10.1302/0301-620X.100B12.BJJ-2018-0030.R3

[26] Grammatopoulos G, Beaulé PE, Pascual-Garrido C, Nepple JJ, Kim YJ, Millis MB, et al. Does severity of acetabular dysplasia influence clinical outcomes after Periacetabular osteotomy? – a case-control study. J Arthroplast. 2018;33(7):S66–S70.

[27] Nawabi DH, Degen RM, Fields KG, McLawhorn A, Ranawat AS, Sink EL, et al. Outcomes after arthroscopic treatment of Femoroacetabular impingement for patients with borderline hip dysplasia. Am J Sports Med. 2015;44(4):1017–1023.

[28] Ricciardi BF, Fields KG, Wentzel C, Kelly BT, Sink EL. Early functional outcomes of Periacetabular osteotomy after failed hip arthroscopic surgery for symptomatic acetabular dysplasia. Am J Sports Med. 2017;45(11):2460–2467.

[29] Ross JR, Clohisy JC, Baca G, Sink E. Patient and disease characteristics associated with hip arthroscopy failure in acetabular dysplasia. J Arthroplast. 2014;29(9):160–163.

[30] Trousdale RT, Ekkernkamp A, Ganz R, Wallrichs SL. Periacetabular and intertrochanteric osteotomy for the treatment of osteoarthrosis in dysplastic hips. J Bone Joint Surg Am. 1995;77A(1):73–85.

[31] Matheney T, Kim YJ, Zurakowski D, Matero C, Millis M. Intermediate to long-term results following the Bernese periacetabular osteotomy and predictors of clinical outcome: surgical technique. J Bone Joint Surg Ser A. 2010;92(SUPPL. 1 PART 2):115–129.

[32] Sharifi E, Sharifi H, Morshed S, Bozic K, Diab M. Cost-effectiveness analysis of periacetabular oste- otomy. J Bone Joint Surg Ser A. 2008;90(7):1447–1456.

[33] Murphy S, Deshmukh R. Periacetabular osteotomy: preoperative radiographic predictors of outcome. Clin Orthop Relat Res. 2002;405(405):168–174.

[34] Steppacher SD, Tannast M, Ganz R, Siebenrock KA. Mean 20-year followup of bernese periacetabular osteotomy. Clin Orthop Relat Res. 2008;466(7):1633–1644.

[35] Clohisy JC, Ackerman J, Baca G, Baty J, Beaule PE, Kim YJ, et al. Patient-reported outcomes of periacetabular osteotomy from the prospective ANCHOR cohort study. J Bone Joint SurgAm. 2017;99(1):33–41.

[36] Coobs BR, Xiong A, Clohisy JC. Contemporary concepts in the young adult hip patient: periacetabular osteotomy for hip dysplasia. J Arthroplast. 2015;30(7):1105–1108.

[37] Cunningham T, Jessel R, Zurakowski D, Millis MB, Kim YJ. Delayed gadolinium-enhanced magnetic resonance imaging of cartilage to predict early failure of Bernese periacetabular osteotomy for hip dysplasia. J Bone Joint Surg Am. 2006;88(7):1540–1548.

[38] Hartofilakidis G, Karachalios T, et al. Epidemiology, demographics, and natural history of congenital hip disease in adults. Orthopedics. 2000;23(8):823–827.

[39] Klaue K, Durnin CW, Ganz R. The acetabular rim syndrome. J Bone Joint Surg Br. 1991;73(B):423–429.

[40] Flores SE, Chambers CC, Borak KR, Zhang AL. Arthroscopic treatment of acetabular retrover- sion with Acetabuloplasty and subspine decom- pression: a matched comparison with patients undergoing arthroscopic treatment for focal pincer- type Femoroacetabular impingement. Orthop J Sports Med. 2018:6(7):1–9.

[41] Wilkin GP, Ibrahim MM, Smit KM, Beaule PE. A contemporary definition of hip dysplasia and struc- tural instability: toward a comprehensive clas- sification for acetabular dysplasia. J Arthroplast. 2017;32(9S):S20–S27.

[42] Wells J, Nepple JJ, Crook K, Ross JR, Bedi A, Schoenecker P, et al. Femoral morphology in the dysplastic hip: three-dimensional characterizations with CT. Clin Orthop Relat Res. 2017;475(4):1045–1054.

[43] Potter HG, Black BR, Chong LR. New techniques in articular cartilage imaging. Clin Sports Med [Internet]. 2009;28(1):77–94. Available from https:// doi.org/10.1016/j.csm.2008.08.004

[44] Kim YJ, Jaramillo D, Millis MB, Gray ML, Burstein D. Assessment of early osteoarthritis in hip dysplasia with delayed gadolinium-enhanced magnetic reso- nance imaging of cartilage. J Bone Joint Surg Am. 2003;85(10):1987–1992.

[45] McLawhorn AS, Levack AE, Fields KG, Sheha ED, DelPizzo KR, Sink EL. Association of epsilon- aminocaproic acid with blood loss and risk of transfusion after periacetabular osteot- omy: a retrospective cohort study. J Arthroplast.

2016;31(3):626–632.

[46] Wingerter SA, Keith AD, Schoenecker PL, Baca GR, Clohisy JC. Does tranexamic acid reduce blood loss and transfusion requirements associated with the Periacetabular osteotomy? Clin Orthop Relat Res. 2015;473(8):2639–2643. https://doi.org/10.1007/s11999-015-4334-6.

[47] Spiker AM, Gumersell KR, Sink EL, Kelly BT. Modifications to the hip arthroscopy tech- nique when performing combined hip arthros- copy and periacetabular osteotomy. Arthrosc Tech. 2017;6(5):e1857–e1863.

[48] Clohisy JC, Barrett SE, Gordon JE, Delgado ED, Schoenecker PL. Surgical technique of the periace- tabular osteotomy in the treatment of severe acetabu- lar dysplasia. J Bone Joint Surg Am. 2006;88(Suppl 1 Pt 1):65–83.

[49] Lehmann CL, Nepple JJ, Baca G, Schoenecker PL, Clohisy JC. Do fluoroscopy and postop- erative radiographs correlate for periacetabular osteotomy corrections? Clin Orthop Relat Res. 2012;470(12):3508–3514.

[50] Trumble S, Mayo K, Mast J. The periacetabular oste- otomy. Minimum 2 year followup in more than 100 hips. Clin Orthop Relat Res. 1999;363:54–63.

[51] Sato T, Nishida Y, Matsuno T, Tanino H, Ito H. Early weight-bearing after periacetabular osteotomy leads to a high incidence of postoperative pelvic fractures. BMC Musculoskelet Disord. 2014;15(1):1–7.

[52] Clohisy JC, Schutz AL, St. John L, Schoenecker PL, Wright RW. Periacetabular osteotomy: a sys- tematic literature review. Clin Orthop Relat Res. 2009;467(8):2041–2052.

[53] Peters CL, Erickson JA, Hines J. Early results of the Bernese periacetabular osteotomy: the learning curve at an academic medical center. J Bone Joint Surg. 2006;88:1920–1926.

[54] Zaltz I, Baca G, Kim Y-J, Schoenecker P, Trousdale R, Sierra R, et al. Complications associated with the periacetabular osteotomy. J Bone Joint SurgAm. 2014;96(23):1967–1974.

[55] Kalhor M, Gharehdaghi J, Schoeniger R, Ganz R. Reducing the risk of nerve injury during bernese periacetabular osteotomy: a cadaveric study. Bone Joint J. 2015;97-B(5):636–641.

[56] Zaltz I, Beaule P,Clohisy J, Al E. Incidence of deep vein thrombosis and pulmonary embolus following periace- tabular osteotomy. J Bone JointSurg. 2011;93:62–65.

[57] Crockarell JJ, Trousdale R, Cabanela M, Berry D. Early experience and results with the periace- tabular osteotomy. The Mayo clinic experience. Clin Orthop

Relat Res. 1999;363:43–53.

[58] Hussell JG, Ganz R. Technical complications of the Bernese periacetabular osteotomy. Clin Orthop Relat Res. 1999;363:81–92.

[59] Ganz R, Parvizi J, Beck M, Leunig M, Notzli H, Siebenrock KA. Femoroacetabular impingement: a cause for osteoarthritis of the hip. Clin Orthop Relat Res. 2003;417(417):112–120.

[60] James R, Ross MD, Ira Zaltz MD, Jeffrey J, Nepple MD, Perry L, Schoenecker MD, John C, Clohisy M. Arthroscopic disease classification and interven- tions as an adjunct in the treatment of acetabular dys- plasia. Am J Sports Med. 2011;39:72–78.

[61] Clohisy JC, Nunley RM, Carlisle JC, Schoenecker PL. Incidence and characteristics of femoral defor- mities in the dysplastic hip. Clin Orthop Relat Res. 2009;467(1):128–134.

[62] Domb BG, Lareau JM, Hammarstedt JE, Gupta A, Stake CE, Redmond JM. Concomitant hip arthroscopy and Periacetabular osteotomy. Arthrosc: J Arthrosc Relat Surg 2015;31(11):2199–2206. Available from https://doi.org/10.1016/j.arthro.2015.06.002

[63] Scott EJ, Thomas-Aitken HD, Glass N, Westermann R, Goetz JE, Willey MC. Unaddressed cam defor- mity is associated with elevated joint contact stress after periacetabular osteotomy. J Bone Joint Surg Am. 2018;100(20):e131.

[64] Nassif N, Schoenecker P, Thorsness R, Clohisy JC. Periacetabular osteotomy and combined femoral head-neck junction osteochondroplasty: a minimum two-year follow-up cohort study. J Bone Joint Surg. 2012;94(21):1959–1966.

[65] Beaulé PE, Dowding C, Parker G, Ryu JJ. What fac- tors predict improvements in outcomes scores and reoperations after the Bernese Periacetabular oste- otomy? Clin Orthop Relat Res. 2014;473(2):615–622.

[66] Mei-Dan O, McConkey MO, Brick M. Catastrophic failure of hip arthroscopy due to iatrogenic instabil- ity: can partial division of the ligamentum teres and Iliofemoral ligament cause subluxation? J Arthrosc Relat Surg. 2012;28(3):440–445.

[67] Ganz R, Horowitz K, Leunig M. Algorithm for femoral and periacetabular osteotomies in com- plex hip deformities. Clin Orthop Relat Res. 2010;468(12):3168–3180.

[68] Sankar WN, Novais E, Koueiter D, Refakis C, Sink E, Millis MB, et al. Analysis of femoral version in patients undergoing periacetabular osteotomy for symptomatic acetabular dysplasia. J Am Acad Orthop Surg. 2018;26(15):545–551.

第十三章 其他骨盆截骨术

Etienne L. Belzile, Antoine Bureau, Maged Shahin

关键学习要点

· 三联截骨术为有未成熟的 "Y" 形软骨的患者提供髋臼矫形选择。

· 手术技术的改进增加了截骨块的可移动性和固定强度，减少了手术创伤。

· Chiari 截骨术是一种独特的骨盆截骨术。

· 髋关节外科脱位技术的优化改善了手术显露，减少了外展肌的创伤。

· 髋臼造盖成形术可以作为独立的或者附加手术以改善髋关节的覆盖。

E. L. Belzile (✉)
Department of Surgery, Division of Orthopaedic
Surgery, Faculty of Medicine, Université Laval,
QC, Quebec City, Canada

Department of Surgery, Division of Orthopaedic
Surgery, CHU de Québec-Université Laval; Hôpital
de l'Enfant-Jésus, QC, Quebec City, Canada
e-mail: etienne.belzile@chudequebec.ca

A. Bureau · M. Shahin
Department of Surgery, Division of Orthopaedic
Surgery, CHU de Québec-Université Laval; Hôpital
de l'Enfant-Jésus, QC, Quebec City, Canada
e-mail: antoine.bureau.1@ulaval.ca

© Springer Nature Switzerland AG 2020
P. E. Beaulé (ed.), *Hip Dysplasia*, https://doi.org/10.1007/978-3-030-33358-4_13

介绍

在过去的许多年来，骨盆截骨术出现了许多不同的形式。它们可以分为两种主要类型：重建手术和增强（挽救）手术。重建手术的治疗思路是将关节面重新排列，以增加接触的表面积以利于传递载荷，同时恢复稳定性。通过重定向髋臼透明软骨及其股骨头下的软骨下骨，这将产生接近正常的关节负荷，延迟或预防继发性骨关节炎。增强型手术旨在通过关节囊或骨移植物提供的股骨头上方新的覆盖，并在化生成型后，形成纤维软骨表面。研究表明，髋臼造盖术和 Chiari 截骨术并未导致更高的围手术期并发症发生率，以及更高的翻修率或缩短后续的髋关节发育不良的全髋关节置换术（THA）的存活时间。相反，这样的手术可以增加髋臼骨储备以便于随后的 THA 手术。但是，髋臼旋转截骨术（RAO）可能会使随后的 THA 手术更加困难。由于向前、外侧旋转髋臼骨块后造成后壁缺损，RAO 中需要大量髋臼大块骨填充，因此手术时间也显著延长。

由于需要进行广泛的手术剥离，加之髋臼解剖结构的破坏使后续的 THA 更具挑战性，并且由于后续的 THA 效果不佳，也进一步限制了一些重建手术的适应证。

重建手术方式

骨盆三联截骨术

历史背景

LeCoeur 于 1965 年描述了首例三联骨盆截骨术（TPO），它为 "Y" 形软骨未成熟的患者提供了更好的髋臼骨块旋转和矫形的能力。在最初的技术中，耻骨和坐骨支的截骨术是在靠近耻骨联合的闭孔的内侧进行的。Steel 对这项技术的改良于 1973 年发表，其中包括两个单独的切口以进行截骨术。坐骨切开是通过臀部切口进行的，而耻骨和髂骨切开是通过 Salter 截骨术的经典入路进行。尽管仍然受到骶棘韧带的限制，但这项技术为矫正髋臼提供了更大的活动自由度。

1981 年，Tönnis 发表了一种三联骨盆截骨术的改良形式，其中坐骨截骨在坐骨棘近端且更靠近关节处进行，从而可以对髋臼进行更大程度的矫正并提供更佳的骨性接触以促进愈合。随后，证实了 Tönnis 三联截骨术可提供与 Ganz 截骨术相似的矫正范围。三联截骨术的缺点包括前柱和后柱的不连续性，使得髋臼骨块在手术后存在不稳定。

此后在文献中描述了该技术的许多不同方法。伯明翰交锁骨盆截骨术（BIPO）是其中的一种技术，该技术使用髂骨中预定角度的截骨来使髋臼骨块与髂骨互相交锁，从而提供即刻稳定的结构。

各种微创的外科手术技术，包括使用单一或两个切口的方式进行的。其他学者从髂骨近端切除一个三角形的楔形骨，从而形成一个卡槽，在旋转后髂骨后方的远端骨块将与之互相交锁并达到稳定。

临床适应证

TPO 广泛认可的手术指征是髋臼发育不良，具有会干扰正常活动的临床疼痛症状。患者通常在 5~10 岁，伴有开放的 "Y" 形软骨。影像学上将髋臼发育不良定义为中心边缘角（CEA）< 20°，髋臼 Sharp 角 > 40°。进行 TPO 的先决条件包括术前髋关节活动的范围，包括 20° 的外展、90° 的屈曲和 10° 的内旋。不遵守这些标准会导致术后出现一个屈曲受限的外旋位髋关节，从而导致患者无法正常行走。此外，股骨头必须是球形的并且可复位的，尽管这个标准在青年人中可以被部分忽略。进行 TPO 的禁忌证包括由于先前的髋部疾病导致的股骨头或髋臼畸形引起的髋关节不匹配，髋关节退行性关节炎，髋关节严重挛缩以及无法将股骨头复位到髋臼。

TPO 的次要适应证包括 LCP（Legg-Calvé-Perthes）病。LCP 病的治疗的主要目标是在疾病的恢复阶段通过包容股骨头来防止股骨头变形，从而在生长过程中促进股骨头球形的重构。最近的研究表明，在外侧支柱 B 和 B-C 边界组中，外科包容手术比非手术治疗效果更好。最新数据还显示，与 Chiari 截骨术相比，TPO 产生更好的影像学和临床的效果。

尽管已经证明在后续的截骨之前进行股骨近端内翻截骨术可获得良好的结果，但是即使对于严重的病例，单独的 TPO 也可以产生良好的结果。

TPO 的优势

· 更容易的学习曲线。
· 对 "Y" 形软骨是否闭合无要求。
· 髋臼缺血坏死的风险较低。
· 大血管并发症风险低。

TPO 的缺点

· 存在不愈合的风险。
· 术后对负重有限制。
· 髋臼的矫形程度有限。
· 会产生产道形态的畸形。

手术技术

Steel 改良术式

Steel 的 TPO 技术包括两个切口，患者仰卧位。髋关节弯曲90°，第一个切开是水平切口，在臀横纹近端1cm处，垂直于股骨的长轴。臀大肌侧向外侧牵开，然后股二头肌从坐骨上掀起。在半膜肌和半腱肌起点之间的坐骨周围放置一个弧形镊子，用骨刀从外侧向内侧斜形完成截骨，然后关闭切口。

使用标准髂股入路进行第二个切口的操作。髂肌和臀肌以骨膜下剥离的方式从髂翼翻转。缝匠肌和腹股沟韧带的起点从髂前上棘上游离并向内翻转。耻骨肌从耻骨上支剥离，然后使用骨刀在耻骨结节内侧约1cm处将耻骨上支截断，同时用镊子保护闭孔神经血管束。

然后根据 Salter 技术完成髂骨的截骨术。线锯在坐骨大切迹的骨膜下方穿过，然后在髂前上棘和髂前下棘的中点处向前延伸截骨。

最后用一个巾钳夹住髂前上棘将髋臼矫正到预定的位置。髋臼截骨块使用髂翼上方获得的植骨块固定，并用两个刚穿过髂骨内板的关节外螺钉交叉固定，以防止螺钉在愈合过程中上移。切口逐层缝合，并附加石膏外固定。

Tönnis 改良术式

Tönnis 的技术最初包括3个切口和2个不同的手术体位，尽管后续发表的文献建议使用单一的患者手术体位和切口。首先将患者俯卧在手术台上。其次在臀部的区域做第一个切口，从坐骨棘到坐骨结节。将臀大肌钝性分离以暴露坐骨棘和覆盖外旋肌群的筋膜，然后将外旋肌群从闭孔内肌和孖肌间分离，保留骶结节韧带，再将拉钩放置在闭孔和坐骨切迹内。第一步截骨术，从坐骨棘的头端开始结束于闭孔，然后关闭切口，将患者仰卧位置于可透视手术台上。

在耻骨区做第二个切口。股神经血管束向外侧牵开，分离软组织直到解剖耻骨上支，骨膜下向外侧剥离直至耻骨的闭孔外侧边界。第二步截骨平行并靠近泪滴进行。然后第三个切口用于显露髋臼顶上方的区域。切口从髂脊延伸到腹股沟区域，与 Salter 截骨术中所述类似。

在髂骨的内外板进行骨膜下剥离。将拉钩从髂骨的两侧，放入坐骨大切迹处。当获得足够的显露后，将斯氏钉植入髋臼顶上方，朝着内侧和尾端方向，与计划的截骨线平行。然后在髋臼顶上方2~3cm处，从外侧朝向坐骨切迹的后内侧方向进行第三次截骨（图13.1）。

然后可以使用斯氏针作为摇杆将髋臼骨块调整到所需的位置。一旦获得了所需的股骨头覆盖率，将从髂脊上取下的一个楔形骨块插入到截骨缺口中。

经由髂脊植入4枚2.0~2.5mm的无螺纹克氏针，用以固定截骨部位。术后用石膏固定制动6周。一旦影像学显示截骨处存在足够的骨痂愈合迹象，就可以完全负重。克氏针通常在术后4个月取出。

O'Hara 改良术式

2002年，O'Hara 等提出了伯明翰交锁骨盆（三重）截骨术（BIPO），该方法可简化复位操作并提供更大的截骨稳定性，从而可以在术后即刻承重。

该技术采用两个皮肤切口和两个手术体位。首先将患者置于侧卧位。在大转子和坐骨之间做一斜形的皮肤切口。沿臀大肌纤维钝性分离。显露坐骨神经并向外侧牵开8~10cm。掀起外旋肌群以显露坐骨。使用直形的 Lexer2cm×2cm 骨刀来进行坐骨截骨，从坐骨脊的近端开始，以倾斜的角度对准闭孔方向。骨刀的深度可防止截骨过程中穿透内侧皮质以避免随后对会阴部结构的损害。截骨手术完成后缝合伤口，将患者仰卧位置于手术台上。

然后采用 Salter 截骨切口进行耻骨和髂骨截骨。耻骨上支行骨膜下剥离后显露，用一个带凹形弧度的 Lexer 骨刀在泪滴的内侧进行截骨。然后

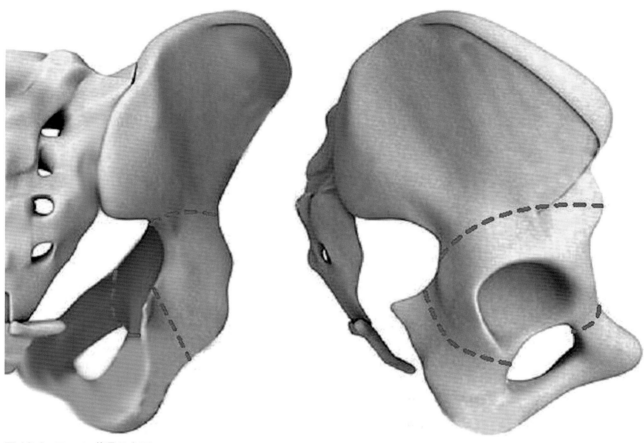

图 13.1 Tönnis 截骨示意图

继续进行髂骨内板的骨膜下解剖，剥离后通过髂耻线直至四边体，直到暴露坐骨大切迹。然后使用 3 个相连的截骨步骤进行髂骨截骨术。这些截骨线之间形成的两个角度必须相等，以允许精确的骨块重置并达到结构锁定。

切口之间的角度必须在术前进行模板化测量和计划，因为这将决定术后侧向覆盖的程度。第一枚螺钉在矢状面方向向上植入"Y"形软骨上方，而第二枚螺钉则平行于髋臼顶植入。可以使用外固定器连杆作为操纵杆向外侧旋转中央髋臼骨块。然后使用两个 4.5mm 螺钉以平行或会聚的角度固定髋臼骨块。术后允许早期负重。

手术并发症

不愈合

最近的文献描述了 TPO 的不愈合率在 1.0% ~ 14.5% 之间。一篇综述对 TPO 术后不愈合提出了一些降低其发病率的建议，特别是使所有截骨部位均达到足够的骨性接触，使用强力螺钉稳定髂骨的截骨，使用长的内外方向螺钉稳定耻骨截骨直至愈合，并且在手术后 6 周内避免坐位时对同侧坐骨结节的压力。

神经损伤

据报道，最常见的神经损伤是股外侧皮神经（LFCN）、坐骨神经（SN）和股神经（FN）麻痹。一些学者报道了高达 9% 的患者出现永久性 LFCN 损伤，而另一些报道称高达 7.1% 的患者出现短暂性坐骨神经麻痹。

血管损伤

尽管很少见，但血管损伤是 TPO 的潜在危险并发症。Liddell 和 Hailer 等曾经报道过髂内动脉的大出血。

感染

文献中报道的感染率在 1.7% ~6.5% 之间变化。尽管大多数感染是表浅的，可以使用抗生素治疗，但 Hailer 等报道了 2 例需要行翻修手术的感染病例。

其他并发症

Eceviz 等报道了一例 TPO 术时发生的关节内骨折的病例。3 个不同病例系列的文献报告了深静脉血栓形成的发生，其发生率在 0.5% ~ 1.7% 之间。Hailer 等报道了 2 例致命的肺栓塞（3.2%）。其他已报道的并发症包括关节软骨溶解（Chondrolysis），多达 4.7% 的患者异位骨化，臀肌功能不全和股骨头坏死。

临床结果

功能和临床结果

许多研究已将转换为全髋关节置换术视为 TPO 术后生存时间的终点（表 13.1）。

使用 Tönnis 截骨术已发表的最长的随访结果显示其 25 年生存率为 68.6%。同一系列在 10 年时生存率为 83%，在 15 年时生存率为 80.3%。其

他使用 Tönnis 截骨术的病例系列的生存率为 3.5 年时 97.4%，11.5 年的生存率为 85.3%。Mei-Dan 等使用 BIPO 技术发表了他们的结果，10 年生存率为 76%，17 年生存率为 57%。在这些系列中还报告了功能结局，使用了多个评分，尤其是 Harris 髋关节评分（HHS）、牛津髋关节评分（OHS）、加州大学洛杉矶分校 UCLA 活动评分和 Merle d'Aubigné-Postel 评分（MAP）。大多数文献报道的结果显示疼痛和功能评分得到持久改善，随访 10 年或更长时间的患者中，超过 90% 的患者表现出良好或很好的预后。Janssen 等发表了关于 32 例患者 Ⅱ 度骨关节炎患者 TPO 的研究结果，并得出结论，它是延迟 THA 的可行替代方案，在 11.5 年时生存率为 85.3%。

他还报道了术前 HHS 评分＜ 70 和 BMI ＞ 25 是预后不良的因素。

影像学结果

为了更好地了解截骨术获得的矫正程度，许多病例系列还报道了术后放射学结果。最常见的放射学检查包括中心边缘角（CEA），髋臼指数（AI）和前方中心边缘角（ACEA）。

在这些研究中，在最终随访时，将术前值和术后值相比，CEA 的平均增加幅度在 5.9° ~30.7° 之间。同时，当比较这些相同的研究时，AI 的平

表 13.1　文献中 TPO 的生存率

作者	发表时间（年）	髋（患者）	平均随访年限（范围）（年）	手术时平均年龄（范围）（岁）	转换为 THA 作为生存率
Eceviz	2017	58（50）	8.8（1.5~15.9）	23.3（14~47）	8.8 年：98%
Mei-Dan	2017	116（100）	17.5（13.8~21.5）	31（7~57）	10 年：76% 17 年：57%
Van Stralen	2013	51（43）	25（23~29）	28（14~48）	10 年：83% 15 年：80.3% 25 年：68.6%
Janssen	2009	177	11.5（11~12.2）	38.6（23.9~57）	11.5 年：85.3%
Van Hellemondt	2005	51（43）	15（13~20）	28（14~46）	15 年：88%
Hailer	2005	61（51）	6（2~16.9）	23（8~44）	6 年：87%

均下降幅度在 2°~28°之间（图 13.2）。ACEA 的平均增加幅度在 22°~26°之间。几位作者警告发生过度矫正的危险，即髋臼后倾，可能导致医源性股骨髋臼撞击（FAI）。

经验和教训

· 更坚强的固定可以使石膏外固定时间更短（如果有）。

· 采用前方入路并使用 Ganz 截骨技术用的弧形骨刀完成坐骨截骨可以避免了患者体位的二次摆放。

· 耻骨支的截骨尽可能靠外侧，以使髋臼骨块的活动度得到最大化。

· 髋臼截骨块重定向后，将髋臼中心向内侧移位，以恢复 Shenton 线的连续性。

· 髋臼最终固定后应测试髋关节的活动范围，

以避免髋臼后倾 /FAI 的发生。

支撑（挽救）手术

Chiari 骨盆截骨术

历史背景

1950 年，维也纳的 Karl Chiari 医生首次报道了这种挽救性骨盆截骨的手术技术。该技术的最初适应证包括所有年龄段的先天性髋关节发育不良伴或不伴半脱位。后来，由于重新定向的截骨术和髋臼成形术通过健康的软骨，提供了更好的股骨头覆盖率，因此将 6 岁以下的儿童排除适应证范围。当前，自从现代髋臼周围截骨术的引入和全髋关节置换术（THA）磨损性能的改善以来，Chiari 截骨术的适应证变得越来越有限。因此，谨

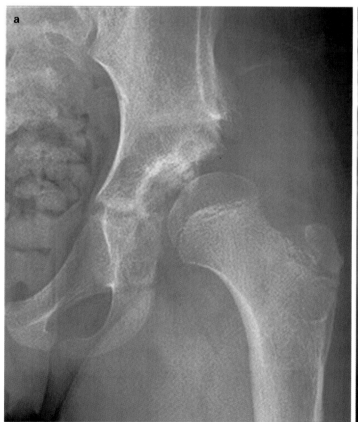
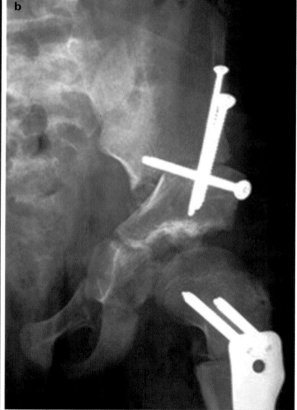

图 13.2 三联截骨的影像学表现：一名 13 岁女孩，曾在 18 个月大时行切开复位，其后出现残余的发育不良。（a）术前；（b）术后 6 个月 X 线片

慎的患者选择以及对患者期望的正确管理对于取得成功的结果至关重要。

Chiari 截骨术的生物力学原理是通过截骨重建出一个外上方的臼顶盖来增加髋臼的覆盖范围。股骨头内侧移位可减少髋关节内软骨的过度负荷，进而减少关节负荷和外展肌的杠杆力臂（图13.3）。使髋部中心更靠近躯干中线也可以改善Trendelenburg 跛行步态。髋关节囊作为间隔物在截骨外移的髂骨形成的外上方的臼顶盖与内移的股骨头下方之间。

6 个月后，该部分关节囊化生为纤维软骨组织。

临床适应证

Chiari 截骨术的经典适应证为先天性髋关节发育不良伴股骨头半脱位和闭合的髋臼"Y"形软骨。对股骨头覆盖率的早期描述主要指髋关节复位后恢复关节的对应关系。这种截骨术的现代适应证更多集中在有轻度至中度关节炎变化的髋关节不匹配的发育不良的青少年和年轻人。股骨头中心的内移在严重的发育不良或髋关节半脱位，股骨头覆盖不足以及浅髋臼不能提供足够的骨储备以通过重新定向截骨术和 / 或单独股骨截骨术将其移动到承重区域时非常有用。扁平髋（Coxa magna）作为 LCP 病的后遗症，也是一个很好的适应证。

进行 Chiari 骨盆截骨术的禁忌证包括晚期关节炎改变、严重的发育不良和高脱位的髋关节，无法保证截骨线在髋关节外缘上方朝向坐骨大切迹的顶部的适当倾斜度，以及髋关节屈曲不超过

图 13.3 Chiari 截骨术内移的生物力学作用示意图

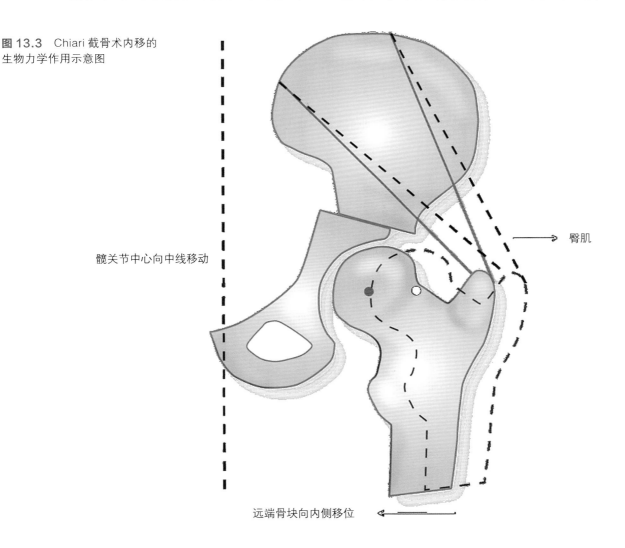

髋关节中心向中线移动

臀肌

远端骨块向内侧移位

90°。相对的禁忌证可能包括 40 岁以上的患者，THA 可以为这些患者提供良好甚至优良的效果。最近的争议在于是否要对存在盂唇撕裂的髋关节进行 Chiari 截骨术，还是在截骨术前用关节镜对这些盂唇撕裂进行处理以获得最佳治疗效果。

优点

· 髋臼的中置可改善外展肌杠杆力臂，同时减少体重力臂并降低髋部反作用力（中置 15mm 时，髋关节反作用力降低 20%）。

· 提供即刻的臼顶覆盖，并允许早期负重。

· 为远期的 THA 创造一个更深更大的髋臼空间。

缺陷

· 对于截骨的水平高度和角度的技术要求较高。

· 负重区透明软骨覆盖的面积没有增加。

· 无法调整下肢长度。

· 截骨大幅度内移后导致骨盆环变形。

· 坐骨神经损伤的风险。

手术技术

患者通常取仰卧位置于骨科手术床，术中需准备透视机用于术中透视。经典的手术教学通常偏爱使用 Smith-Petersen 入路，即使用前外侧比基尼切口，长 10~12cm，并在远端略朝向髂翼。首先行骨膜下显露髂棘，然后剥离显露髂骨内板直至坐骨大切迹。坐骨神经由置于坐骨大切迹的深处的钝的弹性拉钩牵开保护。髋关节通过钝性分离并抬起阔筋膜张肌，臀中肌的前部和臀小肌而暴露。臀血管神经束由另一个在坐骨大切迹外侧放置的拉钩保护。从关节囊表面解剖股直肌反射头的肌腱以暴露髂骨及截骨部位。为了获得充分的外侧显露，有必要从前到后将阔筋膜张肌从骨膜下进一步剥离并拉开。

另一种选择是采用经股骨转子入路。将股骨大转子截骨后，抬起外展肌可以更好地暴露髋臼上区域。可以避免将臀肌从髂骨外板表面剥离。

术后也可以选择将大转子向远端移位，以改善外展肌杠杆力臂，从而改善 Trendelenburg 步态。

髂骨截骨的水平和角度对于允许截骨面之间的滑动至关重要。截骨应当正好在髋臼上方和髂前下棘下方之间。截骨线的确切位置位于关节囊的髂骨止点与股直肌反折头的止点之间。大多数手术医生会使用术中透视来指导帮助确定截骨的方向。截骨通常以 7°~10° 指向内侧和近端的角度，朝向坐骨切迹上方，呈弧形到达在骶棘韧带的止点上方（图 13.4）。传统上，按照上述截骨线在髂骨的外板从前到后用骨刀将其打开。然后，通过内侧皮质完成截骨术。释放牵引力或直接对下肢进行徒手操作，在下肢中立位使髋臼内移。可以在手术过程中通过透视机上完整的骨盆前后位片评估髋臼内移的校正程度。股骨头的覆盖量应旨在获得约 25° 的外侧中心边缘角，但髋臼平移仍受内侧骨量的限制，以确保足够的骨质接触以进行固定和愈合。

尽管 Chiari 的原始技术在术后不涉及固定或制动，但目前通常建议使用克氏针或空心短螺纹螺钉固定以保持恰当的截骨位移的稳定（图 13.5）。

手术并发症

· 内移不充分。

· 髋关节活动范围减少。

· 坐骨神经麻痹。

· 不愈合。

· 异位骨化。

· 转换为 THA 时股骨头脱位困难。

临床结果

功能和临床结果

临床结果与手术时疾病所处的阶段有关。

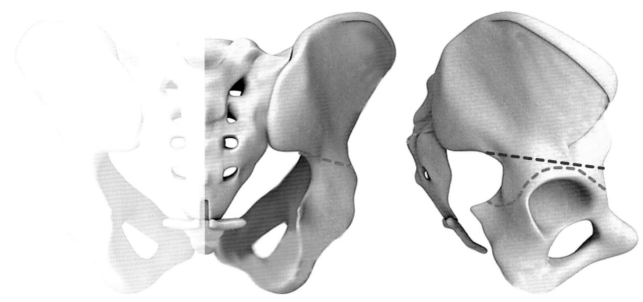

图 13.4 Chiari 截骨位置示意图。红色虚线表示对经典（蓝色虚线）截骨的现代改良截骨线

Yanagimoto 等比较了术后症状改善患者组（66 髋）和结果不良患者组（7 髋）的手术技术参数（截骨的高度、截骨角度、移位比值），以确定影响最终结果的因素。

作者发现这 3 种手术技术参数在相互之间没有统计学上的显著差异。早期 Tönnis I 型发育不良是 Chiari 的良好指征，而发育不良伴较重的 Tönnis 分型的关节可能会早期进一步发展为骨关节炎。Lack 和 Windhager 等已报道 Chiari 医生本人进行的 Chiari 截骨术的长期随访结果（82 例，年龄 ≥ 30 岁，平均随访 15.5 年；236 例，随访 > 20 年）。

截骨术虽然可以有效地治疗疼痛，但往往会减少髋关节的活动范围，因此髋关节屈曲 90°或以下的髋关节是该手术的禁忌证。作者报告说，患者报告结果评分在统计学上有显著改善。进行 Chiari 截骨术后，下肢长度保持不变，但 Trendelenburg 的阳性步态未得到改善。

如表 13.2 所示，许多研究都认为转换为全髋关节置换术是 Chiari 截骨术的终点生存时间。

影像学结果

为了更好地了解截骨术获得的股骨头覆盖量，许多研究还报道了影像学的评估结果（图 13.6）。Vukasinovic 等报道 CE 角度增加了 28.76°（$P < 0.01$），而股骨头未覆盖减少了 51.51%（$P < 0.01$）。同样，其他人也报告了髋关节的所有放射学参数（Sharp 角、CE 角和股骨头的覆盖范围）都有所改善。在 Ito 等进行的研究中，所有放射学参数均得到改善，术中平均 CE 角从术前 –2.3°（–27°~16°）增至术后 39.1°（18°~72°），（$P < 0.001$）。

经验和教训

· 股直肌的反折头是重要的手术标志，应该清楚地识别，并在其后外侧识别真正的髋臼。

· 截骨的水平高度将仍然是影响临床结果的关键因素。截骨的起点过低会导致髋关节囊损伤。太高的截骨、起点可能导致股骨头半脱位和骶髂关节下缘的损伤。

· 绘制/引导截骨线以匹配股骨头畸形并最终实现原本不匹配的两方相互匹配，即变形的股骨头与新的髋臼顶之间的匹配。

· 关节囊应保持完整，并附着在远端髋臼截骨块上。

图 13.5 Chiari 截骨螺钉
固定示意图

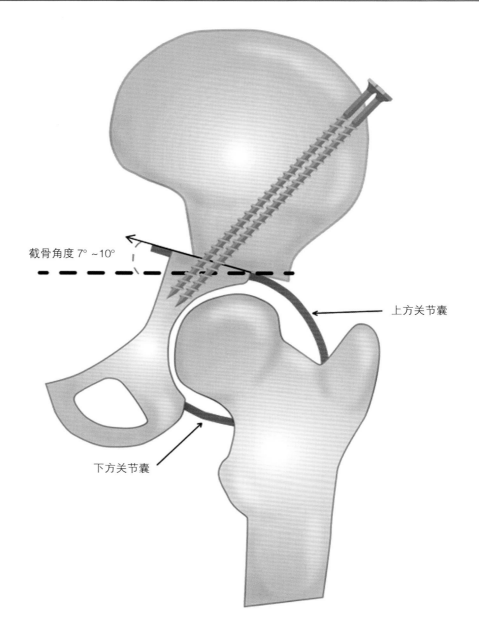

截骨角度 7° ~10°

上方关节囊

下方关节囊

· 不要使用 Gigli 线锯，因为很难从后部引导它产生这样弯曲和上升的截骨方向。

· 应避免进行水平或向下倾斜的截骨，因为这样会阻碍远端截骨端向内侧的移位。

髋臼造盖成形术

历史背景

　　髋臼造盖成形术最初是在 1891 年由 König

报道的，随后由 Gill、Spitzy、Wiberg、Staheli 和 Chiron 进行了改良，Uchida 随后进一步改进了该技术。

　　最初该项技术被报道用于儿童和青少年，但是部分专家也在骨骼成熟的成年人中使用造盖手术。该手术的主要目的是利用同侧髂骨的自体骨移植到现有的髋关节囊上方，以增加股骨头外侧的覆盖率。关节外的外上方支撑骨块扩大了关节的负重面积并减小了作用于髋臼软骨复合体的剪切力。因此，造盖骨块将通过骨移植和关节囊逐渐化生为纤维软骨，为半脱位的股骨头提供上方

表 13.2 文献中的 Chiari 截骨术生存率

作者	发表时间（年）	髋（患者）	平均随访年限（范围）（年）	手术时平均年龄（范围）（岁）	转换为 THA 作为生存率
Ito 等	2011	173	30.2（10.0~32.5）	29（9~54）	28% 结果一般或较差 30 年随访生存率 85.9%
Vukasinovic 等	2011	86	7.2（4.0~12.5）	15.6（10~19）	4 年随访时生存率 100% 16.2% 伴有早期退行性变的表现
Kotz 等	2009	80	32（27~48）	29.7（12~54）	40% 行 THA 术
Migaud 等	2004	89	18（6~25）	33（17~56）	18 年生存率 68%
Macnicol 等	2004	215	18（5~30）	15.9（9.5）	30 年生存率 85.5%
Rozkydal 等	2003	130	22.3（15~30）	29（15~52）	38% 行 THA
Ohashi 等	2000	103	17.1（4~37）	18.2（6~48）	33.7% 的患者出现较重的退行性改变
Windhager 等	1991	236	24.8（20~34）	22.3（10.7~28.3）	9% 需再次手术

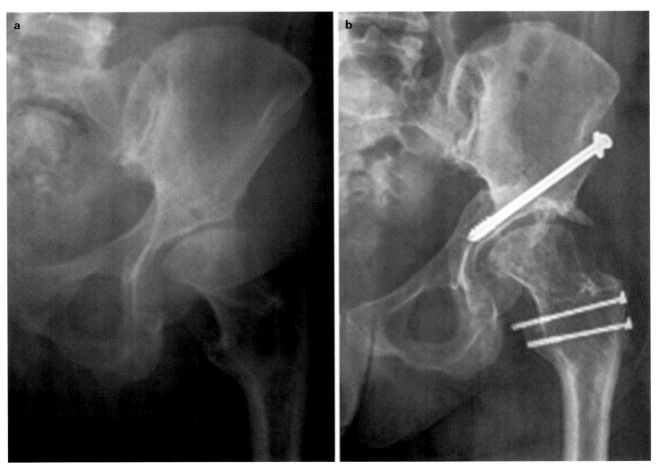

图 13.6 一名 21 岁唐氏综合征女性患者行 Chiari 截骨的 X 线片，该患者先前在接受了近端内翻和随后的外翻 ITO 治疗的发育异常的髋关节后出现了早期 OA。（a）术前；（b）术后 5 年 X 线片

的后部或前部的支撑。技术差异主要集中在手术入路、关节周围和外展肌的解剖分离方法以及植骨固定方法上。

临床适应证

髋臼造盖成形术的当代指征主要是残留的髋关节发育不良，且不能通过骨盆重定向截骨术纠正。年轻人的早期的关节退行性改变可能是最有可能从该手术中受益的患者人群。其他外科医生建议在髋臼发育不良的患者其中心边缘角在 5°~20° 之间，采用这种更简单的手术方式。

继发于 LCP 病的半脱位股骨头似乎特别适合这种支撑手术方式，因为股骨头的大小和髋臼体积常常不匹配。此外，如果先前的骨盆截骨术未能提供足够的股骨头覆盖范围，髋臼造盖手术也可被作为补充挽救性手术。可以通过髋臼重定向截骨术矫正的，具有球形匹配度的发育不良髋节是该手术的绝对禁忌证。髋关节的晚期退行性改变也是髋臼造盖成形术的禁忌证，因为 THA 后可获得更好的预后。

优势

- 简单的手术技术。
- 相对微创的手术，可以推迟年轻患者骨关节炎的进展。
- 可在转化为 THA 之前优化髋臼骨量。
- 无神经损伤风险。
- 即使不愈合也通常无症状。

缺陷

- 髋关节中心仍位于外侧，因此髋关节外展肌力或 Trendelenburg 步态没有改善。
- 如果不固定移植骨块，则需要保护性承重。
- 移植骨块的最佳位置难以达到。
- 中期髋关节生存率不佳。

手术技术

众多的手术方法被应用于增加髋关节的外侧覆盖。最常用的是 Staheli 描述的开槽髋臼支撑术。在手术过程中，将患者仰卧在可透射线的手术台上，并使用术中透视。通常使用 Smith-Petersen 入路，并使用比基尼切口，可以方便地进行植骨定位。或者，一些作者使用了 Hueter 入路，该方式现在通常作为前方入路用于全髋关节置换。显露髋关节囊，将股直肌反折头的腱与肌腱直头分开。反折头从前到后从髋关节囊上抬起。

最重要的步骤是在髋臼上方区域中制作一个插槽，该插槽用作将要植入移植块的骨床。它的位置必须与髋关节囊上方止点的高度接近，以便在植骨后获得负载转移。通常在关节囊反折的正上方使用钻头形成一排的钻孔，然后使用骨刀将钻孔连接起来获得植骨的插槽，植骨槽延伸到髂骨内板但不穿透内板。

从髂骨中取出单皮质或双皮质骨块，根据预先制成的植骨槽，修整植骨块的形状，以便无须内固定即可获得植骨块稳定性。髋臼造盖的大小通过测量与植骨块大小和植骨槽深度之和相等的支撑宽度（WA）来计算，以便在矫形后获得 35°的外侧覆盖角（图 13.7）。一些作者将髂骨的内板用作获取移植物的部位，其优点是形状凹陷，且通常与患者的髋臼边缘相匹配。移植物可以向前或向后延伸，以在需要时提供足够的覆盖范围。用两个固定缝线将其固定在下方的关节囊上。其他学者则首选使用空心螺钉或小掌侧钢板和螺钉来固定移植骨块。

手术并发症

- 植骨吸收。
- 髋关节撞击。
- 髋关节强直。
- 股骨头半脱位。

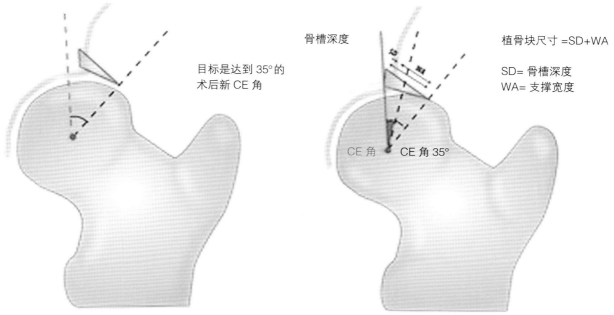

图 13.7　髋臼造盖成形术的手术方案图示

临床结果

功能和临床结果

在 Fawzy 等进行的研究中，对 76 例的髋臼造盖支撑术进行了平均 11 年的随访。术后 6 个月，90% 的髋关节疼痛症状得到改善。然而，术后平均 5 年，14% 再次发生髋关节疼痛，而 30% 的髋关节在进行初次手术后平均 7.5 年（2~14 年）需要 THA。在 10 年的随访中，仍有 46% 的患者报告疼痛缓解。Trendelenburg 步态从术前 43% 的阳性转为术后 14%。在 Nishimatsu 进行的研究中，年龄 < 25 岁的患者和年龄 > 25 岁的患者在生存率和预后方面存在统计学差异。在年轻的一组中，尽管患有晚期骨关节炎，但仍有 72% 的患者有良好的疗效，但在年长的一组中，只有 40% 的此类患者有良好的效果。Nishimatsu 提出了一项建议，即在进行外科手术时，患者年龄越小，可保持越长久的良好结果。然而，Yamamuro 等发表了文章反对这种说法，其原因在于，他们在 1~6 岁的儿童早期进行该术式时，由于移植块的吸收和髋臼生长障碍，长期随访结果并不令人满意。

因此，对于年龄 < 6 岁的患者，不建议使用髋臼造盖成形术。表 13.3 显示了不同作者的髋臼造盖成形术的术后髋关节生存率。目前，一些作者建议对年轻且活跃的成年，如具有盂唇撕裂和前后撞击试验阳性体征，可进行关节镜联合髋臼成形术。结果表明，患者可能会从微创手术中受益。然而，手术时间的延长仍然是关节镜手术的主要缺点，并且存在腹腔内液体渗出的危险。

影像学结果

Fawzy 等证明了平均 CE 角从术前的 11°（−20° ~+17°）改善为术后 50°（30° ~70°），平均髋臼 Sharp 角从术前的 52°（46° ~64°）到术后的 32°（18° ~57°）（图 13.8）。Nishimatsu 在研究两个年龄段（分别为 > 25 岁和 < 25 岁）的造盖术时，所有患者术后的 Sharp 角、CE 角和臼顶角都有改善。然而，年龄在 25 岁以下的患者的造盖相对于髋关节囊的位置明显低于 25 岁以上的患者。

经验与教训

· 了解发育不良髋臼的形态是髋臼成形术的基

表 13.3 文献中造盖术的生存率

作者	发表时间（年）	髋（患者）	平均随访时间（年）	手术时平均年龄（范围）（岁）	生存率
Iida 等	2018	47	17	33（16~56）	10 年生存率 97.8% 20 年生存率 78%
Hirose 等	2011	28	25	34（17~54）	10 年 100% 20 年 93% 32 年 71%
Fawzy 等	2005	76	11	33（17~60）	5 年 86% 10 年 46%
Nishimatsu 等	1975	119	23.8	两个年龄段 > 25 和 < 25	10 年 93% 15 年 80%（< 25） 10 年 68% 15 年 60%（> 25）

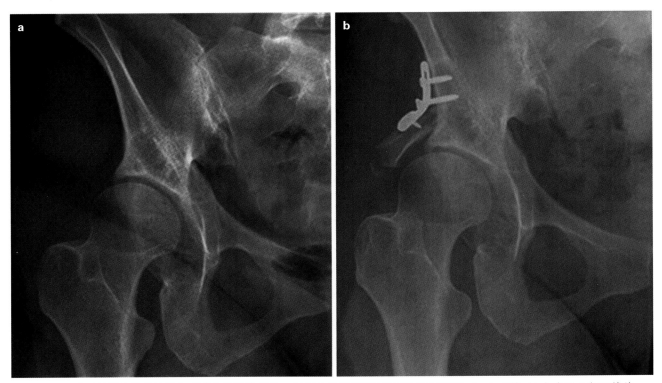

图 13.8 三皮质髂骨自体移植髋臼成形术的影像表现：45 岁女性轻度发育不良和盂唇撕裂。（a）术前；（b）术后 1 年 X 线片

础。必须计划好臼顶造盖的水平定位和移植骨块的大小。

·术中完全显露髋关节囊是发现股直肌反折头肌腱的关键。

·移植骨块的水平高度至关重要，在髋臼上方开槽，避免侵入髋关节。

·髋关节活动范围应在手术中进行测试，以确

认股骨颈或大转子没有撞击。

·植骨块不应该在骨槽附近获取，否则没有足够的骨量用来支撑造盖的骨块。

·可以用肋骨夹来重塑移植物的弧度。

·股直肌的反折头可以复位后原位缝合以固定植骨块。

·在对髋臼上方区域的外壁进行去皮质化后，

在造盖的上方添加颗粒植骨，可以使造盖增厚。

结论

尽管很明显，当前用于治疗头臼匹配的成年人髋关节发育不良的金标准仍然是伯尔尼髋臼周围截骨术，但重要的是要认识到，对于髋关节不匹配的患者或形态不佳无法成功使用重定向截骨术时，还是可以选择替代手术方式。

当代的 TPO 提供了充分的矫形范围，特别适用于"Y"形软骨开放的髋关节。它主要用于骨骼未发育成熟的 DDH 患者，并根据需要与股骨截骨术结合使用。目前的文献报道其在髋关节评分和转换为 THA 方面具有良好的长期效果。

在重定向截骨手术不能为较浅的髋臼负重区域提供足够骨量的情况下，这种挽救性手术特别有用。这些手术有助于增加外侧覆盖，并促进纤维软骨的形成。Chiari 截骨术的当前适应证包括髋关节发育不良且匹配不佳的年轻患者，以及作为 LCP 疾病发展结局的扁平股骨头。在 LCP 疾病后股骨头和髋臼之间体积不匹配的情况下，造盖截骨术仍然非常有用。在先前的骨盆截骨术未能提供足够的股骨头覆盖时，造盖术还可以作为补充的挽救性手术。通过重定向截骨术矫正髋关节发育不良是挽救性手术的绝对禁忌证。因为现代技术和植入物已被证明可以提供卓越的长期效果，THA 可以对发育不良髋关节晚期退行性改变提供最佳的治疗。

参考文献

[1] Tokunaga K, Aslam N, Zdero R, Schemitsch EH, Waddell JP. Effect of prior Salter or Chiari osteot- omy on THA with developmental hip dysplasia. Clin Orthop Relat Res. 2010;469(1):237–243.

[2] Migaud H, Putman S, Berton C, et al. Does prior con- servative surgery affect survivorship and functional outcome in total hip arthroplasty for congenital dis- location of the hip? A case-control study in 159 hips. Orthop Traumatol Surg Res. 2014;100(7):733–737.

[3] Tamaki T, Oinuma K, Miura Y, Shiratsuchi H. Total hip arthroplasty after previous acetabular osteotomy: comparison of three types of acetabular osteotomy. J Arthroplast. 2016;31(1):172–175.

[4] Tönnis D, Behrens K, Tscharani F. A modified tech- nique of the triple pelvic osteotomy: early results. J Pediatr Orthop. 1981;1:241–249.

[5] Aminian A, Mahar A, Yassir W, et al. Freedom of acetabular fragment rotation following three surgical techniques for correction of congenital deformities of the hip. J Pediatr Orthop. 2005;25:10–13.

[6] Kumar D, Bache CE, O'Hara JN. Interlocking triple pelvic osteotomy in severe Legg-Calvé-Perthes dis- ease. J Pediatr Orthop. 2002;22:464–470.

[7] Mei-Dan O, Jewell D, Garabekyan T, et al. The Birmingham Interlocking Pelvic Osteotomy for ace- tabular dysplasia: 13- to 21-year survival outcomes. Bone Joint J. 2017;99-B:724–731.

[8] Balakumar B, Racy M, Madan S. Minimally invasive (MIS) Tönnis osteotomy- a technical annotation and review of short term results. J Orthop. 2018;15:253–258.

[9] Lehman WB, Mohaideen A, Madan S, et al. Surgical technique for an "almost" percutaneous triple pelvic osteotomy for femoral head coverage in children 6–14 years of age. J Pediatr Orthop B. 2004;13:57–62.

[10] Lipton GE, Bowen JR. A new modified technique of triple osteotomy of the innominate bone for acetabular dysplasia. Clin Orthop Relat Res. 2005;434:78–85.

[11] Dungl P, Rejholec M, Chomiak J, et al. The role of triple pelvic osteotomy in therapy of residual hip dys- plasia and sequel of AVN: long-term experience. Hip Int. 2007;17(Suppl 5):S51–S64.

[12] Crutcher JP, Staheli LT. Combined osteotomy as a salvage procedure for severe Legg-Calvé-Perthes dis- ease. J Pediatr Orthop. 1992;12:151–156.

[13] Vukasinovic Z, Spasovski D, Kralj-Iglic V, et al. Impact of triple pelvic osteotomy on contact stress pressure distribution in the hip joint. Int Orthop (SICOT). 2012;37:95–98.

[14] Rosello O, Solla F, Oborocianu I, et al. Advanced con- tainment methods for Legg-Calvé-Perthes disease: triple pelvic osteotomy versus Chiari osteotomy. Hip Int. 2017;28:297–301.

[15] Joseph B, Nair NS, Narasimha Rao KL, et al. Optimal timing for containment surgery for Perthes disease. J Pediatr Orthop. 2003;23:601–606.

[16] Stepanovich M, Upasani VV, Bomar JD, et al. Advanced containment with triple innominate oste- otomy in Legg-calve-Perthes disease: a viable option even in severe cases. J Pediatr Orthop. 2017;37:563–569.

[17] Zaltz I. Single-incision triple pelvic osteotomy. Oper Tech Orthop. 23:151–157.

[18] Janssen D, Kalchschmidt K, Katthagen B-D. Triple pelvic osteotomy as treatment for osteoarthritis sec-

ondary to developmental dysplasia of the hip. Int Orthop (SICOT). 2009;33:1555–1559.

[19] van Hellemondt GG, Sonneveld H, Schreuder MHE, et al. Triple osteotomy of the pelvis for acetabular dysplasia: results at a mean follow-up of 15 years. J Bone Joint Surg Br. 2005;87:911–915.

[20] Eceviz E, Uygur E, Söylemez MS, et al. Factors predicting the outcomes of incomplete triple pelvic osteotomy. Hip Int. 2017;27:608–614.

[21] Baki ME, Abdioğlu A, Aydın H, et al. Triple pelvic osteotomy for the treatment of symptomatic acetabu- lar dysplasia in adolescents and adults: a review of 42 hips. Acta Orthop Belg. 2016;82:699–704.

[22] Mimura T. Triple pelvic osteotomy: report of our mid-term results and review of literature. WJO. 2014;5:14–19.

[23] van Stralen RA, van Hellemondt GG, Ramrattan NN, et al. Can a triple pelvic osteotomy for adult symp- tomatic hip dysplasia provide relief of symptoms for 25 years? Clin Orthop Relat Res. 2012;471:584–590.

[24] Kirschner S, Raab P, Wild A, et al. Clinical and radiological short- and mid-term results of triple pelvic osteotomy according to Tönnis in adolescents and adults. Z Orthop. 2002;140:523–526.

[25] de Kleuver M, Kooijman MA, Pavlov PW, et al. Triple osteotomy of the pelvis for acetabular dysplasia: results at 8 to 15 years. J Bone Joint Surg Br. 1997;79:225–229.

[26] Tschauner C, Sylkin A, Hofmann S, et al. Painful nonunion after triple pelvic osteotomy. J Bone Joint Surg Br. 2003;85-B:953–955.

[27] Hailer NP, Soykaner L, Ackermann H, et al. Triple osteotomy of the pelvis for acetabular dysplasia: age at operation and the incidence of nonunions and other complications influence outcome. J Bone Joint Surg Br. 2005;87:1622–1626.

[28] Liddell AR, Prosser G. Radiographic and clinical analysis of pelvic triple osteotomy for adult hip dysplasia. J Orthop Surg Res. 2013;8:1–1.

[29] Wenger DR, Pring ME, Hosalkar HS, et al. Advanced containment methods for Legg-Calvé-Perthes disease: results of triple pelvic osteotomy. J Pediatr Orthop. 2010;30:749–757.

[30] Klein C, Fontanarosa A, Khouri N, et al. Anterior and lateral overcoverage after triple pelvic osteotomy in childhood for developmental dislocation of the hip with acetabular dysplasia: frequency, features, and medium-term clinical impact. Orthop Traumatol Surg Res. 2018;104:383–387.

[31] Chiari K. Results of pelvic osteotomy as of the shelf method acetabular roof plastic. Z Orthop Ihre Grenzgeb. 1955;87:14–26.

[32] Chiari K, Schwagerl W. Pelvic osteotomy: indications and results. Rev Chir Orthop Reparatrice Appar Mot. 1976;62:560–568.

[33] Matsuno T, Ichioka Y, Kaneda K. Modified Chiari pelvic osteotomy: a long-term follow-up study. J Bone Joint Surg Am. 1992;74:470–478.

[34] Moll FK. Capsular change following Chiari innominate osteotomy. J Pediatr Orthop. 1982;2:573–576.

[35] Lack W, Windhager R, Kutschera HP, et al. Chiari pelvic osteotomy for osteoarthritis secondary to hip dysplasia. Indications and long-term results. J Bone Joint Surg Br. 1991;73:229–234.

[36] Ito H, Tanino H, Yamanaka Y, et al. The Chiari pelvic osteotomy for patients with dysplastic hips and poor joint congruency: long-term follow-up. J J Bone Joint Surg Br. 2011;93:726.

[37] Bennett JT, Mazurek RT, Cash JD. Chiari's osteotomy in the treatment of Perthes' disease. J Bone Joint Surg Br. 1991;73:225–228.

[38] Ito H, Matsuno T, Minami A. Chiari pelvic osteotomy for advanced osteoarthritis in patients with hip dysplasia. J Bone Joint Surg Am. 2004;86-A:1439–1445.

[39] Girard J, Springer K, Bocquet D, et al. Influence of labral tears on the outcome of acetabular augmentation procedures in adult dysplastic hips. Prospective assessment with a minimum follow-up of 12 years. Acta Orthop Belg. 2007;73:38–43.

[40] Migaud H, Chantelot C, Giraud F, et al. Long-term survivorship of hip shelf arthroplasty and Chiari osteotomy in adults. Clin Orthop Relat Res. 2004;418:81.

[41] Migaud H, Girard J, Beniluz J, et al. Technique de l'ostéotomie de Chiari chez l'adulte. EMC – Techniques chirurgicales – Orthopédie – Traumatologie. 2007;2:1–9.

[42] Uchiyama K, Moriya M, Fukushima K, et al. Clinical results and prognostic factors for outcomes of Valgus femoral osteotomy combined with Chiari pelvic osteotomy for osteoarthritis of the hip. JBJS Open Access. 2017;2:e0006–9.

[43] Vukasinovic Z, Spasovski D, Slavkovic N, et al. Chiari pelvic osteotomy in the treatment of adolescent hip disorders: possibilities, limitations and complica- tions. Int Orthop (SICOT). 2010;35:1203–1208.

[44] Macnicol MF, Makris D. Distal transfer of the greater trochanter. J Bone Joint Surg Br. 1991;73:838–841.

[45] Ohashi H, Hirohashi K, Yamano Y. Factors influencing the outcome of Chiari pelvic osteotomy: a long-term follow-up. J Bone Joint Surg Br. 2000;82:517–525.

[46] Calvert PT, August AC, Albert JS, et al. The Chiari pelvic osteotomy. A review of the long-term results. J Bone Joint Surg Br. 1987;69:551–555.

[47] Kotz R, Chiari C, Hofstaetter JG, et al. Long-term experience with Chiari's osteotomy. Clin Orthop Relat Res. 2009;467:2215–2220.

[48] Karami M, Fitoussi F, Ilharreborde B, et al. The results of Chiari pelvic osteotomy in adolescents with a brief

literature review. J Child Orthop. 2008;2:63–68.

[49] Yanagimoto S, Hotta H, Izumida R, et al. Long-term results of Chiari pelvic osteotomy in patients with developmental dysplasia of the hip: indications for Chiari pelvic osteotomy according to disease stage and femoral head shape. J Orthop Sc. 2005;10:557–563.

[50] Windhager R, Pongracz N, Schönecker W, et al. Chiari osteotomy for congenital dislocation and subluxation of the hip. Results after 20 to 34 years follow-up. J Bone Joint Surg Br. 1991;73:890–895.

[51] Tezeren G, Tukenmez M, Bulut O, et al. The surgi- cal treatment of developmental dislocation of the hip in older children: a comparative study. Acta Orthop Belg. 2005;71:678–685.

[52] Ito H, Tanino H, Yamanaka Y, et al. The Chiari pelvic osteotomy for patients with dysplastic hips and poor joint congruency: long-term follow-up. J Bone Joint Surg Br. 2011;93-B:726–731.

[53] Macnicol MF, Lo HK, Yong KF. Pelvic remodelling after the Chiari osteotomy. A long-term review. J Bone Joint Surg Br. 2004;86:648–654.

[54] Rozkydal Z, Kovanda M. Chiari pelvic osteotomy in the management of developmental hip dys- plasia: a long term follow-up. Bratisl Lek Listy. 2003;104:7–13.

[55] Chiari K. Medial displacement osteotomy of the pel- vis. Clin Orthop Relat Res. 1974;98:55–71.

[56] Hamanishi C, Tanaka S, Yamamuro T. The Spitzy shelf operation for the dysplastic hip. Retrospective 10 (5–25) year study of 124 cases. Acta Orthop Scand. 1992;63:273–277.

[57] Wiberg G. Shelf operation in congenital dysplasia of the acetabulum and in subluxation and dislocation of the hip. J Bone Joint Surg Am. 1953;35-A:65–80.

[58] Staheli LT. Slotted acetabular augmentation. J Pediatr Orthop. 1981;1:321–327.

[59] Chiron P, Laffosse JM, Bonnevialle N. Shelf arthro- plasty by minimal invasive surgery: technique and results of 76 cases. Hip Int. 2007;17(Suppl 5):S72–S82.

[60] Uchida S, Wada T, Sakoda S, et al. Endoscopic shelf acetabuloplasty combined with labral repair, cam osteochondroplasty, and capsular plication for treat- ing developmental hip dysplasia. Arthrosc Tech. 2014;3:e185–e191.

[61] Courtois B, Le Saout J, Lefevre C, et al. La butée dans la dysplasie douloureuse de la hanche chez l'adulte: A propos d'une série continue de 230 cas. Int Orthop. 1987;11:5–11.

[62] Rosset P, Heudel B, Laulan J, et al. Long-term evo- lution following shelf procedure for hip dysplasia in adults. Shelf survival analysis in 68 cases and retrospective review of 44 with at least 26 years fol- low-up. Acta Orthop Belg. 1999;65:315–326.

[63] Nishimatsu H, Iida H, Kawanabe K, et al. The modi- fied Spitzy shelf operation for patients with dysplasia of the hip. A 24-year follow-up study. J Bone Joint Surg Br. 2002;84:647–652.

[64] Fawzy E, Mandellos G, De Steiger R, et al. Is there a place for shelf acetabuloplasty in the management of adult acetabular dysplasia? A survivorship study. J Bone Joint Surg Br. 2005;87:1197–1202.

[65] Barton C, Banga K, Beaulé PE. Anterior Hueter approach in the treatment of femoro-acetabular impingement: rationale and technique. Orthop Clin North Am. 2009;40:389–395.

[66] Yamamuro T, Oka M, Ratanasiri T. Influence of early acetabuloplasty on the development of the acetabu- lum. Nihon Geka Hokan. 1975;44:199–213.

[67] Uchida S, Wada T, Sakoda S, et al. Endoscopic shelf acetabuloplasty combined with labral repair, cam osteochondroplasty, and capsular plication for treat- ing developmental hip dysplasia. Arthrosc Tech. 2014;3:e185–e191.

[68] Maldonado DR, Ortiz-Declet V, Chen AW, et al. Modified shelf acetabuloplasty endoscopic procedure with allograft for developmental hip dysplasia treat- ment. Arthrosc Tech. 2018;7:e779–e784.

[69] Iida S, Shinada Y, Suzuki C. Advantages and limita- tions of shelf Acetabuloplasty for dysplastic osteoar- thritis of the hip. In: Hirose S, editor. Revival of shelf acetabuloplasty. Singapore: Springer Nature; 2018. p. 61–72.

[70] Hirose S, Otsuka H, Morishima T, et al. Long-term outcomes of shelf acetabuloplasty for developmental dysplasia of the hip in adults: a minimum 20-year follow-up study. J Orthop Sci. 2011;16(6):698–703. https://doi.org/10.1007/s00776-011-0159-7.

第十四章　髋关节发育不良关节置换手术技巧与注意事项

Brian S. Parsley, David Rodriguez-Quintana, Ryan D. Blackwell, Philip C. Noble

关键学习要点

· 手术暴露：作者青睐于使用后外侧入路以获得广泛显露，术中完全切除关节囊至关重要，可以使股骨近端更好地移动以恢复下肢长度和重建髋臼。

· 关键解剖标志：将一个拉钩放置在闭孔以标志出真臼下缘，便于进行髋臼重建。

· 充分的术前评估和准备以及模板测量将使术者在术中更好地进行的股骨和髋臼重建。

· 内收肌肌腱切断术：只要存在适应证，就应该在手术开始时先进行经皮内收肌肌腱切断术，这样有助于术中显露、髋关节复位和下肢长度的恢复，并促进早期功能康复。

· 恢复髋关节旋转中心的解剖位置将有助于重建后的生物力学恢复。

· 当采用髋臼结构植骨时，关键点是将植骨块的骨小梁与站立和移动过程中作用在髋臼上的力平行。

· 年轻的髋关节发育不良患者能从关节置换术中保留骨量和充分恢复髋关节生物力学机制中受益；这可以改善术后长期的关节功能，提高植入假体生存率和改善步态。

· 避免过度延长并在术中可能的情况下进行神经监测可以降低坐骨神经麻痹的发生率。

· 注意髋关节重建术后对同侧膝关节的影响。

B. S. Parsley (✉) · D. Rodriguez-Quintana
Memorial Hermann Orthopedic and Spine Hospital,
Bellaire, TX, USA

Department of Orthopedic Surgery, McGovern
Medical School, University of Texas Health Science
Center in Houston, Houston, TX, USA
e-mail: brian.s.parsley@uth.tmc.edu;
david.rodriguezquintana@uth.tmc.edu

R. D. Blackwell
University of Texas Health Science Center,
Department of Orthopedic Surgery,
Bellaire, TX, USA
e-mail: ryan.d.blackwell@uth.tmc.edu

P. C. Noble
Institute of Orthopedic Research and Education,
Bellaire, TX, USA
e-mail: pnoble@bcm.edu

© Springer Nature Switzerland AG 2020
P. E. Beaulé (ed.), *Hip Dysplasia*, https://doi.org/10.1007/978-3-030-33358-4_14

概述

轻度和重度的髋关节发育不良，如果治疗不当，任其自然发展，通常会导致退行性关节炎的出现并逐渐出现症状，进而需要进行复杂的手术治疗。

股骨头和髋臼之间轻微的匹配异常，导致软骨早期的过度受力并破裂，从而引发青年时期的进行性退行性髋关节改变。关节置换术治疗继发于髋关节发育不良的退行性关节炎，其复杂性取决于髋关节病理解剖的畸形程度以及脱位或半脱位的程度。对于关节置换的手术医生来说，这种手术的技术难度在于术中处理髋臼柱缺损或发育不全，股骨侧典型的股骨干髓腔窄小，股骨近端过度前倾以及慢性缩短和神经肌肉结构的挛缩。关节置换的长期生存目标仍然适用于这些患者，包括恢复解剖髋关节中心，通过软组织松解或股骨短缩截骨来平衡双侧下肢长度。

在这一章节中，我们将讨论在这类复杂的患者群体中的人工关节置换技术的新进展以及如何获得假体的长期在位。

股骨发育不良的形态学表现

一般来说，发育不良的股骨在股骨头高度、偏距、外皮质宽度、髓腔和髓腔峡部最小直径等方面都要比正常股骨小。此外，股骨发育不良的前倾角明显大于正常情况，但在股骨颈真实平面内股骨颈的外展变化很小（图 14.1）。与正常对照组相比，在股骨近端截骨水平上，Crowe 1 型、Crowe 2 型和 Crowe 3 型股骨的髓腔在内外方向上变窄约 13%，在前后方向上变窄 16%。而越靠近

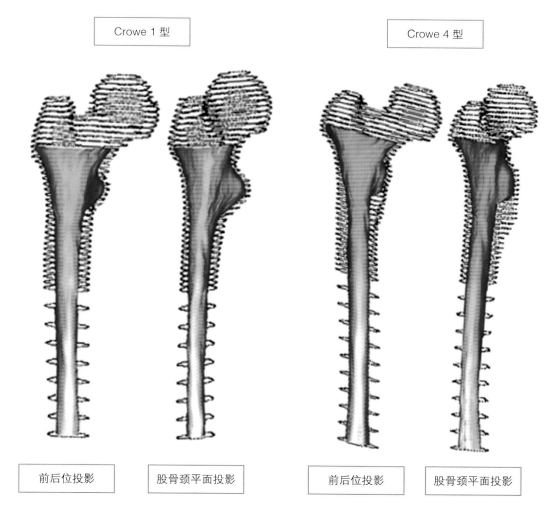

Crowe 1 型　　　　　　　　Crowe 4 型

前后位投影　　股骨颈平面投影　　　　前后位投影　　股骨颈平面投影

图 14.1　典型的 Crowe 1 型和 Crowe 4 型股骨的计算机三维重建显示了在常规正位投影中观察到的髓腔的外观与外旋位股骨颈平面上的投影视图（即与颈部轴线垂直平面）

远端，这种区别越小。

但是，能穿过股骨峡部的最大圆柱体的直径在正常股骨［（11.0±2.0）mm］较 Crowe 1 型股骨［（9.9±1.5）mm］大 1.1mm，而较 Crowe 2 型 /3 型股骨［（10.5±1.8）mm］大 0.6mm。

然而，由于发育不良的股骨髓腔沿其长轴扭曲，因此在正位或侧位 X 线片上都看不到髓腔的真实直径（图 14.2）。平均来说，发育不良的股骨在髓腔峡部水平的正位投影宽度为 12.6mm（较最小值大约 18%）、侧位片直径约为 13.3mm（较最小值约大 29%），这种显像上的差异使普通 X 线片在全髋关节置换的术前计划价值有限。同时在

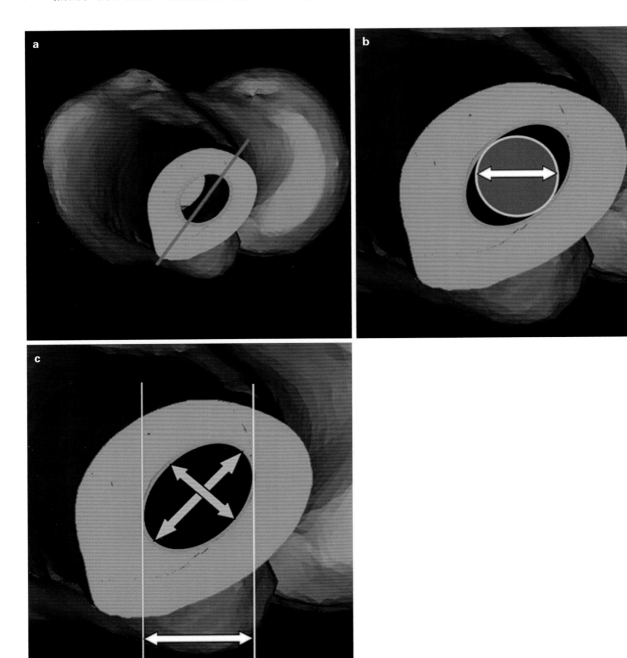

图 14.2　在与股骨颈轴相对应的 X 线投影中观察到的髓腔宽度与髓腔峡部的真实直径的对比。（a）发育不良的股骨干髓腔的长轴线与颈部轴水平面（虚线）平行。（b）在股骨椭圆形的髓腔内能适配的最大圆形。（c）股骨髓腔的最大直径和最小直径（黄色箭头标识）以及投照角度垂直于股骨颈时所显示出的髓腔宽度（白色箭头标识）

髓腔的其他层次上也可以看到更多的变化。正常股骨中段髓腔呈圆锥形，平均锥角为 2.1° ± 1.4°，而发育不良的股骨髓腔更接近圆柱形，其中 Crowe 1 型股骨中段髓腔平均锥角为 1.8° ± 1.2°（P=0.012），Crowe 2/3 型为 1.6° ± 1.1°（P=0.006），而 Crowe 4 型只有 1.1° ± 1.1°（P=0.0023）。

股骨髓腔的整体形状也随着髋关节发育不良的严重程度而改变。一般来说，发育不良的股骨比正常对照组更竖直，这也反映在髓腔张开指数（Flare Index：定义为正位影像上干骺端与骨干的髓腔宽度之间的比率）的平均值。这一指数在正常股骨中平均为 3.56，但在 Crowe 1 型股骨中的平均值为 3.29，在 Crowe 2 型 /3 型股骨中为 3.33，在 Crowe 4 型股骨中仅为 2.69。

在已发表的研究中，针对日本人群髋关节发育不良对股骨形态的影响，包括对照组在内的所有股骨组的股骨前倾程度都有很大差异，从 –12° 至 123° 不等，但是绝大多数病例（96.8%）前倾角都在 15° ~65° 之间。与对照组相比，Crowe 1 型股骨的前倾率为 42.8%（45.3° 比 31.7°），而 Crowe 2 型和 Crowe 3 型前倾角仅轻度增加（平均 6.0°）。

股骨发育不良的特征之一是在近端干骺端和髓腔峡部之间沿着髓腔的长度发生的向前扭转的变化。在峡部水平，髓腔横截面是椭圆形的，其主轴大约垂直于通髁线平面（桌面）（即在前后方向），而其短轴朝向内外侧方向。在正常的股骨中，从髓腔峡部到股骨头的长度约为 120mm，其扭转角度为 60° ~75°（图 14.3）。这种方向的大部分变化（扭转）是在中段区域发生的，即从股骨颈基底部延伸到小转子远端 60mm 的范围。

因此，在干骺端的位置，股骨颈与通髁线平面成 15° ~30° 角。在正常（无发育不良）的股骨中，从股骨近端截骨线水平到峡部（127mm）的平均扭转角为 56.6°，而 Crowe 1 型股骨中的平均扭转角为 43.6°，Crowe 2 型和 Crowe 3 型为 52.6°，Crowe 4 型仅为 39.7°。

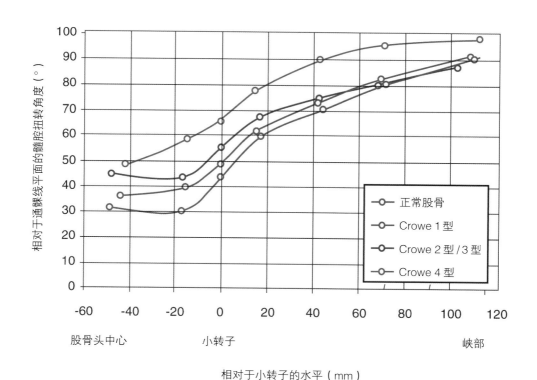

图 14.3　股骨髓腔主轴方向沿纵轴水平的变化（起点 = 小转子的中心）。来自日本受试者的正常和发育不良股骨的平均值

THR 在髋关节发育不良中的应用：手术处理

Crowe 1 型

Crowe 1 型发育不良的关节结构异常程度在畸形中是最轻的，因此手术医生可以选择自己常规的标准手术方案和手术技术来进行手术。在髋臼一侧仅有轻微的异常，髋臼深度和骨量可用于髋臼环周覆盖，通常可以容纳一个标准的半球形髋臼杯假体，常规股骨假体以及使用常规手术操作。必须谨慎地磨挫髋臼到足够深度，以便提供稳定和充分的假体覆盖。部分学者撰文报道了髋臼内陷技术，对较浅的髋臼进行内移，可以放置一个更大的髋臼，并增加覆盖范围。

影像学检查结果包括髋臼角增大和股骨头覆盖不足，α 角减小（图 14.4），髋臼的方向可能存在很大的变化，范围从前倾到后倾，必须对其进行识别和校正，以达到满意的关节功能和耐用性。

在髋臼磨挫时，将髋臼假体放置在解剖髋关节旋转中心的位置非常重要，从而达到恢复髋关节的正常生物力学，重建偏距和下肢长度的目标。股骨和骨盆之间的空间关系，以及屈肌和外展肌的力臂，包括下述方面：

1. 大转子和髂嵴肌肉起止点连线的内侧和前方部分（偏距）。

2. 大转子尖端相对于髋臼旋转中心的高度。

术中测量能够对股骨头旋转中心的恢复提供帮助。首先，找到闭孔的位置，将一把髋臼拉钩小心地放置在真臼的下缘。这个步骤在髋臼磨挫的过程中至关重要，特别是对于高脱位的病例。一旦真臼的位置定位准确，在髋臼准备过程中必须仔细注意髋臼锉的方向和位置，以避免髋关节旋转中心的上移或下移。正如髋臼底没有清晰显露时会导致高旋转中心的产生，上外侧臼顶处的硬化骨也会无意中导致髋臼锉进入较软的下内侧骨床，导致臼杯低位放置。

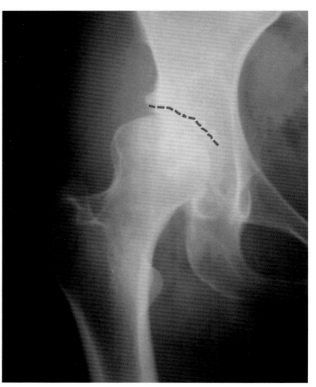

图 14.4 Crowe 1 型发育不良伴退行性变的影像学表现。注意向上倾斜的髋臼、较浅的髋臼深度以及 α 角的减小

在股骨侧，常见的畸形包括颈干角的明显或实际的改变和前倾的增加。充分的术前计划和模板测量对于确保正常的股骨与骨盆的关系得以恢复至关重要。如果畸形是单侧的，健侧髋关节的正常解剖关系可以作为患侧髋关节的重建模板，重建的目标是恢复与健侧相同的偏距和肢体长度。Crowe 1 型发育不良的假体选择与初次置换并无太大差异。在大多数情况下，可以采用标准半球形臼杯和骨量保留型股骨假体。尽管如此，应该注意确保臼杯得到适当的内移并且在必要的时候使用螺钉固定以获得足够的稳定性。此外，根据术前对患者个体解剖异常的了解，术中应避免将股骨假体过度前倾放置。

Crowe 2 型和 Crowe 3 型

Crowe 2 型和 Crowe 3 型发育不良畸形重建中所面临的挑战是类似的，其主要取决于畸形的严重程度，因此将它们在此一并进行讨论。由于股骨头在正常解剖位置上移位了 50%~75%，所以髋臼周围的骨量有很大的缺损，很常见的是髋臼外上方的缺损（图 14.5a）。在面对 Crowe 2 型和 Crowe 3 型髋臼时，由于髋臼的结构性缺损导致臼杯稳定固定的能力很有限，因此必须在术中做好充分准备去面对这些困难。

在 Crowe 2 型 /3 型发育不良的髋关节进行髋臼重建的技术包括上一节所述的髋臼内移技术，以及采用自体 / 异体股骨头或多孔金属垫块对髋臼外上方缺损进行结构性重建。一些研究表明，当髋臼重建后旋转中心上移超过 15mm 时，术后髋臼杯松动翻修率增高，但另一些学者则提出髋关节高旋转中心技术。

对于高旋转中心技术的其他一些担忧还包括撞击而导致的髋关节不稳定会影响髋关节活动度，外展肌力学的不一致以及累及单侧肢体的患者术后下肢不等长等问题。术后骨小梁受到异常负荷而非原位髋臼的皮质骨受到负荷，对年轻患者来讲，可能会带来短期和长期应力遮挡的问题。尽管存在这些潜在的风险和争议，但在部分的患者中，有足够的数据支持使用高髋关节旋转中心技术的假体能够获得长期生存。

如果决定将髋关节中心恢复到真性髋臼位置，则必须考虑到术后内收肌挛缩的可能性的增加。在手术开始前，进行麻醉诱导后，可以通过将术侧下肢置于 "4" 字试验的体位，进行被动外展和外旋来评估内收肌的张力（图 14.6）。在双侧下肢明显不等长的患者如果在术前检查发现内收肌的挛缩，则建议经皮手术松解紧张的内收肌肌腱。正如同在治疗运动员内收肌相关的腹股沟痛时，经皮手术通常仅限于长收肌的松解。内收肌的其余部分完好无损，仍然可以在关节置换术后进行动态拉伸以形成稳定的髋关节。作者通常在麻醉诱导后，将患者仰卧并将下肢置于 "4" 字体位进行此松解手术。腹股沟区经过简单的消毒准备和铺巾，通过皮肤触及挛缩的内收肌肌腱，然后用 11# 刀片进行经皮松解。简单的敷料覆盖，切口不

需要缝合。在髋关节置换术前进行内收肌松解将有助于术中恢复下肢的解剖长度，并使术中假体关节复位更加容易。

手术入路可以根据术者的个人偏好，但必须能提供股骨近端和髋臼的广泛显露。根据作者的经验，利用股外侧肌后缘的间隙和切除挛缩的关节囊能够改善股骨近端的移动度从而提供更好的髋臼显露。

适当地显露也有助于术中关节复位和下肢长度的恢复。正如前面提到的，识别出闭孔并将拉钩仔细地放置在这个位置，将帮助术者清楚地识别出真正髋臼的位置，并且应该作为髋臼暴露第一个步骤。当获得充分的显露后，评估髋臼前后柱骨量是开始磨锉髋臼前的重要步骤。在大多数情况下，由于股骨头颈部前倾和由此产生的应力作用于前柱，导致在发展过程中后柱骨量比前柱明显更厚。

如果髋臼上方存在缺损并需要填充块固定，就应该要考虑垫块的类型和放置的位置。解决外上方髋臼缺损的选择包括取下的自体股骨头，同种异体股骨头以及预制的多孔金属垫块。在较年轻的患者中，推荐的选择是用患者自己切除的股骨头颈部进行髋臼上外侧缺损的结构植骨重建骨量，如果该方法得到正确使用，已被证明是有效的（图 14.7）。自体股骨头植骨治疗髋臼发育不良骨缺损的研究表明，自体移植骨块与骨盆可形成良好的愈合，植骨块长期生存率良好。表 14.1 提供了最新发表的关于自体股骨头植骨治疗髋臼上外侧缺损的文献。

在确定准备自体股骨头移植后，通过在髋臼解剖位置放置一个髋臼杯试模来确定髋臼结构性缺损的区域。选用最小的可用髋臼锉（通常直径为 36mm）用于结构植骨骨块受体骨床的准备工作（图 14.7d）。髋臼上外侧骨缺损被仔细地逐级扩大到比植骨股骨头直径小 2~3mm（股骨头去除软骨后）。这将确保自体移植骨块与宿主骨床的压配和接触最大化。有时甚至可能需要穿透髋臼内壁，以获得足够的环周骨覆盖，为移植股骨头提供稳

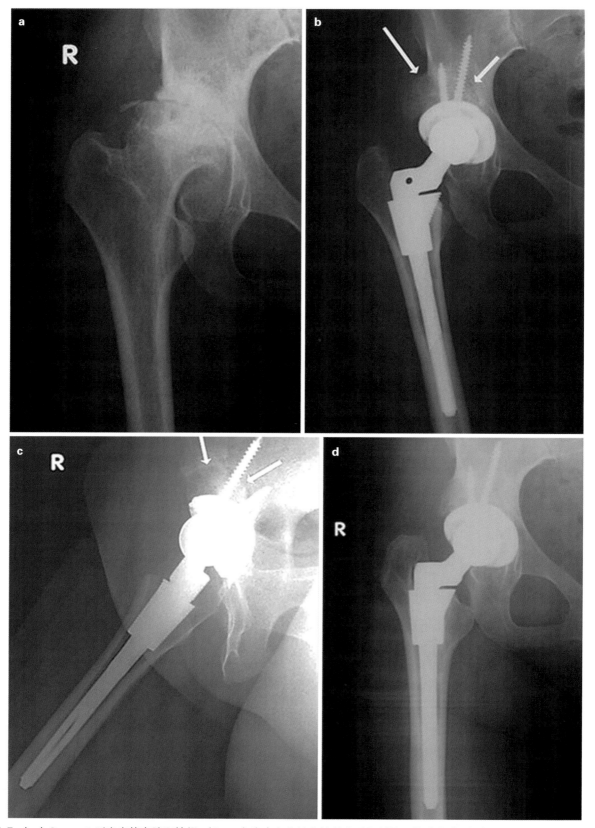

图 14.5 （a）Crowe 3 型患者伴有髋臼缺损。（b，c）患者自体结构植骨术后即刻的 X 线片和（d）术后 2 年 X 线片，影像学检查显示臼杯稳定，自体股骨头植骨交界处骨愈合，臼杯与髋臼宿主骨床接触的位置有骨长入迹象

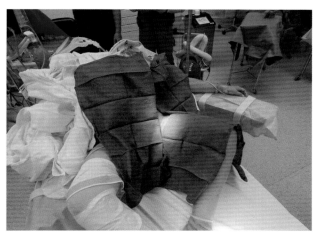

图 14.6　患者进行左侧经皮外展肌松解的体位和铺巾，患者取仰卧位，左髋屈曲，外展，极度外旋位

定和固定。接下来，将股骨头结构植骨块植入髋臼受体骨床。髋臼结构植骨的关键点是植骨块的放置方向必须使得骨小梁平行于站立和行走过程中施加在髋臼上的应力。

为了防止早期植骨块失效，并为髋臼杯提供支持力，必须通过压配以及必要的螺钉加强固定来获得最大的植骨块固定强度。

在结构植骨块获得稳定后，真性髋臼以外多余的移植骨可使用摆锯或磨钻去除。然后，用小直径髋臼锉对真臼进行仔细和逐级的磨挫，以实现髋关节在前后平面上正确的中心位置，并确保有足够的覆盖深度。每次磨挫髋臼时都应检查前后柱厚度的减少程度，以确保臼杯放置位置居中，并确保保留有足够的前后柱骨量。髋臼准备的目标应该是在前后径上获得的最佳臼杯大小，并能最大限度地接触可用的宿主骨。由于髋臼较浅，因此通常需要将臼杯进行最大限度的中心化放置。

建议至少使用 2 枚螺钉固定结构植骨块（图14.7），对于老年患者，自体股骨头植骨可能不是最佳的选择，采用异体股骨头植骨或者多孔金属垫块同样可以成功地解决外上方髋臼缺损的问题。使用多孔金属垫块重建包括 Paprosky3A 和 3B 等复杂的髋臼缺损，部分文献报道了中期随访良好的假体在位率。在股骨侧，假体选择通常非常重要，它通常取决于股骨近端的解剖形态。完善的术前

影像学检查和对股骨髓腔、干骺端与骨干髓腔不匹配，以及前倾角准确的模板测量是假体选择的决定性因素。最佳假体能使发育不良的髋关节恢复到解剖的旋转中心，并允许在不影响骨性固定和不增加骨折风险的情况下恢复其偏距和患者的下肢长度。

假体选择包括普通初次全髋置换的双锥度柄，如有可能甚至使用扁柄（锥楔形柄）（图 14.8）。如果存在过度的前倾，或者干骺端 – 骨干髓腔的过度突然变小（DorrA 型髓腔）的情况下，组配股骨假体可以允许干骺端 / 骨干固定假体的分别匹配。最后，股骨假体的前倾角也可以用一体式、带凸槽的、圆锥形柄进行调整，因为这种柄与骨干部锚定，并可以忽略形态不一致的股骨近端。由于股骨近端解剖结构异常，对髓腔中央和干骺端开口（Flare）的位置进行识别非常重要，特别是对于骨干端固定的柄，要防止柄选择过小，导致内翻位植入甚至是术中股骨粗隆骨折。

由于存在病理性的髋外翻和前倾增大，大转子会通常位于正常髋部位置的后部，这会进一步增加术中骨折和假体位置错误放置的风险。尽管生物固定的假体已经广泛应用，但一些医生可能仍然更喜欢在这种情况下使用水泥固定型的股骨假体，尽管无菌松动率很高，特别是水泥型髋臼假体。

Crowe 4 型畸形

骨骼和软组织形态

Crowe 4 型髋臼

最严重的畸形是 Crowe 4 型的髋关节发育不良，这一类型涉及髋关节的完全脱位，并通常是在出生或出生不久之后发生。由于缺乏股骨头对发育中的髋臼生长中心施加的应力刺激，导致髋臼的骨床不能正常发育。因此，髋臼形成一个较小的、浅的、有完整前柱和后柱以及完整的上外侧臼顶的臼窝。后柱往往比前柱更大更厚，前文已描述了这种形态的成因。因此，髋臼杯的固定

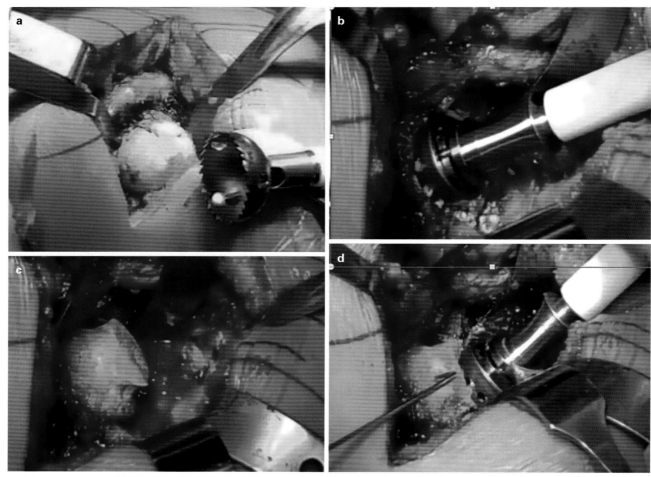

图 14.7 Crowe 3 型髋关节发育不良伴髋臼缺损的处理方法。(a)术中显露右侧髋关节,用中空反向挫对股骨头进行处理以备植骨用。(b)磨挫植骨位置的骨床以备自体结构植骨块填充。(c)自体股骨头结构性植骨以恢复缺损的髋臼环外上方。(d)开始磨挫真性髋臼以恢复臼杯的解剖位置安放

表 14.1 髋关节发育不良使用自体股骨头植骨重建髋臼骨缺损的临床疗效结果

作者	植入物类型	病例数	平均年龄（岁）	平均随访年限（年）	结果
Kim 等	生物臼杯 自体股骨头植骨	83	57（范围 33~72）	11（范围 9~14）	10 年随访 94% 臼杯生存率
Abdel 等	生物臼杯 自体股骨头植骨	35	43（范围 12~60）	21.3（范围 13~26）	松动翻修率 3% 34% 假体力学失效
Ozden 等	生物臼杯 自体股骨头植骨	38	47（范围 29~64）	20.3（范围 15~26）	20 年随访假体生存率 66% 无植骨块吸收现象
Saito 等	生物臼杯 自体股骨头植骨	37	53.8（范围 40~65）	18.5（范围 15~24）	18.5 年随访假体生存率 94.5%
Zahar 等	水泥臼杯和生物臼杯 自体股骨头植骨	115	52.5（范围 34~80）	11.6（范围 7~24）	无菌性松动翻修率 16%

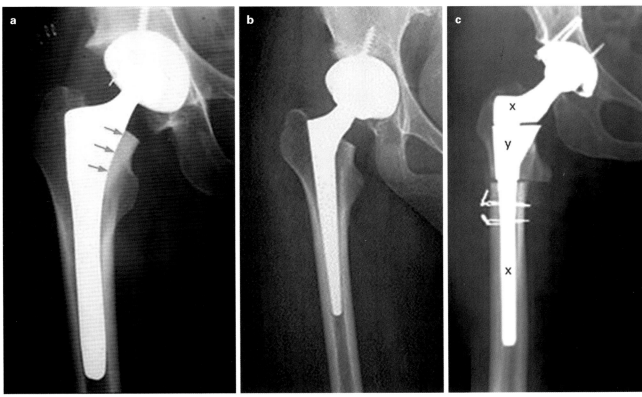

图 14.8　用于髋关节发育不良全髋关节置换的经典股骨假体类型。（a）传统带有近端内侧弧度的生物型柄（如箭头所指）。（b）Wagner 型假体：带旋转稳定沟槽锥形柄。（c）S–ROM 假体由圆柱形柄 / 颈组件（x）和模块化近端袖套组件构成（y）

往往非常具有挑战性，并且往往由于骨盆形态的萎缩和髋臼骨床的较小尺寸而变得更加复杂（典型的直径 38~50mm）。这极大地限制了植入假体与骨结合界面的面积和临床上可供选择使用的髋臼杯和内衬的范围。为了实现一个稳定的关节结构，髋臼顶的骨性覆盖必须符合假体植入所需的范围，以恢复关节功能。考虑到解剖结构的畸形，很重要的是提前准备金属垫块或同种异体骨移植物来填补臼杯磨挫后存在于臼杯与髋臼圆顶之间的间隙。臼杯螺钉是必不可少的，以达到加强臼杯与宿主髋臼骨床之间的压配作用。

Crowe 4 型的股骨解剖

典型的 Crowe 4 型股骨外观发育不良，比相同年龄和性别的个体的正常股骨小 10%~25%。典型的差异表现在颈部长度（17%）、骨干外径（12%）和皮层厚度（24%）。股骨髓腔通常很狭窄，大约一半的病例内径为 7~10mm。正如前面提到的，Crowe 4 型髓腔的与正常或轻微发育不

良的股骨圆锥形髓腔相比呈圆柱形，Crowe 4 型髓腔开口指数为 2.3~2.9，无发育不良的对照组为 3.2~3.8。前弓的位置和大小也有很大的变异性［位于小转子下方的距离约：（103 ± 24）mm；范围：54~145mm］这也限制了 DDH 患者关节置换时植入的股骨假体的长度。

DDH 股骨拥有的一个共同特征是：扁平的非球形股骨头和短缩的股骨颈。通常来说，股骨头向前外侧移位，与正常对照相比，水平内侧偏距减小（−13%）和前偏距增加（35%）。尽管 Crowe 4 型的股骨被描述成与正常股骨相比其股骨颈倾斜度增大（髋外翻），但这是由于股骨相对冠状面外旋而形成的一种假象（图 14.1）。详细分析表明，平均 Crowe 4 型股骨的倾斜度与正常对照组相比更加水平（118.2° ± 7.1° 比 124.9° ± 6.4°；P=0.002）；尽管如此，个体病例仍然有很大的差异性，范围在 103° ~126° 之间。在一项研究里对照了日本人群中正常股骨和发育不良的股骨，髋外翻的发

生率（颈干角 > 135°）在正常对照组为 6%，而在 Crowe 4 型病例中为 0，髋内翻（颈干角 < 115°）在正常股骨组中发生率为 6%，而与其相对的 DDH 病例为 31%。DDH 患者股骨平均前倾角比正常对照组大 19.2°（46.1 ± 8.1° 比 26.9 ± 11.5°；$P < 0.0000$）。此外，只有 15% 的正常股骨出现极度前倾（> 40°），而 Crowe 4 型病例中为 77%（$P < 0.0001$）。

Crowe 4 型髋关节的生物力学

Crowe 4 型高脱位髋关节的结构改变包括骨性的和软组织的，其表现为脱位后下肢继发的短缩，头臼关节中心的上移以及髋关节屈肌、伸肌和外展肌的挛缩和萎缩。使用全髋关节置换术重建 Crowe 4 型髋关节，结合股骨缩短截骨术，髋关节的疼痛症状和功能都得到显著改善，包括外展肌力增加，下肢不等长程度的减少，步态对称性和行走的效率都能显著提高，最终会使髋关节功能评分得到提高。从生物力学的角度来看，这些好处来自以下几个方面：

1. 恢复正常的支点，以利于肌肉收缩驱动髋关节的正常活动度。

2. 通过纠正髋关节发育不良过度的股骨前倾，恢复髋部肌肉 – 主要是外展肌的力臂（图 14.9）。

3. 将髋关节中心重新恢复到真性髋臼的位置，在此位置髋关节的运动所需的力量最小。

4. 使髋部肌肉延长到生理静息的长度，从而增加肌肉收缩的力量（图 14.9）。

5. 恢复下肢等长。

Crowe 4 型全髋关节置换术：手术流程

如前文所述，在 Crowe 4 型髋关节，更重要的是在开始手术切口之前，在患者处于仰卧位时，进行内收肌评估，并进行经皮内收肌松解。然后患者取侧卧体位。髋关节后外侧入路是作者最青睐的入路，而不同的术者会选择自己更熟悉的入路。术中应进行广泛的手术显露，如果计划行股骨近端截骨，切口应向远端延伸，以显露预行股

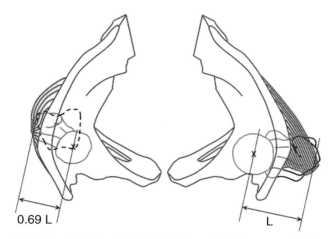

图 14.9　示意图：左侧正常髋关节，对侧为 Crowe 4 型髋关节发育不良，股骨头位于假臼内。双侧外展肌张力存在明显差异。此外，Crowe 4 型髋关节外展肌力臂降低了约 30%

骨截骨的位置。当后方软组织袖套得到松解后，应小心地沿着关节囊向下延伸到髋臼的水平。此时应识别出闭孔的位置，并放置一个拉钩，以确定真髋臼的位置。通常，由于有明显的挛缩，需要松解髂腰肌肌腱。下一步进行完全的关节囊切除术可以使股骨颈的显露更加便利。这可以使得股骨近端达到更安全的移动度。

在严重发育不良的情况下，如果股骨需要向远端下移超过 3cm 才能将股骨头恢复到真臼位置，则此时应该采取股骨短缩截骨术。股骨短缩截骨术可以减少髋关节复位时的创伤，并降低因牵引导致的坐骨神经损伤和足下垂的风险。Krych 等学者描述的转子下横形截骨是最常用的技术，如果使用截下的皮质骨进行截骨处植骨，其愈合率可达到 93%。转子下以及其他类型的截骨（例如 Step-Cut 截骨和斜形截骨）都能允许保留外展肌附着，纠正和控制旋转畸形和过度的前倾。这些方法的中长期的随访报道的翻修率较低。另一种截骨技术将在作者偏好部分进行描述。

在 Crowe 4 型髋关节，股骨截骨术允许更好地进行髋臼暴露，因此是否进行截骨手术的决定应该在髋臼显露和骨准备之前做出。

然后，术者可以选用最小号的髋臼锉在真性髋臼的中心开始磨挫髋臼。在磨挫过程的每一

步中，评价前壁和后壁的变薄是很重要的。术者应该把持住髋臼锉手柄使其更靠近真正的髋臼中心来放置臼杯。选用的假体系统必须能够提供DDH病例中常见的小号髋臼锉和髋臼（通常从38~40mm开始）。髋臼磨挫应继续扩大开口，在不影响臼杯稳定，臼杯的骨床覆盖或者骨盆的结构完整性的前提下选用最大的髋臼杯和股骨头假体组合。使用直径为22mm的股骨头假体并不罕见。

股骨侧准备技术与选择的假体类型相关。对于Crowe 4型股骨必须对其髓腔宽度给予特别的重视，因为髓腔通常极度狭窄，因此必须备有小直径的髓腔铰刀。因为股骨形态扭曲，应首先确定髓腔的位置，然后将近端干骺端扩大1~2mm，使第一个髓腔铰刀与远端骨干部分对线一致，而不必为了达到接触更多的近端骨质而出现错误的对线。如果选用锥形沟槽柄（Wagner-Cone），骨干部的固定（远端固定）对于假体稳定至关重要。而如果选择组配设计的股骨假体，一旦确定了骨干直径，干骺端则可以分别准备以容纳一个更大的多孔涂层袖套。这可以尽量减少髓腔穿孔和骨折的风险，以及由于错误的铰刀方向而造成的假体位置错误。如果选用锥形沟槽型股骨柄，当远端扩髓完成后可以植入试模试行复位。如果采用组配干骺端袖套假体柄，那么在试模复位前应先完成干骺端的准备。如果在髋臼准备之前没有完成转子下截骨，那么在试模复位时就是截骨的第二次机会。

如Ollivier等学者在文献中所描述，股骨短缩截骨通常是在股骨粗隆下的位置。术前模板和术中评估都能指导所需的截骨短缩量。一些医生主张采用横形截骨短缩术，以方便术中股骨近端进行调整旋转，而另一部分医生则更喜欢双平面斜形截骨术，可以在进行旋转矫正和短缩截骨的同时提供更好的截骨端的稳定性。如果运用妥当，这两种截骨技术都可以获得成功。截骨位置远端的股骨髓腔应该在截骨前完整扩髓以便在短缩的股骨远端容纳假体。一旦完成了试模复位，确认了植入试模后的稳定性和正确的组配，就可以去

除组配试模，并植入最终的假体。应注意标记近端和远端试模假体的适当旋转位置，并应在最终植入假体时保持这一旋转角度。如果必要的话，截骨部位应该进行固定以达到稳定，所有的截骨都应该采用髋臼磨挫下来的松质骨或股骨短缩截骨取下的皮质骨块来进行植骨。

髋关节发育不良行全髋关节置换术时如何避免神经损伤

坐骨神经损伤是全髋关节置换术中一种罕见但灾难性的并发症，在复杂的初次全髋关节置换中可达3.7%，在翻修全髋关节置换术中可达8%。从历史上看，发育性髋关节发育不良伴下肢缩短被认为是关节置换术中神经损伤不可改变的危险因素。在一些研究中，关节置换术中超过4cm的延长被认为与神经损伤相关，但也有部分研究认为与腿部延长和神经瘫痪没有直接关系。尽管目前没有任何指南来预测安全的延长量以防止术后神经失用，但是对于高风险的病例，推荐使用连续肌电图（EMG）监测、神经传导速度以及体感诱发电位（SSEP）等方法进行术中神经监测。

髋关节发育不良患者及其拟行的关节置换术为术后神经麻痹带来多种危险因素。包括发育不良的诊断，预期的下肢延长，延长的手术时间和复杂的手术显露过程。

研究表明，尽管EMG（不能检测缺血/牵拉损伤）和SSEP（对麻醉剂的敏感性但不能评估直接损伤和运动神经完整性）都存在其固有局限性，但这两种方式都在术中神经损伤的检测中起着一定的作用。运动诱发电位，在经颅刺激后检测到坐骨神经支配神经的活动，在多模式神经监测系统中也提供了更多的生理读数。在复杂的初次或翻修髋关节置换术中，尚未确定术中神经监测技术在降低神经性麻痹发病率方面的功效。先前的研究尚未表明，在髋关节置换术中使用神经监测时，神经麻痹的发生频率较低，但是在困难的髋关节复位过程和髋臼扩孔/准备过程中，神经传导

的改变很常见。在髋关节发育不良的患者中，尤其是 Crowe 3 型和 Crowe 4 型病例，复杂而长时间的重建手术很普遍，并且可能同时存在肢体延长，神经监测可在术中即刻发现神经损伤并立即进行纠正。

假体选择

髋关节发育不良的股骨侧假体

为了获得成功的可以长久使用的全髋关节置换，必须在股骨干和髓腔之间实现稳定的固定，并且股骨头旋转中心必须恢复到生物力学上可接受的位置（图 14.8）。当前有几种非骨水泥柄设计可通过与骨内膜表面的机械锁定来实现坚强的假体固定，包括：

1.单体式假体（i.e., 非模块化假体）是锥形几何型的假体柄。其中有两种基本形式，适用于轻度发育不良：

（1）Zweymuller 型假体。该柄有一个矩形的横截面、一个喷砂的表面和一体式（非组配的）颈部。

（2）常规柄。这类股骨柄通常内侧曲率逐渐减小，矢状平面锥度逐渐增大，以适应发育不良的髓腔。这种植入物可以是对称的（即同一植入物适合左右侧股骨）或解剖型的（即左右侧分别使用对应的假体）。它们也可以是干骺端填充型，或者有一个前后径比髓腔更窄的几何形状（即"刀片状"柄）。

2.S-ROM（Sivash-Range of Motion）系统，由光滑的、有凹槽的圆柱形柄组成，具有一体式的股骨颈，并与模块化的近端袖套相耦合。它包含了多种股骨几何形状，直径为 6~19mm，有 9 个大小。尺寸 6~10mm 每 1mm 递增，特别适合 DDH 的病例。

3.Wagner 柄假体由一个具有锋利的纵向凸刺和固定股骨颈的 5° 锥度的圆锥形柄体组成，拥有

两种颈干角可供选择（125° 和 135°）。有 12 个大小尺寸的柄可供选择（峡部直径：7~18mm）。柄干中段直径为 13~24mm。

所有这些假体都是由锻造的钛合金制成的，虽然每种都有自己的优点，但两种圆柱形设计（S-ROM 和 Wagner-Cone）的一个明显好处是它们能够在髓腔内任何方向旋转放置调整前倾，而不与骨内表面发生点接触。此外 S-ROM 假体还具有额外的优点，即模块化近端袖套可提供柄的干骺端支撑，从而将施加的载荷分配到更长的髓腔并增加结构的旋转稳定性。如果选用髓腔填充型假体，则其最终旋转方向由植入物的横截面几何形状在首次与髓腔内皮质接触的位置之间的相互作用决定（图 14.10）。

由于髓腔最大的直径在小转子下方位置更加前倾，因此，传统的压配固定柄在此水平上会倾向于使假体的颈部过度前倾，具体取决于股骨的自身的前倾程度以及矢状视角上柄放置的屈曲角度。一般而言对于股骨前倾 < 25° 的病例并不是问题；然而，几乎总是存在过度前倾的 Crowe 4 型股骨中，髓腔的横截面形状不能决定股骨柄的旋转方向。在许多发育不良的病例中，只有通过假体颈部去旋转超过 15° 时，才能满意地恢复股骨头相对于骨盆的位置，而且在极端情况下，甚至还需要在小转子水平以下采用去旋转截骨术。除了减少前倾之外，还可以通过设计假体股骨头后移来实现股骨头位置的修正（图 14.11）。

Peters 等专家回顾性地研究了 50 例髋关节发育不良全髋关节置换的病例，探讨了一体化假体（即非组配柄）与模块化假体（组配柄）之间选择的权衡。

在该系列文章中，作者回顾性研究了采用常规内侧增宽和锥形设计的一体式无骨水泥柄或组配式假体（S-ROM）的患者的影像学指标，其中，组配式假体（S-ROM）由带有近端袖套的圆柱形凹槽柄组成。

采用组配假体的患者与采用一体柄的患者相比，其股骨前倾通常更大（45° 比 21°，P <

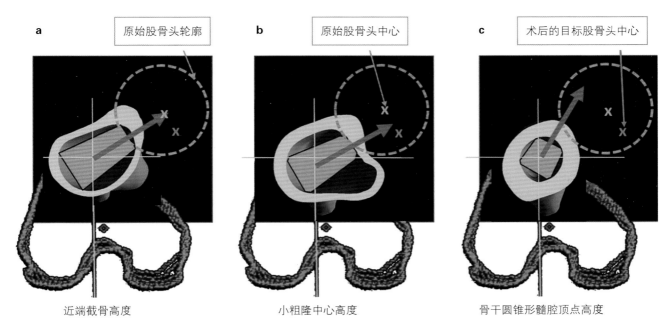

a　原始股骨头轮廓

b　原始股骨头中心

c　术后的目标股骨头中心

近端截骨高度　　　　　　　　　　小粗隆中心高度　　　　　　　　骨干圆锥形髓腔顶点高度

图 14.10　股骨假体在髓腔内不同的水平与髓腔接触后产生内锁定会改变股骨假体的旋转进而进一步影响了股骨头的中心位置。在图中，通用设计的对称非模块化股骨柄已植入典型的发育不良的股骨中。通过改变柄的尺寸（而不是横截面形状），可以在髓管的不同高度实现柄与髓腔的内锁定。柄的旋转用红色箭头表示假体股骨颈的方向。箭头的尖端代表新的股骨头中心。目标的股骨头位置对应前倾 20°。（a）近端截骨水平锁定时的原始股骨头外形（橙色箭头）。（b）小粗隆中心水平锁定与原始股骨头中心（橙色箭头）。（c）骨干圆锥形髓腔顶点水平与术后的目标股骨头中心（绿色箭头）

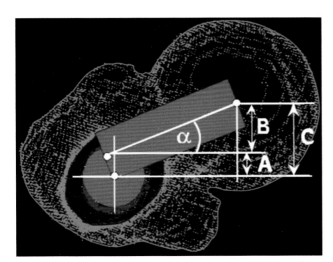

图 14.11　股骨发育不良的线框重建图示——植入圆柱形股骨柄和最适合股骨颈位置的圆柱体。前方偏距即股骨头中心到髓腔中轴的距离（C）等于由柄前倾产生的股骨头偏距（B）与颈相对于股骨干中轴的偏移的偏距（A）之和（通常 4~8mm）。α，前倾角；A，股骨颈前偏距；B，前倾产生的股骨头偏距；C，前方股骨头偏距（C＝A＋B）

0.0001），在标准正位 X 线片上的颈干角也更大（152°比 137°，$P < 0.0001$），外侧 CE 角更小（9°比 19°，$P=0.003$）。接受者－操作者分析显示，选

择组配柄的最佳预测指标是股骨前倾 ≥ 32°。

尽管在术中易于使用并且在调整股骨头位置方面具有通用性，组配柄仍存在许多长期的问题，尤其是在重度髋关节发育不良的年轻女性患者中。潜在的并发症包括组配连接处产生的金属碎屑引起的金属不良反应，小直径的股骨柄的机械失效（断裂），以及由于柄远端坚强固定后的长期应力遮挡而导致干骺端的骨丢失。由专门为股骨发育不良和股骨颈不对称而开发的三维设计一体柄在 DDH 很常见的地区（例如日本）已被证明取得了临床成功。

另一种方法是使用定制假体，将植入物的主体部分的方向向设计为填充患者的干骺端，同时将头和颈部放置在正确的位置。从理论上讲，这种定制假体可提供髓腔匹配效果，同时又不会影响股骨旋转中心的三维空间位置，即相对于大转子尖的理想高度处的关节的前方偏距和内侧偏距。虽然这是一种较优的方法，但这种解决方案的成本在过去一直令人望而却步，尽管随着 3D 打印和

其他更具成本效益的技术出现，这种解决方案可能再次变得可行。

对同侧膝关节的影响

虽然发育不良主要是髋关节的异常，但经常导致患者下肢的正常生长模式的改变。这些结构改变是由于出生时和早期病情进展期间的力学环境改变而产生的。

因此，在对髋关节发育不良的患者进行初步检查时，全面评估下肢整体力线、膝关节、足和踝关节以及软组织的改变是很重要的。对下肢的发育影响主要取决于髋关节发育不良的程度，因而其变化范围很大。对于未能早期诊治的髋关节发育不良患者的膝部结构变化进行的详细研究表明，患有髋关节发育不良的受试者的股骨内侧髁高度增高，从而导致了关节面在前后位影像上呈外翻倾斜。胫骨近端内侧角也有伴随有明显的增加，进一步导致膝关节整体外翻畸形。据推测，在骨骼发育过程中，股内侧髁的垂直增大是由于存在内侧的牵拉力而导致的，而外侧髁保持相对小的高度是由于受到压应力所致。这种偏心的生长有助于保持由肌肉张力和体重产生的垂直于膝关节的力的传递。

由于这些力学改变，许多患者将要进行髋关节手术时，常常会伴有膝关节的疼痛或骨关节炎改变。在手术计划阶段，应对整个下肢的局部解剖结构进行评估并进行详细分析，以预测手术之后的下肢机械力学改变。在髋关节矫形手术前即存在胫骨股骨成角畸形和关节炎的患者，在髋关节手术后会出现膝关节症状的加重。

对 Crowe 4 型病例的特殊注意事项

髋关节矫形手术对下肢的影响不容忽视。下面是一项对正准备接受全髋关节置换的 Crowe 3 型和 Crowe 4 型髋关节发育不良且膝关节 X 线片显示正常和无症状的患者进行的研究。

当髋关节旋转中心在手术后恢复到其正常的解剖位置，所有患者的膝关节都出现了外翻角度增加，并随着膝关节疼痛的发作而逐渐出现进行性影像学改变。即使在股骨缩短截骨后也是如此。股骨短缩截骨的长度与 Q 角的改变并无相关性。相反，观察到的变化和由此产生的症状发生在肢体延长的病例中，尽管其并非延长本身的程度。这一观察结果支持了这样的结论：髂胫束（ITB）在肢体延长后张力的增加导致外翻畸形、外侧间室过度负荷和关节疼痛。根据资深作者的临床经验，重要的是在放置股骨假体试模时评估髂胫束的张力，以考虑在没有植入最终的假体之前是否需要对股骨进行进一步缩短截骨。其他治疗方案包括关节周围髂胫束部分延长或通过远端部位靠近膝关节的单独切口进行髂胫束的延长。

作者的偏好

作者使用另一种已经在过去 20 年成功地处理这一困难和罕见的问题的不同的转子截骨替代技术。在延长的切口和广泛的显露髋臼之后，关节囊被切除，髂腰肌进行松解，对下肢进行轻柔的牵引以测试下肢长度最大的恢复程度。然后在闭孔上缘的水平处标记股骨干，并且将股外侧肌掀起抬高，以便在此位置对股骨进行横形截骨术（图 14.12）。然后用往复锯在矢状面将股骨近端劈开，其方式类似于扩大的股骨粗隆截骨术（ETO），截骨线与大转子的内侧边缘平行对齐。

股骨近端劈开后的内侧部分包括股骨距被切除去掉。剩余的股骨近端外侧部分仍然保留有整个外展肌和股外侧肌的附着。正如前文所描述的，在进行髋臼磨挫之前进行截骨操作能极大地改善髋臼的显露，特别是对一些复杂的病例而言。

完成了髋臼的磨挫和臼杯的植入后，截骨远端的股骨干可以选用锥形柄或更适合这种细小髓腔的不带近端膨大袖套的组配柄。在近端进行钢丝或钛缆的预捆扎能够避免细小的股骨干在扩髓时出现纵向的劈裂。假体试模植入后可复位髋关

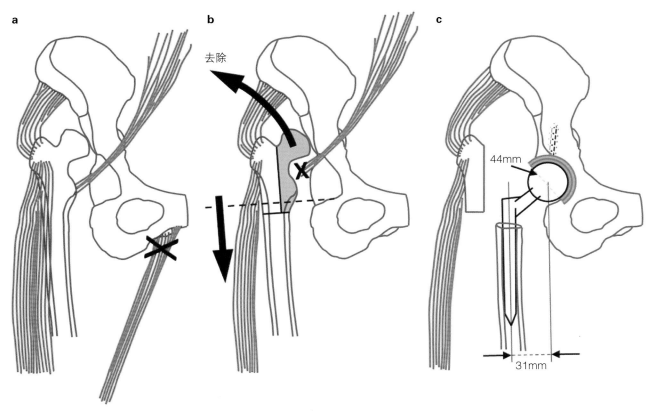

图 14.12 慢性高脱位的髋关节发育不良的手术治疗步骤顺序。(a)手术开始前进行经皮的内收肌松解。(b)手术广泛显露后松解髂腰肌肌腱，将股骨向远端牵引，在闭孔上缘的位置进行横行截骨，近端骨块纵行劈开后去除内侧骨块，保留大转子骨块与其上附着的完整的外展肌软组织袖套。(c)然后，完整髋臼侧与股骨侧的磨挫和准备，将假体植入后复位

图 14.13 (a)下肢外展位放置在有软垫的梅奥托盘架上。大转子骨块向原端股骨干牵拉后复位。用两股钢丝或钛揽将大转子骨块固定在股骨干上，(b)再次检查髋关节的稳定性

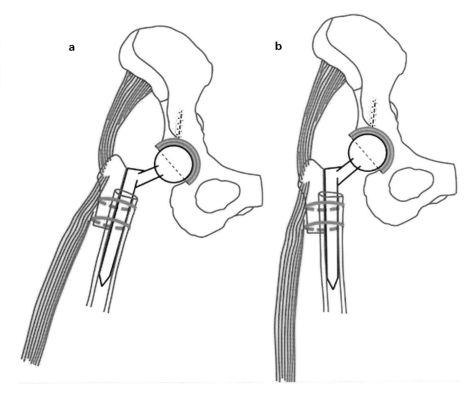

205

节,以便对软组织张力、假体位置和髋关节稳定性进行评估。

很容易触及的坐骨神经也可用于评估软组织张力。对下肢长度的调整和柄植入深度的调整也可以在此时进行。

植入最终的股骨柄假体和股骨头假体后,复位髋关节,将下肢轻度外展位放置在有软垫的梅奥托盘架上(图14.13)。测量股骨干近端的周径,将大转子骨块翻转后用高速磨钻或旋转摆锯将其内径扩大到足以容纳截骨远端股骨的程度。对股骨外侧皮质的植骨受体部位进行去皮质化处理,以增加骨愈合概率。两股钢丝或钛缆置于股骨干近端周围,然后将大转子骨块尽可能向远端推移,

此时应注意将大转子保持在解剖的旋转位置,然后将两股钢丝或钛缆收紧捆扎。

在复位近端骨块的过程中也要考虑到保持足够的外展肌张力(图14.14)磨挫髋臼时保留下来的松质骨可以在收紧钢丝前平铺在粗隆骨块与远端股骨干之间。然后对髋关节进行一定范围的屈伸活动以确保大转子骨块得到牢固的固定。

我们建议患者在术后当天开始下地进行平足触地的负重限制活动4~6周。如果手术医生比较谨慎可以给予患者外展支具保护,但需要告知患者避免主动外展髋关节活动。通常在术后6~8周,如果截骨处出现愈合的影像学表现,则可以逐渐开始增加主动外展活动(图14.15)。

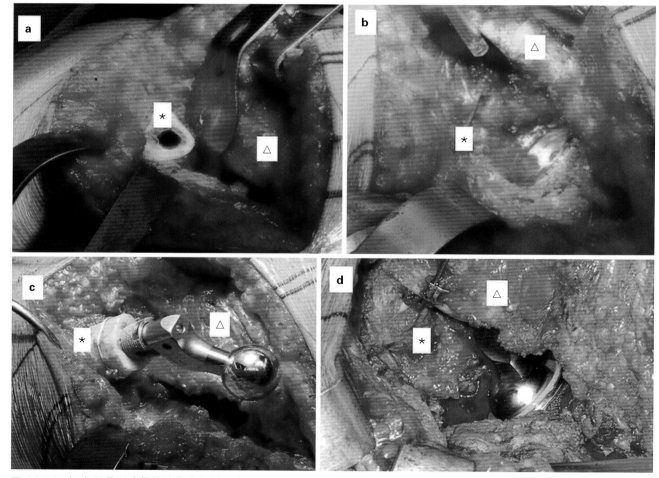

图14.14 (a)股骨近端截骨并去除内侧骨块后显露的左侧股骨髓腔(*)。(b)带有外展肌软组织袖套的大粗隆(△)很容易牵拉开并清晰暴露髋臼以备磨挫。(c)股骨髓腔磨挫完成后假体植入远端股骨,等待复位。(d)股骨头复位后将大粗隆(△)复位置于股骨干(*)的外侧并用两根钛缆进行捆扎固定

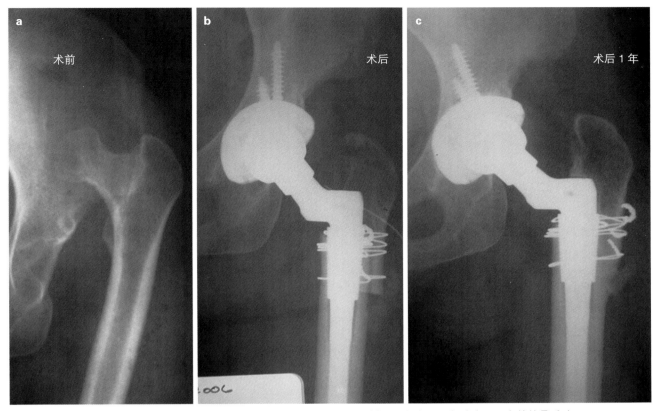

图 14.15　Crowe 4 型 DDH 病例的影像学资料：（a）术前。（b）术后即刻。（c）术后一年随访显示完美的骨重建

参考文献

[1] Sugano N, Noble PC, Kamaric E, Salama JK, Ochi T, Tullos HS. The morphology of the femur in developmental dysplasia of the hip. J Bone Joint Surg Br. 1998;80(4):711–719.

[2] Noble PC, Kamaric E, Sugano N, Matsubara M, Harada Y, Ohzono K, et al. Three-dimensional shape of the dysplastic femur: implications for THR. Clin Orthop Relat Res. 2003;417:27–40.

[3] Argenson J-NA, Flecher X, Parratte S, Aubaniac J-M. Anatomy of the dysplastic hip and consequences for total hip arthroplasty. Clin Orthop Relat Res. 2007;465:40–45.

[4] Dorr LD, Tawakkol S, Moorthy M, Long W,Wan Z. Medial protrusio technique for placement of a porous-coated, hemispherical acetabular component without cement in a total hip arthroplasty in patients who have acetabular dysplasia. J Bone Joint Surg Am. 1999;81(1):83–92.

[5] Karachalios T, Roidis N, Lampropopuluulou- Adamidou K, Hartofilakidis G. Acetabular reconstruction in patients with low and high disloca- tion: 20- to 32-year

survival of an impaction graft- ing technique (named cotyloplasty). Bone Joint J. 2013;95-B(7):887–892.

[6] Bicanic G, Delimar D, Delimar M, PEcina M. Influence of the acetabular cup position on hip load during arthroplasty in hip dysplasia. Int Orthop. 2009;33:397–402.

[7] Pagnano W, Hanssen AD, Lewallen DG, Shaughnessy WJ. The effect of superior placement of the acetabular component on the rate of loosen- ing after total hip arthroplasty. J Bone Joint Surg Am. 1996;78(7):1004–1014.

[8] Delp SL, Wixson RL, Komattu AV, Kocmond JH. How superior placement of the joint center in hip arthroplasty affects the abductor muscles. Clin Orthop Relat Res. 1996;328:137–146.

[9] Komiyama K, Fukushi JI, Motomura G, Hamai S, Ikemura S, Fujii M et al. Does high hip centre affect dislocation after total hip arthroplasty for developmental dysplasia of the hip? Int Orthop. 2018. https://doi.org/10.1007/s00264-018-4154-x. [Epub ahead of print].

[10] Komiyama K, Nakashima Y, Hirata M, Hara D, Kohno Y, Iwamoto Y. Does high hip Centre decrease range of motion in total hip arthroplasty? A computer simulation

study. J Arthroplast. 2016;31(10):2342–2347. https://doi.org/10.1016/j.arth.2016.03.014.

[11] Nie Y, Pei F, Li Z. Effect of high hip center on stress for dysplastic hip. Orthopedics. 2014;37(7):e637–e643. https://doi.org/10.3928/01477447-20140626-55.

[12] Chen M, Luo ZL, Wu KR, Zhang XQ, Ling XD, Shang XF. Cementless total hip arthro- plasty with high hip center for Hartofilakidis type B developmen- tal dysplasia of the hip: results of midterm follow up. J Arthroplast. 2016;31:1027–1034.

[13] Nawabi DH, Meftah M, Nam D, Tanawat AS, Ranawat CS. Durable fixation achieved with medi- alized, high hip center cementless THAs for Crowe II and Crow II dysplasia. Clin Orthop Relat Res. 2014;472(2):630–636.

[14] Russotti GM, Harris WH. Proximal placement of the acetabular component in total hip arthroplasty. A long term follow-up study. J Bone Joint Surg Am. 1991;73(4):587–592.

[15] Dearborn JT, Harris WH. High placement of an ace- tabular component inserted without cement in a revi- sion total hip arthroplasty. Result after a mean of ten year. J Bone Joint Surg Am. 1999;81(4):469–480.

[16] Kaneuji A, Sugimori T, Ichiseki T, Yamada K, Fukui K, Matsumoto T. Minimum ten year results of a porous acetabular component for Crowe I to III hip dysplasia using an elevated hip center. J Arthroplast. 2009;24:187–194.

[17] Schilders E, Dimitrakopoulou A, Cooke M, Bismil Q, Cooke C. Effectiveness of a selective partial adductor release for chronic adductor-related groin pain in pro- fessional athletes. Am J Sports Med. 2013;41(3):603–607. https://doi.org/10.1177/0363546513475790.

[18] Abdel M, Stryker LS, Trousdale RT, Berry DJ, Cabanela ME. Uncemented acetabular components with femoral head autograft for acetabular reconstruc- tion in developmental dysplasia of the hip: a concise follow up report at a mean of twenty years. J Bone Joint Surg Am. 2014;96(22):1878–1882.

[19] Kim M, Kadowaki T. High long-term survival ofbulk femoral head autograft for acetabular reconstruction in cementeless THR for developmental hip dysplasia. Clin Orthop Relat Res. 2010;468:1611–1620.

[20] Ozden VE, Dikmen G, Beksac B, Tozun IR. Long-term retrospective study on the placement of the cementless acetabular cup and clinical outcomes in patients undergoing femoral head autografting for hip dysplasia and total hip arthroplasty. J Orthop Sci. 2018;23(3):525–531.

[21] Saito S, Ishii T, Mori S, Hosaka K, Nemoto N, Tokuhashi Y. Long-term results of bulk femoral head autograft in cementless THA for developmental hip dysplasia. Orthopedics. 2011;34(2):88.

[22] Zahar A, Papik K, Lakatos J, Cross MB. Total hip arthroplasty with acetabular reconstruction using a bulk autograft for patients with developmental dys- plasia of the hip results in high loosening rates at mid- term follow-up. Int Orthop. 2014;38(5):947–951.

[23] Siegmeth A, Duncan CP, Masri BA, Kim WY, Garbuz DS. Modular tantalum augments for acetabular defects in revision hip arthroplasty. Clin Orthop Relat Res. 2009;467:199–205.

[24] Del Gaizo DJ, Kancherla V, Sporer SM, Paprosky WG. Tantalum augments for Paprosky IIIA defects remain stable at midterm followup. Clin Orthop Relat Res. 2012;470(2):395–401.

[25] Jenkins DR, Odland AN, Sierra RJ, Hanssen AD, Lewallen DG. Minimum five-year out- comes with porous tantalum acetabular cup and augment con- struct in complex revision Total hip arthroplasty. J Bone Joint Surg Am. 2017;99(10):e49.

[26] Peters CL, Chrastil J, Stoddard GJ, Erickson JA, Anderson MB, Pelt CE. Can radiographs predict the use of modular stems in developmental dysplasia of the hip? Clin Orthop Relat Res. 2016;474:423429.

[27] Biant LC, Bruce WJ, Assini JB, Walker PM, Walsh WR. Primary total hip arthroplasty in severe devel- opmental dysplasia of the hip. Ten-year results using a cementless modular stem. J Arthroplast. 2009;24:27–32.

[28] Tamegai H, Otani T, Fujii H, Kawaguchi Y, Hayama T, Marumo K. A modified S-ROM stem in primary total hip arthroplasty for developmental dysplasia of the hip. J Arthroplast. 2013;28:1741–1745.

[29] Faldini C, Miscione MT, Chehrassan M, Acri F, Pungetti C, d'Amato M, Luciani D, Giannini S. Congenital hip dysplasia treated by total hip arthro- plasty using cementless tapered stem in patients younger than 50 years old: results after 12-years fol- low- up. J Orthop Traumatol. 2011;12:213–218.

[30] Chougle A, Hemmady MV, Hodgkinson JP. Severity of hip dysplasia and loosening of the socket in cemented total hip replacement: a long-term follow- up. J Bone Joint Surg Br. 2005;87(1):16–20.

[31] Charity JAF, Tsiridis E, Sheeraz A, Howell JR, Hubble MJW, Timperley AJ, Gie GA. Treatment of Crowe IV high hip dysplasia with total hip replace- ment using the Exeter stem and shortening derota- tional subtrochanteric osteotomy. J Bone Joint Surg Br. 2011;93(1):34–38.

[32] Pagnano W, Hanssen AD, Lewallen DG, Shaughnessy WJ. Effect of superior placement of the acetabular component on the rate of loosening after total hip arthroplasty: long-term results in patients who have Crowe type-II congenital dysplasia of the hip. J Bone Joint Surg Am. 1996;78(7):1004–1014.

[33] Zhen P, Liu J, Lu H, Chen H, Li X, Zhou S. Developmental hip dysplasia treated by total hip arthroplasty using a cementless Wagner cone stem in young adult patients with a small phy-sique.

BMC Musculoskelet Disord 2017;18(1):192. https://bmcmusculoskeletdisord.biomedcentral.com/articles/10.1186/s12891-017-1554-9. https://doi.org/10.1186/s12891-017-1554-9.

[34] Park CW, Lim SJ, Park YS. Modular stems: advantages and current role in primary total hip arthroplasty. Hip Pelvis. 2018;30(3):147–155. https://doi.org/10.5371/hp.2018.30.3.147.

[35] Lai KA, Lin CJ, Jou IM, Su FC. Gait analysis after total hip arthropl- asty with leg-length equalization in women with unilateral congenital complete disloca- tion of the hip–comparison with untreated patients. J Orthop Res. 2001;19(6):1147–1152.

[36] Asayama I, Chamnongkich S, Simpson KJ, et al. Reconstructed hip joint position and abductor muscle strength after total hip arthroplasty. J Arthroplast. 2005;20:414–419.

[37] Doehring TC, Rubash HE, Shelley FJ, Schwendeman LJ, Donaldson TK, Navalgund YA. Effect of superior and superolateral relocations of the hip center on hip joint forces: an experimental and analytical analysis. J Arthroplasty. 1996;11(6):693–703.

[38] Abolghasemian M, Samiezadeh S, Jafari D, Bougherara H, Gross AE, Ghazavi MT. Displacement of the hip center of rotation after arthroplasty of Crowe III and IV dysplasia: a radiological and biome- chanical study. J Arthroplast. 2013;28(6):1031–1035.

[39] Jerosch J, Steinbeck J, Stechmann J, Güth V. Influence of a high hip center on abductor muscle function. Arch Orthop Trauma Surg. 1997;116(6–7):385–389.

[40] Mu W, Yang D, Xu B, Mamtimin A, Guo W, Cao L. Midterm outcome of cementless total hip arthro- plasty in Crowe IV Hartofilakidis type III devel- opmental dysplasia of the hip. J Arthroplast. 2016;31(3):668–675.

[41] Chen M, Gittings DJ, Yang S, Liu X. Total hip arthroplasty for Crowe type IV developmental dysplasia of the hip using a titanium mesh cup and subtrochanteric femoral osteotomy. Iowa Orthop J. 2018;38:191–195.

[42] Wang D, Li LL, Wang HY, Pei FX, Zhou ZK. Long-term results of cementless total hip arthroplasty with subtrochanteric shortening osteotomy in Crowe type IV developmental dysplasia. J Arthroplast. 2017;32(4):1211–1219.

[43] Sofu H, Kockara N, Gursu S, Issin A, Oner A, Sahin V. Transverse subtrochanteric shortening osteotomy during cementless total hip arthroplasty in Crowe type-III or IV developmental dysplasia. J Arthroplast. 2015;30(6):1019–1023.

[44] Krych AJ, Howard JL, Trousdale RT, Cabanela ME, Berry DJ. Total hip arthroplasty with shortening subtrochanteric osteotomy in Crowe type-IV devel- opmental dysplasia: surgical technique. J Bone Joint Surg Am. 2010;92(Suppl 1 Pt 2):176–187.

[45] Ollivier M, Abdel MP, Krych AJ, Trousdale RT, Berry DJ. Long-term results of Total hip arthro- plasty with shortening subtrochanteric osteotomy in Crowe IV developmental dysplasia. J Arthroplast. 2016;31(8):1756–1760.

[46] Zagra L, Bianchi L, Mondini A, Ceroni RG. Oblique femoral shortening osteotomy in total hiparthroplasty for high dislocation in patients with hip dysplasia. Int Orthop. 2015;39(9):1797–1802.

[47] Farrell CM, Springer BD, Haidukewych GJ, Morrey BF. Motor nerve palsy following pri- mary total hip arthroplasty. J Bone Joint Surg Am. 2005;87(12):2619–2625.

[48] Schmalzried TP, Amstutz HC, Dorey FJ. Nerve palsy associated with total hip replacement: risk factors and prognosis. J Bone Joint Surg Am. 1991;73(7):1074–1080.

[49] Eggli S, Hankemayer S, Müller ME. Nerve palsy after leg lengthening in total replacement arthroplasty for developmental dysplasia of the hip. J Bone Joint Surg Br. 1999;81(5):843–845.

[50] Edwards BN, Tullos HS, Noble PC. Contributory factors and etiology of sciatic nerve palsy in total hip arthroplasty. Clin Orthop Relat Res. 1987;218:136–141.

[51] Black DL, Reckling FW, Porter SS. Somatosensory-evoked potential monitored during total hip arthroplasty. Clin Orthop Relat Res. 1991;262(262):170–177.

[52] Rasmussen TJ, Black DL, Bruce RP, Reckling FW. Efficacy of corticosomatosensory evoked poten- tial monitoring in predicting and/or preventing sciatic nerve palsy during total hip arthroplasty. J Arthroplast. 1994;9(1):53–61.

[53] Porter SS, Black DL, Reckling FW, Mason J. Intraoperative cortical somatosensory evoked potentials for detection of sciatic neuropa- thy during total hip arthroplasty. J Clin Anesth. 1989;1(3):170–176.

[54] Haraguchi K, Sugano N, Nishii T, Koyama T, Nishihara S, Yoshikawa H, Ochi T. Comparison of fit and fill between anatomic stem and straight tapered stem using virtual implantation on the ORTHODOC workstation. Comput Aided Surg. 2001;6(5):290–296.

[55] Kaneuji A, Sugimori T, Ichiseki T, Fukui K, Takahashi E, Matsumoto T. Cementless anatomic total hip femoral component with circumferential porous coating for hips with developmental dysplasia: a minimum ten-year follow-up period. J Arthroplast. 2013;28(10):1746–1750. https://doi.org/10.1016/j. arth.2013.06.030.

[56] Fabbri N, Rustemi E, Masetti C, Kreshak J, Gambarotti M, Vanel D, Toni A, Mercuri M. Severe osteolysis and soft tissue mass around total hip arthroplasty: descrip- tion of four cases and review of the literature with respect to clinico-radiographic and pathologic dif- ferential diagnosis. Eur J Radiol. 2011;77(1):43–50. https://doi.org/10.1016/j.ejrad.2010.08.015.

[57] Lakstein D, Eliaz N, Levi O, Backstein D, Kosashvili

Y, Safir O, Gross AE. Fracture of cementless femoral stems at the mid-stem junction in modular revision hip arthroplasty systems. J Bone Joint Surg Am. 2011;93(1):57–65. https://doi.org/10.2106/ JBJS. I.01589.

[58] Fraitzl CR, Moya LE, Castellani L, Wright TM, Buly RL. Corrosion at the stem-sleeve interface of a modular titanium alloy femoral component as a reason for impaired disengagement. J Arthroplast. 2011;26(1):113–119, 119.e1. https://doi.org/10.1016/j. arth.2009.10.018.

[59] Pakos EE, Stafilas KS, Tsovilis AE, Vafiadis JN, Kalos NK, Xenakis TA. Long term outcomes of total hip arthroplasty with custom made femoral implants in patients with congenital disease of hip. J Arthroplast. 2015;30(12):2242–2247. https://doi.org/10.1016/j.

arth.2015.06.038.

[60] Tsiampas DT, Pakos EE, Georgiadis GC, Xenakis TA. Custom-made femoral implants in total hip arthroplasty due to congenital disease of the hip: a review. Hip Int. 2016;26(3):209–214. https://doi. org/10.5301/ hipint.5000355.

[61] Kandemir U, Yazici M, Alpaslan AM, Surat A. Morphology of the knee in adult patients with neglected developmental dysplasia of the hip. J Bone Joint Surg Am. 2002;84-A(12):2249–2257.

[62] Kilicarslan K, Yalcin N, Cicek H, Cila E, Yildirim H. What happens at the adjacent knee joint after total hip arthroplasty of Crowe type III and IV dysplastic hips? J Arthroplast. 2012;27(2):266–270. https://doi. org/10.1016/j.arth.2011.04.014.